マインドフルにいきいき働くための
トレーニングマニュアル

職場のための ACT（アクト）（アクセプタンス＆コミットメント・セラピー）

著
ポール・E・フラックスマン
フランク・W・ボンド
フレデリック・リブハイム

監訳
武藤 崇
土屋政雄
三田村仰

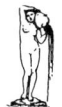

星 和 書 店

Seiwa Shoten Publishers

2-5 Kamitakaido 1-Chome
Suginamiku Tokyo 168-0074, Japan

The Mindful and Effective Employee
An Acceptance & Commitment Therapy
Training Manual for Improving
Well-Being and Performance

by

Paul E. Flaxman, PhD

Frank W. Bond, PhD

Fredrik Livheim, MS

Translated from English
by
Takashi Muto, Ph.D.
Masao Tsuchiya, Ph.D.
Takashi Mitamura, Ph.D.

English Edition Copyright ⓒ 2013 by Paul E. Flaxman, PhD, Frank W. Bond, PhD, and Fredrik Livheim, MS, and New Harbinger Publications, 5674 Shattuck Avenue, Oakland, CA 94609

Japanese Edition Copyright ⓒ 2015 by Seiwa Shoten Publishers, Tokyo

まえがき

　多くの人は他の一つ一つのことに比べて，仕事により多くの時間を費やします。仕事は満足感，ストレス，支援，葛藤，意味づけ，情動，つながり，怒り，コミュニティ，絶望感のもとになりえます。仕事は多くの者にとって極めて重要な人生の一部なのです。しかし驚くべきことに，産業領域はメンタルヘルス専門家の実践者にとって中心的な焦点となる機会がほとんどありませんし，産業・組織コンサルタントが刺激を求めて心理療法家の仕事を参考にすることもほとんどありません。歴史的に見れば，臨床の仕事領域と組織の仕事領域は，専門性の違いと無関心による広大な隔たりで分かたれています。

　しかしACTの領域においてはそうではありません。1999年にHayes, Strosahl, Wilsonによって"*Acceptance and Commitment Therapy*"が出版された後の初の無作為割付試験は職場での介入でしたし[15]，その最初の研究以来アクセプタンス＆コミットメント・セラピー（acceptance and commitment therapy：ACT）の実践家は産業の領域で研究を続けてきています。ACTコミュニティの者たちがクリニックで学んだことは産業領域にも適用できますし，その逆もまた同様なのです。

　それには理由があります。ACTは網状の（例：ネットワークのような）機能文脈的介入発展モデル，つまりACTを生み出した文脈的行動科学（contextual behavioral science：CBS）の伝統が核となるモデルに基づくからです。そして，その発達モデルがクリニック領域と産業領域の実践者の間における相互のつながりをうまく進めるのです。

　機能的文脈主義者は変容可能な文脈的原因に注目します。なぜならその者たちは心理的な事象を予測しかつこれに影響を及ぼすような分析をしたいと考えるからです。機能的文脈主義者は基礎原理に注目し，また人の認知について取り組むために必要な新たな原理を活発に探し求めてきました。機能的

文脈主義者は外的環境と内的世界の両方に対処することで，人の複雑さと行動的問題を説明したいと考えています。しかし，その者たちは問題の領域を通常の心理的プロセスの理解に基づいてモデル化しようと試みます。最終的に機能的文脈主義者は，ちぐはぐになることなく，多層的な言語システム――実験室においては高精度なシステムであり，現場においてはよりゆるやかなシステム――の使い方を身につけてきました。

　そのような連携により，クリニックにおいて知られてきたことを職場に適用し，またその逆も同様であることが可能になってきました。ACTは単に職場のストレスに応用できるのみならず，リーダーシップ開発についても応用できます。単にメンタルヘルスに応用できるだけでなく，働く人の有効性に応用可能なのです。心理的柔軟性の高い従業員は心理的柔軟性の高い職場で力強く成長しますので，ACTのコンサルタントは経営者や上司，従業員に対しそれぞれ同様に，言うべき重要なことがあるのです。

　ACTがクリニックと職場の間をつなげることができるというのは，意図的に言っているものです。ただ，重要な「異議」もあります。ACTを非臨床的な場面に応用するときには修正が必要です。単にACTを理解してビジネスや産業場面にやすやすと入れ込むことはできません。必要なだけの修正をしなければいけないのです。ACTに基づく介入をうまく職場で行えるように，産業領域の実践家たちにACTを徐々に理解してもらうためには，コツや有用なヒントがあります。そうした移行は相当なものですが，それこそが産業領域での固有の特徴なのです。

　これまで，産業領域でのACTと関係フレーム理論（relational frame theory：RFT）の原理の応用を検討した理論的な説明はありましたが（たとえば，文献62），本書はACTを仕事場面に応用することについての最初の「ハウ・ツー」本です。本書はニーズ，モデル，研究について説明していますが，そのほとんどが従業員をマインドフルで価値に従えるようにするために，実践家がステップ・バイ・ステップで学べるように書かれています。本書によってすでにグループを扱ったり，ACTや関連アプローチを用いたりすることにある程度のスキルを持つ実践家は，職場でACTをうまく実施するための能力が大きく飛躍するに違いありません。本書は職場において用いられ（そ

して評価され）てきた介入の例をたくさん提供していますので，まるで信頼できるアドバイザーに頼るかのようにそれらを参照することができます。著者らはこの領域では誰にも引けをとらない方たちです。彼らはこれらを行ってきたからこそ，この仕事のやり方を知っているのです。そして，彼らの専門性を共有する心構えがあります。

　皆さんはACTの方法を用いてマインドフルで有効性に富んだ従業員を世に送り出す手助けができます。これは従業員にとっても雇用者にとっても同様に良いことです。あなたはそれを行うために注意深く研究されてきた方法を，今まさに学ぼうとしているのです。

ネバダ大学
スティーブン・C・ヘイズ

謝　辞

Paul Flaxman：まずは，温かい心の底からの感謝を共著者である Frank Bond と Fredrik Livheim に送りたいと思います。ACT を私に紹介してくれたのは Frank であり，彼にはずっと恩があります。Frank はずっと創造性の源であり，よき師であり，友人です。Fredrik にもまた心より感謝申し上げます。Fredrik は，ACT Train the Trainer program の詳細を喜んで共有してくれました。また本書が徐々に形になっていく中で，いつも優しい励ましの言葉をくれました。

また，開かれた対話の方法をとり，情報や資源を共有してくれた英国と世界中の ACT コミュニティの人々にも感謝を述べたいと思います。特に DJ Moran, Rachel Collis, Rob Archer らの本書への貢献に対し本当にありがたく思います。英国では，我々の ACT セッションの様相を検討するのを助けていただいた Joe Oliver, Eric Morris, Vasiliki Christodoulou に特に感謝を述べたいと思います。また多くの ACT セッションに同席し，非常に洞察力のあるフィードバックをくれて後の介入を形成するのを助けてくれた Mia Soderberg にもお礼し上げます。

この機会に，私のマインドフルネス実践を励まし，それぞれの独自の方法で私個人の洞察の深くに接触することを助けてくれた Michael Chaskalson と Bhante Bodhidhamma にも感謝を述べたいと思います。New Harbinger チームの，特に Melissa Valentine, Catharine Meyers, Rosalie Wieder にも大変感謝しています。出版までの様々な時点で，皆様の辛抱強さと編集支援に大変お世話になりました。

職場における ACT プログラムの支援に価値を見出してくれた，資金提供団体である Economic and Social Research Council と Guy's and St Thomas'Charity にも感謝いたします。

さらに，我々のトレーニングと関連研究で対象者を募集し研究を実施するのを助けてくれた様々な機関の主要な窓口となった以下の方々にも感謝申し上げます：初期に私を助けてくれた Catharine Anderson と Susan Folwell，そして Barbara Wren, Teresa Jennings, Clare Allen, Leslie Morrison, Jan Hill-Tout, Anthony Schwartz です。皆は，私および私のキャリア，本書で述べられている仕事について支援してくださった素晴らしい方々です。私はあなたたちの人脈の一員となれたことに感謝し続けるでしょう。

最後に，忙しいスケジュールの中，時間をとって我々の ACT ワークショップに参加してくれた参加者の皆様全員に感謝申し上げます。皆様の笑いや悲しみの瞬間，バスの乗客の怪しい画像，感嘆すべき洞察にあふれたひらめき，そして価値に導かれた

人生を送るための共有された物語のすべては，我々の仕事であると同時に参加者の皆様のものでもあります。

Frank Bond：本書の資料は，私の学術上のキャリアにおける最初の12年間をうまく要約したものです。結果的に，本書の出版までの旅程に私を導いてくれたすべての方々に対して公の場で感謝を申し上げるのは無理なことです。しかし，2～3名の方に感謝を表明いたします。

　Steven Hayes が若手の臨床家かつ研究者であった私に示してくれた寛大さが，私が進んでいるこの興味深い学術上の道筋に導いてくれたことについて，私は常に感謝し続けるでしょう。David Bunce と Michael Bruch は私の指導者であり，Steve と私が開発した最初の「職場における ACT」介入を綿密に検証する際に助けていただきました。お二人の支援に感謝いたします。世界中の ACT コミュニティは，本書における仕事に対する知的で科学的なひらめきのもととなっただけでなく，Fredrik Livheim らの私の親友も与えてくれました。最後に，Paul Flaxman に謝意を示したいと思います。本書を執筆することになったのは彼のアイディアです。私が彼のようなすぐれた PhD の学生や仕事仲間を得られたのは信じがたいことです（Paul はまた，研究のために一緒に英国中を旅してまわった1年間で最もすぐれた人物でした；それは私の仕事のなかでもお気に入りの時代のひとつです）。

Fredrik Livheim：本書の執筆に加えていただき，共著者たちに大変感謝しています。お二人と一緒に仕事をすることは，とても刺激になります。Frank が2003年のある温かい夏の日にスウェーデンにあの車で現れて，職場の集団に ACT のワークを行うのを私に紹介してくれたことに感謝します。それはまさに私が探し求めていたものでした。また，私がトレーニングしてきた多くのグループリーダーの方々にも感謝を述べたいと思います。皆様はたくさんのことを教えてくれました。私にとって，皆様が私の先生です。

　私が絶えず感謝しており，特にお礼を申し上げたい3名の方がいらっしゃいます。Tobias Livheim へ，無条件の愛情を示し，人生という素晴らしい旅を私と共有してくれてありがとう。そして，賢いアドバイスと根気強さに感謝します。JoAnne Dahl へ，貴重な友情と，私に ACT を教えてくれたこと，そして私を優しくこの世界に押し出してくれたことに感謝します。Steven Hayes へ，とてつもない寛大さ，支援，助力をいただいたことと，私のお気に入りの「研究と心理学のスーパースター」となってくれたことに感謝いたします。

目　次

まえがき　iii
イントロダクション　1

第1章　職場における心理的ディストレスの有病率と影響　5

職場における心理的ディストレスの有病率　6
心理的ディストレスを持つ就業者の受療率　7
職場での心理的ディストレスによる企業の損失　9
職場における心理的ディストレスの社会的損失　11
介入アプローチ　12
まとめ　14

第2章　ACTとは何か　15

ACTとRFT　16
文脈的CBTとしてのACT　18
メンタルヘルスと行動的有効性についてのACTのモデル　19
心理的柔軟性を作り出す：ACTの「六角形（ヘキサゴン）」　22
　脱フュージョン　23
　アクセプタンス　25
　「今，この瞬間」との接触　27
　文脈としての自己　28
　価値　30
　コミットされた行為　31
　6つのコア・プロセスを結びつける　32
どのようにACTモデルが職場でのトレーニング・プログラムに
　活かされているのか　32
まとめ　34

第3章　なぜ職場でACTを実施するのか………………………36

理由1：人間の機能性に関するACTの統合モデルが持つ実用性の
　　　高さ　37
理由2：ACTが持つ技法的特徴の職場への馴染みやすさ　39
理由3：ACTの方向性と産業保健政策およびその慣行における方向性
　　　との類似　42
まとめ　44

第4章　実施上の配慮点とプログラムの全体像……………45

トレーニングの焦点　46
募集とマーケティングの戦略　48
　実施形式　51
　グループサイズと構成　55
　トレーナーのバックグラウンドと経験　59

プログラムの全体像　62
2つのスキルの枠組み：マインドフルネスと価値に基づく行為　62
　マインドフルネスに関するテクニック　63
　価値に基づく行為に関するテクニック　65
　マインドフルネスと価値に基づく行為のつながりを示すための
　　テクニック　67
　ACTの枠組みを要約している他の考え方　69
　体験の回避を徐々に弱める　70
セッションの構造と実施のスタイル　71
まとめ　73

第5章 第1セッション：
オープニング・プレゼンテーションおよびマインドフルネスと価値に基づく行為に関するスキルへの導入 …… 74

パート1 トレーニングへの歓迎と導入　76
　歓迎と導入　76
　　期待と予想を集める　78
　基本的なフォーマットの説明およびトレーニングの内容　80
　2つのスキル図を紹介・説明する　82
　グループのための基本的なルールを定める　85
　他のサポート源についての情報提供　87
　　▶トラブルシューティング　89

パート2 マインドフルネスと価値に基づく行為のスキル　90
　マインドフルネスの導入　90
　　レーズン・エクササイズとディスカッション　91
　　身体と呼吸への気づきを高める短いエクササイズ　98
　「価値に基づく行為」の導入　100
　　ACTの視点に基づく価値の実用的な定義　102
　　コンパス（方位磁針）のメタファー　104
　価値に基づく行為の利点を伝える　107
　　価値に基づく行為の利点　107
　　参加者が価値を明らかにし行為へ移すことを援助する　108
　　価値に基づく行為に対する内的な障壁に気づく　110

パート3 プログラムの原理の実演と，ホームワークの割り当ての準備　112
　2枚の紙テクニック　112
　ホームワークの割り当ての準備　115
　　環境による手がかりの設定　118
　第1セッションの終結　119
　第1セッションのまとめ　120

第6章 第2セッション：
内的な障壁から価値に基づく行為へと解きほぐす 121

パート1 練習の開始とホームワークのふり返り　124
　マインドフルネス呼吸の練習　124
　　▶トラブルシューティング　128
　ホークワークのふり返り　129
　　マインドフルネスのホームワークのふり返り　129
　　ホームワーク「価値に基づく行為」のふり返り　130
　「バスの乗客」メタファー　135
　　バスのメタファーの色々な使い道　140

パート2 内的な障壁から価値に基づく行為へと解きほぐす　141
　思考の障壁から自由になる（脱フュージョン）　143
　　脱フュージョンの用語　145
　　脱フュージョンへの導入　146
　　役に立たない思考をつかまえ，マインドにラベルを貼る　147
　　アニメ声テクニック　151
　　フュージョン／脱フュージョンの実演，あなたの思考を観察するエクササイズ　153
　　スクリーンに思考を映すエクササイズ　156
　気分と感情のマインドフルネス　159
　　「モノ化」エクササイズ　159
　　「モノ化」エクササイズの説明　160
　　「モノ化」エクササイズについてフィードバックを受ける　163

パート3 価値に基づくゴールと行為
　　　　　――ホームワークの計画と準備　168
　価値を明確にする　169
　価値をゴールと行為に置き換える　171
　ホームワーク　173
　　環境に手がかりを設置する　175
　セッションを終える　176
　第2セッションのまとめ　176

第7章 第3セッション： マインドフルネスと価値に基づく行為のスキルを揺るぎないものにする……………………………………178

パート1 練習の開始とホームワークのふり返り　181
- 身体と呼吸のマインドフルネス　181
- ホームワークのふり返り　183
  - マインドフルネスのホームワークのふり返り　183
  - 価値に基づく行為のホームワークのふり返り　184
- 価値の一致度を評価する　187
  - ▶トラブルシューティング　190

パート2 思考と感情のマインドフルネス　191
- 気分と感情のマインドフルネス　193
- 思考のマインドフルネス　193
- レジリエンスのある「観察者」の視点を強調する　197
- 第3セッションのためのオプション　199

パート3 価値に基づくゴールと行為に向かって進んでいくための計画の立て方とヒント　203
- 価値に基づく行為のパターンを広げるためのヒント　204
- 練習を続けるためのアドバイス　205
- プログラムのまとめ　206
- 最後の個別のふり返り　206
- 第3セッションのまとめ　207

第8章 ACTトレーナーの態度とスキル……………………208

- トレーナーへの心理的柔軟性モデルの適用　210
  - 「今，この瞬間」との接触とマインドフルネス　210
  - アクセプタンス　212
  - 文脈としての自己　213
  - 脱フュージョン　214
  - 価値　216

コミットされた行為　217
　自己開示　217
　ユーモア　218
ACTトレーナー養成プログラム　219
　トレーナー養成のために必要な体験　220
　　トレーナーの教育レベル　220
　　ACTの実践経験　220
　ACTトレーナー養成プログラムにおける4セッションの概要　221
　　活動スケジュール　222
　まとめ　224

第9章　研究レビュー　225

　心理的柔軟性の測定とその様相　225
　産業保健とパフォーマンスの分野における心理的柔軟性の役割　227
　　心理的柔軟性：感情労働の悪影響を減らす新たなアプローチとなるか　230
　働く人へのACTトレーニングの有効性についての研究　232
　　従業員の全般的な精神的健康度の改善のためのACT　232
　　働く人々でリスクを持った者へのACT　235
　　物質乱用者専門のカウンセラーのウェルビーイングとパフォーマンス向上のためのACT　236
　　その他の実施形式のACT　238
　まとめ　239

第10章　職場におけるACTの発展：最新の知見と今後の展開　241

　理論と実践：基本に立ち返る　241
　仕事に関わる新たな介入対象を特定する　244
　　ACTを用いてTL（変革型リーダーシップ）を強化する　244
　　組織開発とACT　248
　　働く人の採用と評価　249

ACTの革新的な職場適用法　250
　　安全性のためのACT　250
　　チームと組織の幹部を育てるためのACT　253
　　キャリア・コーチングとキャリア開発のためのACT　256
　　従業員のソーシャル・スキルを高めるためのACT　260
まとめ　261

付録

配付資料1　価値を明確にする　264
配付資料2　価値-ゴール-行為ワークシート　270
配付資料3　ホームワーク　273
配付資料4　価値に基づく行為に対する思考の障壁を解決する　276
配付資料5　価値-ゴール-行為マップ　277
配付資料6　ホームワーク　278
配付資料7　価値の一致度を評価する　281
配付資料8　ホームワーク　286

文献　289
監訳者あとがき　299
索引　301

イントロダクション

　働いて給料を得ることが心理的ウェルビーイング[訳注1)]と生活の質に良い影響を与えることは広く認められていますが，それでも働く人々の間にはメンタルヘルスの問題を抱える者が多くみられます。たとえば英国においては，様々な業種での調査によって，働く人々の約4人に1人がよくみられるメンタルヘルスの問題（不安または抑うつなど）を経験していることがわかっています。また職業グループによってはこの割合は40％にも達することもあります[54, 120]。同様な有病率の統計（第1章参照）により，ほとんどの先進工業国はこうしたメンタルヘルスの問題に直面していることがわかっています。

　あなたの同僚や上司の顔を思い浮かべてみてください。皆さんが今ちょうどイメージされた方々の多くは，将来の心配にとりつかれたり，自信のなさにより役に立たない行動をとったり，生きる意味がわからないと嘆いていたりするのではないでしょうか。

　もちろんそのようなディストレス[訳注2)]や機能障害のなかには，仕事上の要求が過大であること，仕事の自律性やコントロールにとぼしいこと，上司などからの支援を受けられないことや尊重されないこと，職場からの報酬や評価と個人が仕事へ費やす努力の間の慢性的な不均衡状態，といった職場環境そのものの側面が直接的な原因で発生するものがあります。そうした職場

訳注1）**ウェルビーイング**…広い意味では幸福感であるが，適切な訳語が日本語にないため，ウェルビーイングとカタカナ表記されることが多い。（島井哲志『ポジティブ心理学入門―幸せを呼ぶ生き方』星和書店，2009.）

訳注2）**ディストレス**…本書で用いられる「心理的ディストレス」とも同義である。ストレス症状が強い状態だけでなく，精神疾患の診断が該当するような広範囲の精神的不調状態を指している。ディストレスは苦痛や苦悩と訳されることもあるが，ACTでは苦痛と苦悩の違いを明確に分けているため，本書ではディストレスとカタカナ表記している。心理的ディストレスは，厚生労働省の使用する「メンタルヘルス不調」とほぼ同義の状態を指すと考えられる。

環境におけるストレッサーへの介入は，従業員の健康や満足度，職業生活の質を守り，向上させるのに重要な役割を果たします。

　しかし，職場環境への介入はメンタルヘルスの問題の実態を部分的に表しているにすぎません。職場のメンタルヘルスをよりよいものにするためには，産業保健の専門家によって，働く者個人の心理的・行動的資源を高めることも必要です。こうした個人への介入においては，**アクセプタンス＆コミットメント・セラピー**（acceptance and commitment therapy：ACT〈アクト〉）の方法や実践が従業員の心理的健康，レジリエンス[訳注3]，行動的有効性に大きく役立つことが期待されます。ACTは，様々な介入を行います。それは，個人にとって価値ある行動のパターンが何であるかを特定し追求するための方法です。それと同時にそうした能力を高めることを目指したマインドフルネスとアクセプタンス方略と呼ばれる一連の独特な方法を用います。ACTは従業員のメンタルヘルスを増進させる他の伝統的アプローチ，つまりストレス・マネジメントといった大きな旗印のもとに分類される方法とは最初から異なるという点を踏まえておくことは重要です。特にACTは，私たちが**内的出来事**（internal events）と呼ぶ，望ましくない思考や感情の形，頻度，強さを変化させようとはしません。その代わりに，ACTは価値に沿ったゴールと行為をいきいきと意図的に行っていくために，マインドフルネスやアクセプタンスのスキルを高めます。すなわち，ACTは根本的には行動的アプローチであり，本書では従業員それぞれが個人的に最も価値を置く強みや資質をきわだたせる行為のパターンを識別し行うことを促す様々な介入法を紹介します。

　本書は15年にわたる職場でのトレーニングと研究により生まれました。本書に書かれている職場のACTアプローチは，1996年にFrank BondとSteven Hayesが職場でACTを適用するために開発した最初のプロトコルから出現し，進化してきました。Paul FlaxmanがFrankの仕事を拡張し，

訳注3）**レジリエンス**…「健康な人では，何かの症状や変化が出ていても，ストレスが去れば元の状態に戻る力」があることを指し，復元力とも呼ばれる（厚生労働省『みんなのメンタルヘルス総合サイト』[http://www.mhlw.go.jp/kokoro/know/symptom.html]）。

ロンドンのいくつかの大きな公共部門の機関における従業員に対して行うために，彼独自のACTに基づいた3セッションのトレーニング・プロトコルを採用してきたのです。スウェーデンにおいてFredrik Livheimとその同僚たちは，いっそう多くの働く人々に対しACTを提供できるようにするために，革新的でエビデンスに基づいた「訓練者を訓練するプログラム（train-the-trainer program）」を開発してきました（彼の「訓練者を訓練するプログラム」は本書の第8章で概要が説明されています）。

　私たちは，働く人々の間にACTに基づいた介入を一層普及させることを目指して，どのようにACTをいろいろな組織で働く人々の集団に適したトレーニング・プログラムにできるか示せるように，本書を構成しました。この作業はまさにACTにおける課題そのものです（ACTにおける介入は通常，価値に沿った生活を積極的に続ける際に経験する困難な内的体験に対し心を開くように勧めます）。このトレーニングの参加者は，「私の人生についてまず一番に**どのようでありたいと望むか**」といったような核心をつく問いに対しじっくり検討することが求められ，最近の自身の行動がどのくらいその答えに一致していたかを評価します。生活の中に個人の価値を持ち込もうとするにつれ，役に立たない，困難な思考や気分，感覚に以前よりも気づくようになるかもしれません。それゆえに，まずはプライベートな生活でも専門家として仕事をしているときでもACTのコア・プロセスを十分な時間をかけて適用して過ごすことをいとわない，適切に訓練された実践家が大勢必要になるのです。ACTのアプローチについて，細部まで詳しく**体験的**な理解を身につければ，その実践家は同じことができるように他の者を訓練することができるようになるでしょう。そして，もし私たちが可能な限り多くの人々に伝えられれば，職場はそうしたことを行う理想の場になると思われます。

　本書はこうした介入アプローチを学びはじめたばかりの方だけでなく，ACTの方法や手続きについてある程度ご存じの方も興味を持ち，使えるように意図して書かれています。本書のはじめの方の章では，職場でACTの介入をもっと活用してもらえるようにするための理由づけについて説明します。この説明の内容は，働く年齢層で高い割合でみられるメンタルヘルスの問題や，ACTの基本的な介入モデルの広さや有用性，ACTの哲学と産業保

健の分野の最近の傾向との間にみられる興味深い整合となっています。続くいくつかの章では，様々な公的または民間組織での実施に成功してきた3セッションのACTに基づいたトレーニング・プログラムについて説明します。そこでは主なACTの介入の概要と，この種のトレーニングを提供したときに私たちがよく目にしてきたいくつかの参加者の体験を映し出すような，参加者とトレーナー間のやりとりの事例を紹介します。これらの事例については参加者および参加組織の匿名性を守るために特定の内容を変更してはいますが，それぞれの貢献の核心は私たちが目にしてきたままに保たれています。最後の数章では，まずこうしたタイプの職場での介入をACTのアプローチと一致した方法で提供するために必要なスキルと体験的知識について考察します。そして職場でのACTに基づいたトレーニングを提供するためのエビデンスをレビューし，ACTの手法がチームおよびリーダーシップ開発とキャリア・コーチングといったような，様々な組織的指導力をサポートするためにどのように用いられるかについて述べます。

　私たちの最も重要な願いは，本書が働く人々の心理的ウェルビーイングと行動的有効性をより良いものにするためにACTを使いたいと思う方にとって価値ある資源となることです。

第1章

職場における心理的ディストレスの有病率と影響

　ACTに基づいた3セッションのトレーニング・プロトコルを示す前に，職場でメンタルヘルスと行動的機能を増進させるためにACTを使うことの私たちなりの論拠を示したいと思います。この最初の章で，働く人々の間でみられる精神疾患の広がりとコストの推定を示すことによってその課題に取り組みます。これが世界的規模の事実であることを示すために，米国，英国，欧州の国々，オーストラリアなどの様々な国[訳注1]で行われた職場（と一般地域住民）の有病率推定の報告を丹念に引用しました。

　もちろん私たちがしようとしている説明は「釈迦に説法」かもしれません。本書の読者の皆さんはすでに心理的ディストレスが個々の働く人々，所属する組織，より広い社会においてかなりの損失を引き起こしていることをご存じだろうからです。それにもかかわらず，本章で解説される有病率とコストの統計情報が広く認識されることが不可欠だと私たちは考えています。なぜなら，組織の利害関係者たちは，職場のディストレスに関連した問題の性質や程度を必ずしも完全に認識しているとは限らないからです。たとえば，組織の幹部はACTが病気による欠勤を減らす可能性に興味を示すかもしれま

訳注1）日本の状況に関しては，土屋政雄：労働者における精神障害の有病率と生産性損失．日本社会精神医学会雑誌，21（4）：535-540, 2012に情報がまとめられている。
（http://researchmap.jp/mu25nygeo-32070/#_32070）

せんが，よくみられるメンタルヘルスの問題を抱える従業員が，出勤はしているもののうまくパフォーマンスを発揮できないことにより，より一層の損失が生じるかもしれないことを知って驚くでしょう[82]。それに加えて，雇用主は自身の職場におけるメンタルヘルス問題の割合をかなり過小評価していることが知られているので[116]，このことは今度はACTのような介入に対して，資源やスタッフの時間を投資しようと思う程度に影響することになるでしょう。したがって，ACTを職場で提供することに興味を持っているメンタルヘルスの専門家の重要な役割は，組織の意思決定者たちが従業員の心理的健康を改善することの道義的かつビジネス上の根拠について詳しくなるようにしっかりと説明することです。この課題を容易にするためにこれから情報を提示していきます。

職場における心理的ディストレスの有病率

多くの疫学研究によって，人間の社会にはメンタルヘルスの問題が高頻度でみられることがわかってきました。世界各国からのエビデンスを並べてみると，おそらく過去12カ月間においてあなたの国の一般地域住民の19〜30％が臨床的に関連する心理的ディストレスを経験していることがわかります[73]。著者の私たちは，特に英国の有病率統計について詳しいですが，英国では成人の一般地域住民はどの時点においても約4分の1（23.4％）の者がメンタルヘルスの問題で苦しんでいると推定されています。この一般地域住民の間でもとりわけよくみられるのが不安とうつの問題です。これらのよくみられるメンタルヘルスの問題は，各国の経済において大変な金銭的負担を与えており，その負担のかなりの割合は仕事の生産性損失に起因しています（たとえば，文献83，117，122）。

メンタルヘルスの問題が社会的に広くみられることは一般的に意見の一致がありますが，働く人々の間では有病率がかなり低いという誤解もまだ根強くみられます[110]。やはり，従業員は毎朝ベッドから自身を引きずり出し，職場へ通勤し，給料と継続した雇用を確かにする水準で働かなければなりません。職業生活において要求を課されることを考えると，メンタルヘルスの

問題を抱えた者のうち，かなりの割合が労働人口からたやすく脱落してしまうと思われます。しかし，ほとんどのメンタルヘルスの問題が一般地域住民と同様に職場でも存在することを，多くのエビデンスが示しています。

米国の職場における調査では，働く者のうち，約3分の1が高い水準のストレスまたはストレスに関連した問題を報告し，平均して10人に1人が過去1カ月の間2週間以上メンタルヘルスの不調を経験していることがわかっています[104]。同様にKesslerとFrank[82]は，米国の働く者においてDSMにおける精神障害に過去30日のうちに該当した者が平均して18%おり，広い範囲の職業集団にわたって（11～30%の範囲）いたことを明らかにしました。第4次欧州職業状況調査[108]は，欧州においてストレスが2番目に多く報告される職場の健康問題であり，27カ国の間で平均して22%の働く者に影響していると結論づけました。最後に，英国のデータは働く者のうち約6人に1人が，うつや不安，ストレス関連問題などのよくみられるメンタルヘルスの問題をいつの時点においても今後経験するであろうことを示しています。この数字は，薬物やアルコールの乱用も含めれば，5人に1人に上昇します。これに対し，精神病や双極性障害などの重症なメンタルヘルスの問題は働く者のうち約1～3%であると推定されています[115]。

これらの推定値にはいくぶんばらつきがみられるものの（データの集め方の違いと分類基準のせいで），共通した特徴を見つけることは難しくありません。まとめれば，これら（と他の多くの）大規模調査の結果によって，工業化社会での職場においてメンタルヘルスの問題が高頻度でみられることがわかります。私たちにとって示唆は明白です，すなわち，人々の心理的健康を改善することにおいて職場という環境は理想的な文脈となるということです。この観点は次節で述べられる知見からもさらに支持されます。その知見とは，心理的問題で苦しんでいる従業員のほとんどが，職場で提供されない限り，自ら心理的介入を受けないであろうということを示唆するものです。

心理的ディストレスを持つ就業者の受療率

オーストラリアの労働力人口を対象にした調査において，Hiltonら[73]は

最も高いディストレスを持つ就業者が治療を受けている割合を調べています。その結果，臨床的に関連したディストレスを示す就業者のうち，22% の者しか現在治療を受けていないことがわかりました。この治療を受けている割合の低さには次のような要因があります。

- 高い心理的ディストレスを示す就業者の 31% は，自身がメンタルヘルスの問題を持つ可能性があることに気づいていない。
- 高い心理的ディストレスを示す従業員の 29% は，メンタルヘルスの問題を持っていることに気づいているが，受診していない。
- 高い心理的ディストレスを示す就業者の 19% は以前に受診したことがあるが，現在のディストレスが治療を要する水準であるにもかかわらず，治療を受けていない。

オーストラリアにおけるディストレスの高い就業者の受療率の低さは，他の労働力人口においても似た状況です。たとえば英国において，よくみられるメンタルヘルスの問題（不安またはうつ）を持つ成人就業者の約 4 分の 3 は介入を受けないことが推定されています[115]。Hilton ら[73]によって明らかにされた影響因子に加え，ディストレスを持つ就業者が，広く認められている心理的介入をほとんど受けていない事実を説明するために，多くの理由が提案されています。第一に，従業員は心理的に困難を感じている状態であることを同僚に明かすことを望まないかもしれませんし，メンタルヘルスの専門家を受診するために休暇願を出すことに抵抗するかもしれません[11]。加えて，メンタルヘルスケアは主に重篤な精神疾患の者に向けて提供されるものであると信じる者もいるかもしれず，それゆえによくみられるメンタルヘルスの問題についても，専門家の援助が適していることに気づいていないかもしれません[110]。最後に，たとえば若い男性のように，どのような種類の健康問題についてもあまり援助希求行動をとらない集団もいるかもしれません（特にメンタルヘルスの問題；たとえば文献 107 を参照）。

まとめると，最もよくみられる種類のメンタルヘルス問題を経験している就業者の膨大な層に対し，心理的介入は多くの場合届かないことを，これら

の知見は示しています。もちろん，職場のディストレスや低い受療率の組み合わさった問題に対して従業員の集団に ACT を提供することが唯一の解決策だといっているのではありません。本章の目的に向けて，ここで述べた有病率とコスト統計の観点から考慮されるべきである他の職場での介入アプローチについても説明します。それにもかかわらず，あまりにも多くの従業員が，広く認められている心理的介入を受けるに至らないので，私たちは職場での集団 ACT プログラムがかなり多くの人々のウェルビーイングや行動的機能，生活の質を改善させる重要な役割を担いうるということを提案します。この提案は，本書の後の方で出てくる ACT と心理的柔軟性の研究レビューによっても支持されています（第9章を参照）。

　英国の企業などにおいて ACT を実施し評価する際に，働く人において私たちが特に興味を持つようになってきた者たちがいます。それは，おそらくよくみられるメンタルヘルスの問題に苦しんでいることに気づいており，（どんな理由であろうとも）どこにも助けを求めていない者たちです。私たちの ACT プログラムに自発的に参加してくる多くの中程度から重度にディストレスを抱える従業員からわかることは，これらの者は心理的介入がもし利用しやすければ興味を持つということです（たとえば，セラピーというよりは職場でのトレーニング・プログラムとして提供され，就業時間中に行われる）。後ほど ACT トレーニング・プログラムが職場状況により従業員にどのように売り込まれるかについて検討する際に，自発的に参加してくる従業員のタイプについても述べます（第4章）。

職場での心理的ディストレスによる企業の損失

　従業員のディストレスに関連した企業の損失は相当なものです。そうした損失は社員の離職や病欠率の上昇，そしてディストレスの状態の社員における成果の減少から生じます。それではそうした損失の見積もりがどれくらいになるか見てみましょう。

　業務上傷病調査のデータは，米国の民間企業での欠勤について申告された理由と期間の情報を集めたものですが，このデータによれば，不安やストレ

ス,神経症性障害は,他のけがや健康上の問題に比べて長期欠勤の原因の大きな割合を占めています。特に,2001年のデータでは31日以上休業した者の42.1%の原因が精神的な健康問題に関するものでした。結果として,米国の働く者におけるよくみられるメンタルヘルスの問題による労働日数の損失は,他の非致死性のけがと病気による労働日数損失と比べると平均して4倍にものぼります[105]。心理的ディストレスはけがと身体疾患に比べると問題が生じてくるまで未診断,未治療のままであることが多いために,いったん休業すると回復するのに長い期間を要することも示されてきています[11]。

英国ではセインズブリー精神保健センターの研究者たちが,職場でメンタルヘルス問題に取り組むことを納得させるための投資対効果検討書を発表しています。これによれば,英国企業でのメンタルヘルス問題による損失は年次で約260億ポンド[訳注2](406億ドル)と推定されます。この全体のコストは以下に示すように分類されます。

- 疾病休業は年84億ポンド(130億ドル)(全疾病休業のうち約40%はメンタルヘルス問題に起因する)
- 職場の生産性低下は年151億ポンド(235億ドル)
- メンタルヘルス問題による離職社員の代わりの者を雇うのに24億ポンド(37億ドル)

興味深いことに,上記で示したメンタルヘルスの問題に起因する仕事の生産性の低下による推定コストは,疾病休業に関連するコストをはるかに超えています。このことは「プレゼンティーイズム」(presenteeism)という現象が産業保健の研究者や政策立案者から相当な興味を持たれることを示しています(たとえば文献77)。プレゼンティーイズムは,従業員が出勤しているものの不健康な症状があることによって,万全なまたは普段の能力を発揮することができないときに生じるものです。プレゼンティーイズムは特に精神的不調のケースで生じやすいでしょう。従業員は情緒的・心理的問題により

訳注2)1ポンド(£)= 231.8円(2007年3月終値)。

仕事を休んだとしたら，非難を受けることを恐れるかもしれないからです。生産国によりますが，産業界でのプレゼンティーイズムによる損失推定は，疾病休業と比べて1.5倍から数倍の範囲に及びます。そのうえ，プレゼンティーイズムはホワイトカラーや専門職といった（つまり，より給料の多い）職種でより多くみられることを示唆したエビデンスもいくつかみられます[110]。

疑いなく前進してはいますが，メンタルヘルスの問題と関連したビジネス上の損失について，組織における意思決定者と雇用者に対して伝え続けることが重要です。このようにして，職場プログラムは従業員の心理的ウェルビーイングと行動的機能を向上させることが示されており，道楽ではなく，相当なコスト削減の可能性を持つ投資だととらえられるようになるでしょう。オーストラリアからのデータによれば，スクリーニングや援助希求行動を促すといったメンタルヘルス対策に投資する雇用者は，投資に対する見返りを5倍期待できることがわかっています[72]。英国で行われた職場のウェルビーイングについてのレビューを書いた著者の言葉を言い換えれば，「**良いメンタルヘルスは良いビジネスである**」ということです[11]。

職場における心理的ディストレスの社会的損失

働く者における心理的ディストレスによる損失は，必然的により広い社会と経済に影響を及ぼします。このよりマクロな水準では，損失はメンタルヘルスの問題を抱える多数の労働年齢の成人を支えるために必要な医療や福祉の費用増加，および生産性の低下による総生産損失から構成されます。

米国で働く者を対象とした大規模調査によって，高ストレスの従業員への医療費支出は低ストレスの従業員に比べて46％も高いことが明らかになっています[52]。欧州連合（EU）加盟国では，メンタルヘルスの問題による損失は国民総生産（GNP）の平均3～4％であると推定されており，その内訳は治療費と従業員の疾病休業と生産性の低下に関連した損失となっています[115]。英国では，毎年平均20万人の労働年齢成人がメンタルヘルスの問題のために，福祉（就労不能給付）に頼るようになっています[11]。最後に，メンタルヘルスセンター（Center for Mental Health）[28]は最近，英国における

2002/2003 年から 2009/2010 年の間のメンタルヘルスの問題による経済的・社会的損失の増加を推定しました。2009/2010 年の全体の社会的損失は 1052 億ポンド（1640 億ドル）と推定され，2002/2003 年から 36% の増加を示していました（最も増加が大きかったのは，医療および社会医療費で，70% にのぼりました）。さらに，この報告における生産損失はプレゼンティーイズムによる生産性低下を含めていないため，過小推定だと考えられます。この注目すべき報告の著者らはその社会的損失の推定についてかなり驚くべき見地を提示しています。それは，英国社会におけるメンタルヘルスの問題は犯罪による損失より大きな損失を引き起こしているという事実です。

介入アプローチ

　様々なタイプの職場における介入が，従業員の心理的健康および仕事と生活の機能を向上させるために適用されてきました。これらの介入の多くは，伝統的にストレス・マネジメント介入（stress management interventions：SMIs）と呼ばれてきました。**組織**に焦点を当てた SMI は，働く者における心理的な健康問題を減らすために仕事の構造やマネジメントの側面を修正しようとします。こうした取り組みはしばしば一次予防として行われます。なぜなら組織に焦点を当てた SMI は，仕事に関連したストレッサーについて発生する段階で減少させうるからです[32, 51]。組織に焦点を当てたプログラムで最もよくみられるものは，かなり参加的なアプローチを導入しています。こうしたアプローチでは，従業員が問題およびその解決法を自ら特定し，問題解決の取り組みの実施に密接に関わります。これらのプログラムにおける研究のエビデンスは若干結果が混在したものになっていますが，組織に焦点を当てたプログラムは，仕事の特性（自分の仕事での裁量権や自律性の量）を改善し，働く者のウェルビーイングを向上させることが多くの研究によって明らかにされてきています[18, 75]。これらの介入を行う際は，いくらか気をつけて行う必要があります。なぜなら，仕事の再設計のプログラムから利益を得るための個人的なコーピング資源が不足している従業員もいることを示す研究があるからです（たとえば，文献 18, 76, 97, 111）。

こうした組織志向の取り組みに対して，**個人**に焦点を当てた職場 SMI は，一般的に個人がストレスフルな出来事を評価する方法を修正しようとし，働く者のコーピング資源を改善させることを目標とします。群を抜いてよくみられる（そして実験的に評価された）アプローチは，ストレス・マネジメント訓練（stress management training：SMT）プログラムの形式をとっています。これらのプログラムは職場の従業員の小集団に対して提供され，通常は伝統的な認知行動療法（cognitive behavioral therapy：CBT）の技法（認知再構成法，筋リラクセーション訓練，タイムマネジメント訓練）の組み合わせから構成されます。これらのプログラムの多くは，Donald Meichenbaum[96]によるとても有効なストレス免疫訓練プロトコルの変異版に基づいています。SMT 研究についての最近のレビューによれば，これらの CBT に基づいた多面的プログラムは，職場でのメンタルヘルスを向上させるのに効果的な方法であることが明らかになっています[103, 109, 124]。興味深いことに，これらのプログラムにおいて異なった構成内容を加えすぎると，効果が減少してしまうことがわかっています（おそらくただでさえ忙しい従業員にとっては，圧倒されてしまうのでしょう[109]）。

　最近の CBT ムーブメントの発展と一致して，私たちはすでに職場のメンタルヘルス増進におけるマインドフルネスに基づいたアプローチの効果を調べてきました。MBSR プログラム（マインドフルネス・ストレス低減プログラム）は職場の従業員を対象にますます提供されてきていますし（たとえば，文献 29, 130），従来のマインドフルネス・プログラムを短縮した（「少用量の」）バージョンも，従業員の心理的健康の優れた改善を引き起こすことを研究者たちは示してきました[84]。私たちは働く人々に対しマインドフルネス介入をより身近で利用しやすいものにしようとするこれらの努力を完全に支持します。

　上述の介入分類法に基づくと，ACT は第一に，従業員個人レベルの心理的柔軟性を向上させることをねらいとした個人向けアプローチであると考えられるでしょう。この点において，本書では ACT 介入アプローチの職場への適応を説明することで，CBT と職場 SMT プログラムの歴史的なつながりの上に積み重ねていくことを目指しています。後の章では，従業員の心理

的健康の改善だけでなく，リーダーシップ，キャリア，組織的成長にACTモデルと介入技術を応用するという目的のために用いることも検討します（第10章参照）。

　本書の読者の皆さんは，私たちがACTが職場のメンタルヘルス増進の理論と実践を進歩させる可能性を持つと信じていると聞いても驚かないでしょう。従来のSMTプログラムと違い，ACTは単一の理論モデルにより支持されています。この理論モデルは，変化の介入プロセスを特定し，測定し，検証することに興味を持つ研究者への明確な助言を提供しているのです（たとえば文献27）。そのうえ，ACTが「症状の軽減」よりも心理的柔軟性の向上に焦点を当てる点は，産業保健の政策や実践における最近の傾向とも調和します。これらの点については第3章でまた説明します。そこでは職場でのメンタルヘルス増進のためのACTプログラムの使用可能性を高めるための理由づけを提示します。

まとめ

　本章で紹介した様々な有病率の統計から見ると，メンタルヘルスの問題は働く世代の人々が直面する健康問題として，多くの者が重要だと考えていることはおそらく驚くにはあたらないでしょう。実際，影響力のある評論家の多くが，産業化した社会の多くで仕事の厳しさ（仕事を速くする要求とますます厳しくなる締め切りに少ない資源で間に合わせること），仕事の不安定さと経済の不確実さが増していく傾向によって，将来メンタルヘルスの問題が深刻になるであろうと述べています（文献98,114参照）。従業員は，起きている時間の約60%を仕事に費やすため，したがって職場という環境は人々の心理的健康と生活の質を向上させるのに重要な文脈となります。本章で引用されている報告のほとんどは，組織が従来のメンタルヘルス問題に対する反応性のアプローチを超えて，予防とメンタルヘルス増進に向かうことを推奨しています。過去10年ぐらいの間に行われてきた研究は，そのような取り組みにACTが重要な役割を果たしうることを示唆しています。

第 2 章

ACT(アクト)とは何か

　ACTは，新世代の認知行動療法（CBT）の最先端として位置づけられています。おそらく，CBTの「第3の波」と言われるものが持っている最も明確な特徴は，マインドフルネスという古くから存在する実践に対する現代科学的な関心・臨床的な関心です。というのも，このマインドフルネス・メンタルヘルスや行動的な適応に重要な働きを持っている，と考えられているからです[58]。従来のCBTが焦点化してきたのは，人々の望ましくない，あるいは非機能的な思考，感情，身体感覚の内容（つまり形態や頻度）を変えることでした。しかし，マインドフルネスに基づくアプローチは，人々の内的体験との基本的な**関わり方**を変えることに焦点を当てているのです。

　ACTは，**文脈的CBT**[70]と呼ぶのにおそらく最もふさわしいものです。というのも，ACTの介入モデルやテクノロジーが焦点化するのは，問題のある心理的な文脈（人々が認知的あるいは感情的内容を体験するような）を変化させることにあるからです。ACTは，マインドフルネス・ストレス低減法（mindfulness-based stress reduction：MBSR）やマインドフルネス認知療法（mindfulness-based cognitive therapy：MBCT）といった，他の有名なマインドフルネスに基づくプログラムとは異なっています。なぜなら，ACTは個人的に価値を置く（重要だと考える）行動を活性化する，ということをとても強調するからです。ACTは，そもそも行動療法なのです。そのため，人間の言語と認知の基本的性質に関する十分に確立された行動分析学的な理論（それを**関係フレーム理論**〔relational frame theory：RFT〕と言います。その詳細は後述します）にしっかりと根ざしています。確かに，

ACTは，マインドフルネスに基づくアプローチなのですが，ACTの介入はマインドフルネスそれ自体を高めることを目的としていません。その代わりに，ACTでは，個人的に価値を置く人生のゴールや行為を追求する力を高めるために，様々なマインドフルネスとアクセプタンスのプロセスを活用するのです。

　この章では，まずRFTとACTとの連関を明確にして，それから心理的柔軟性という広く適用可能なACTモデルの構成要素である6つの相互関係的なプロセスをそれぞれ定義していきます。そして最後に，私たちがこの介入モデルを集団で実施するトレーニング・プログラムにどのように翻訳していったのかについて説明していきます。もちろん，そのプログラムとは，心理的スキルと行動的スキルを機能的に結びつける，つまりマインドフルネスと価値に基づく行為を結びつけることを育んでいくためのものです。

ACTとRFT

　上述したように，ACTはRFTに基づいています[60]。そのRFTが主張するのは，次のようなことです。ヒトが持っている，コトやモノ（events or objects）を複雑な方法で関係づける能力が，人間の言語と認知の核心である，ということです。特に，私たちは，事象の単なる物理的な特性（例：〜より大きい）や時間的な特性（例：〜の前，〜の後）だけでなく，恣意的な（例：文化的に定義された，慣習的な，あるいは同意された）特性によっても，事象を関係づけることができるのです。例を挙げてみましょう。私たちは，モノを関係づける方法を数多く持っていますが，そのうちの1つに，何かと何かを物理的に比較する，という方法があります。人は，5セント硬貨が10セント硬貨よりも物理的に大きいことがわかります。しかし，その物理的な大きさにかかわらず，小さい硬貨のほうが，大きい硬貨よりも価値があるということを学びます。そして，より重要なことですが，私たちは，ある文脈においてのみ（たとえば，ウェイターにチップをいくら払うかを決めるとき），「〜より多い／〜より少ない」といったような関係を生じさせます。このようなことは，次のようなときに都合がよいのです。たとえば，おつり

を数えようとしたときは，10セント硬貨は5セント硬貨よりも価値があり，物理的には5セント硬貨よりも小さい，という関係は何の役にも立ちません[訳注1]。そのようなときは，そのような関係性を生じさせにくくします。加えて，それは，私たちが非常に細かい学習や弁別をしたり，事象同士の難解で複雑なパターンを理解することを可能にするのです。

RFTが強調することは，私たちが，モノやコトをある方法で関係づけるときには（たとえば，比較する），あるモノやコトの機能（あるいは意味／性質）が，もう一方のモノやコトに転移する（あるいは影響を与える）ということです。この**刺激機能の変換**（transformation of stimulus functions）は，たとえば，楽しい休暇の間に聴いていた音楽の一部を耳にしたときに，なぜ幸せな気分になるのかを説明するのに役立ちます。つまり，海や友達や食べ物の機能が，その曲と関係づけられている（つまり，その曲を聴いているとき，休暇について考えている）だけでなく，その曲もまた休暇の持つ楽しい機能を持つようになったのです。

多くのモノやコトは，様々な方法で関連づけることができます。つまり，人は，刺激を比較したり，対比させたり，等価とみなしたり，反対であるとみなしたり，ヒエラルキー（階層）の中や恣意的な時間的秩序に位置づけたりするようになります。より専門的に言えば，多くの**関係フレーム**（relational frames）あるいは関係ネットワークがあり，その中で，人はモノやコトを関係づけることを学ぶことができるのです。つまり多くの刺激が他の刺激機能を変化させることができるのです。本質的には，人は「関係づけマシン」なのです。私たちは，しばしば自覚せずにこれを行っているので，刺激機能の変換（感情や心配も含む）は，絶えず生じ，変化しているのです。

ACTが，（多大な実証に基づいた支持を得ている）言語と認知の理論に基づいているということを強調するために，私たちは，この極めて簡潔な，専門用語を使わないRFTの説明をしました[63]。それでは，RFTを次のことを強調するために使いましょう。それは，なぜ文脈的CBTは，認知を変化さ

訳注1）おつりを数えるときは，硬貨に刻まれている数字を加算すればよいため，価値や大きさの大小は重要ではないためである。

せたり，その信憑性に疑いをかけさせたりしようとしないのか，ということです（読みやすく，さらに詳細な RFT の説明をしているものには Törneke による文献 123[訳注2)]があります。より専門的な説明をしているものには Hayes らによる文献 60 があります）。

文脈的 CBT としての ACT

　人のメンタルヘルスや行動的有効性を改善することに，RFT が示唆を与えてくれる最も重要なものはいったい何でしょうか。それは，モノやコト同士の関係は学習されるものである，ということです。20 世紀初めに，唾液を垂らすイヌを使ったパブロフの実験は，学習された反射は，完全に消失したり，消滅したりしない，ということを示しました。それらは抑制できますが，自発的に回復しやすかったり，簡単に再確立されたりするのです。

　同じことが，言語，認知，感情間の関係にも当てはまるようです。これは，こうした関係を変化させようとする（つまり，これらを消滅させようとする）心理学的介入が，有効であると証明される可能性が低いということを示唆しているのです。実際に，この仮説は，たとえば，Longmore と Worrell[90)]といった研究者の研究結果と一致しています。彼らは，人の認知の内容を喚起させたり，変化させようとしたりすることは，内容に焦点を当てた CBT の有効性を特に高めているわけではない，ということを述べました。ACT や他の文脈的 CBT（MBCT のような）の際立った特徴のひとつは，人の内的出来事の妥当性を問題としたり，その頻度や形態を変化させようとしたりしないことです。そうではなく，ACT や文脈的 CBT は，人がより「オープンで，自覚的で，活動的な」生き方ができるように，内的出来事にどのように対応するか，どのように関係づけるか，ということを変化させようとするのです（文献 70 の p.141）。さらに特定的に言うと，文脈的 CBT は，次のように概念化されます。

訳注 2 ）邦訳書『RFT をまなぶ』山本淳一監修，武藤崇，熊野宏明監訳，星和書店，2013.

実証的で，原理に焦点を当てたアプローチに基づいて，行動療法・認知療法の「第3の波」は，心理的な現象の単なる形態ではなく，その文脈や機能に対して特に敏感です。したがって，それらは，より直接的で教示的な変化の方略に加えて，文脈的で体験的な変化の方略を強調する傾向があります。これらのトリートメントは，狭く定義された問題に対する限定的なアプローチよりも，広範で柔軟で有効なレパートリーの構築を模索し，クライエントだけでなく臨床家のためにも検討する問題の関連を強調しようとします（文献58のp.5-6）。

　文脈的CBTが主張するのは，次のようなことです。心理的な健康や行動的有効性に影響を与えるものは，思考や感情の形態（つまり，それらがどのくらいネガティブか）よりも，人が自分の思考や感情をどのように関係づけるか，ということです。そして，このことを支持する実証的なエビデンスが次第に増えているのです。実際のところ，この仮説は，人間の機能の多様な領域において支持されてきています。たとえば，慢性疼痛において，心理社会的障害は，痛みの程度よりも，痛みに対する**体験の回避（experiential avoidance）**によって，より予測されます[93]。現代の実証的な臨床援助法の中核をなす多くの概念は，これと同じ基礎的なテーマと共に生じたのです。たとえば，苦悩耐性（たとえば文献26, 112），思考抑制（たとえば文献128），マインドフルネス[2]が，その例です。

メンタルヘルスと行動的有効性についての ACTのモデル

　ACTとRFTの観点から見ると，メンタルヘルスを概して決定するのは，どのように認知が現在の状況や環境と相互作用をし（すなわち，どのような強化随伴性にさらされているか），それによって長期的な価値やゴールを追求する能力が援助されたり妨害されたりしているか，ということです[64]。ACTとRFTが仮定しているのは，ある状況にもたらされる価値に関連した機会[訳注3]に応じて，人は柔軟である必要があるということです。もちろ

ん，それには程度があり，内的な体験（現在の思考，感情，身体感覚）に行為の基礎を置く場合もありますし，その状況に存在する機会に行為の基礎を置く場合もあります。思考の文字どおりの内容との絡み合い（認知的**フュージョン**）と，望ましくない内的体験を回避しようとする試み（体験の回避）は，人々の行為に対する感情的・認知的内容の影響を増加させると言われています。たとえ，それが役に立たない場合ですら，それらが増加してしまうのです[60]。結果として，思考や感情に対する抑制的で回避的なアプローチは，苦痛を高める（たとえば，文献128）だけではありません。それは，人の行為に及ぼす状況の有益な機会の影響を最小限にすることによって，有効な行動をも妨害するのです[64]。

ACTが最初に開発されたとき，心理学的な健康障害のモデルに使われていた包括的な用語は，「**体験の回避**」というものでした[71]。それは，ネガティブな私的出来事の形態，頻度，場面感受性を変えようとする試み（その試みによって行動が困難になる場合でさえ）のことを意味します。一方，**アクセプタンス**は，このモデルの適応的な形態を記述するために使われている用語です。この文脈におけるアクセプタンスという用語は，個人の価値やゴールの追求における厄介な私的出来事を，自ら進んで経験しようとする積極性（ウィリングネス）（つまり，厄介な私的出来事の形態，頻度，感受性を変化させない）として定義されています[71]。

「アクセプタンス」と「体験の回避」という用語は，望ましくない内的出来事の回避が，ある状況に存在する価値に関連した随伴性に対する感受性をどのようにして減少させるのかということを強調する際に，今でも有用です。しかし，ACTモデル全体を表すためにこれらの用語を使うときには，限界があります。ひとつには，これらの用語の焦点は，人々が望ましくない思考，感情，身体感覚にどのように反応するのかにあるので，内的出来事が望ましくない，望ましい，あるいはその中間であるかどうかにかかわらず，その（内的出来事の）すべてに人がどのように反応するのかが重要であるというACTのより一般的な主張の広がりを，これらの用語は強調しそこなってい

訳注3）「機会」を「きっかけ，手がかり」と読みかえて理解していただきたい。

るということが挙げられます。楽しかったり，まったく平凡だったりする思考や感情が，価値に関連した随伴性に対する感受性を減少させるときにも，行動的有効性（たとえば，職場で活躍すること）や，いきいきした人生を送る能力は，同じように抑制されます。たとえば「自分はすばらしい」と信じることは，失敗して，もはや「すばらしい」が記述として合わないときに，行動の柔軟性を減少させることがあります。同様に，もうすぐ来る休暇を夢見ていることは，おそらくより重要で差し迫っているゴールに関連した随伴性に反応する能力を減少させるかもしれません。そのような状況下では，人は必ずしも内的出来事を避けようとしているわけではありません（実際，彼らは積極的に，内的出来事に従事しているかもしれません）。しかし，私的出来事を回避している人と同じように，彼らの行為は，価値に関連した随伴性を犠牲にして，内的出来事によって不均衡に制御されているのです。このような原理は，この本で紹介するトレーニングの中で実際に説明していくことにします。そして，そのトレーニングは，どのようにして個人的に選択した価値が日常の活動に対してより顕著な指針となる（行動に対する一時的な思考や感情の役立たない影響を減少させる）のかを説明していくものなのです。

　ACTのモデルやその根底にある基礎的な説明によると，ある状況にもたらされる価値に関連した機会に応じて，人は，現在の状況における機会に行為の基礎を置くか，あるいは，内的出来事（それが望ましくないもの，望ましいもの，その中間のもの，であるかどうかにかかわらず）に基礎を置くか，といったことに対して柔軟である必要があります。柔軟性に対するACTの注目を強調するために，この数年間，この核となる心理的なプロセスは次第に**心理的柔軟性**（psychological flexibility）と呼ばれるようになってきました。心理的柔軟性は，今この瞬間，そこに含まれる思考や感情に対して不必要な防御なしに，十分に接触し，その状況に応じて，価値と価値に基づいたゴールを追求して，その行動を貫き通したり，行動を変化させたりする能力であると定義されています[64]。

　アクセプタンスと体験の回避は，それぞれ心理的柔軟性と心理的非柔軟性の例であり，これらの用語を使うことは今でも妥当です。これらは，人が回

避しがちな望ましくない思考や感情を、「今、この瞬間」が含んでいるときに、人がとる心理的スタンスを指しています。結果として、これらの用語は、精神病理学や心理療法を論じるときにしばしば使用されます。しかし、ACTの原理や技術は、たとえば、従業員の仕事や生活機能を促進し、行動的有効性を最大限にするために、非治療的な状況においても次第に使用されるようになってきています（たとえば文献 15, 18）。ACTが臨床的な文脈以外で提供される場合、人の望ましくない思考や感情を避ける傾向は、重要な焦点ではなくなるかもしれません。その代わりに、どのようにして、認知的・感情的内容との過度な「絡み合い」が、個人的に価値のある行為やゴールの効果的な探求を妨害しうるかに、より重要な焦点が置かれるのです。

心理的柔軟性を作り出す： ACTの「六角形（ヘキサゴン）」

　心理的柔軟性をかなり簡単に言うと、次のようになります。そもそも、心理的柔軟性とは、現在の状況に、あるいは内的出来事に含まれている機会に、自分の行為を基礎づけることができる、ということです。そして、その基礎づけは、特定の状況において、自分の価値（能力のある有効な働き手になること、役に立てる親になること、あるいは愛情深い配偶者になること）の追求を可能にする程度に依存しているのです。ただし、どんな行為によって、これが可能となるのか（つまり、どのようにして、人はより心理的に柔軟になるか）ということの特定化とは、まったく別の問題なのです。あまり専門的でない心理的柔軟性の定義は、この目的を達成するために有効です。その定義とは、意識を持っている人間として、「今、この瞬間」と接触すること、そして、その状況に適合した、自分の選んだ価値に従って行動すること、というものです[66]。これをより記述的な定義で表現すると、6つの相互作用的なプロセス（図2.1参照）によって表されます。この6つのプロセスは全体で、心理的柔軟性の文脈を作り出すことを手助けします。ただし、重要なのは、心理的柔軟性が、この6つのプロセスから、文字どおり、構成されているわけではない、ということです。つまり、それが、独立した6つのピース

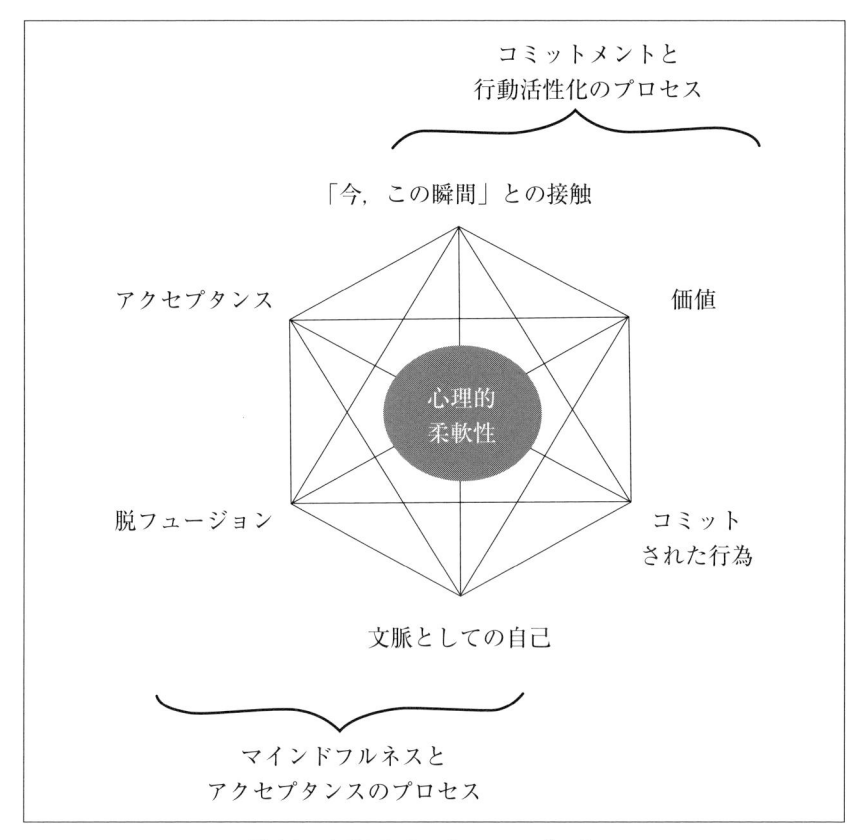

図2.1 ACTの6つのコア・プロセス

から構成され，それが一体となって全体を形作るジグソーパズルのようなものではないのです。むしろ，このプロセスは，心理的柔軟性（六角形の中心として図では表されている）と接触するのを手助けするガイドラインのようなものです。それでは，この各コア・プロセスについて検討していきましょう。

脱フュージョン

認知的フュージョン（cognitive fusion）が生じるのは，次のような場合

です。それは，私たちの行為が，ある状況における価値に関連した機会に制御されているのではなく，自分の思考や感情に強く制御されている，という場合です。そのような思考や感情による役に立たない制御がどうして生じるのかというと，私たちの内的出来事（私たちの思考，感情，記憶，身体感覚）同士が結びついてしまい，何か（たとえば，何らかの思考）が，別の何か（たとえば，何らかの感情）を活性化させている，ということに気づいていないからなのです。また，認知的に溶け合って（fused）いると，特定の状況で，私たちが典型的に考えたり感じたりする固定されたパターンがあるということに気づくことができません。ある人物からeメールが届くときにはいつも，特定の様式で考えたり，感じたり，行動したりしているということに気づきません。つまり，「何かドジを踏んだか？」とつい考えてしまっているのかもしれません。私たちは，少し不安を感じて息をのみ，数分間eメールを開くことを避けます。認知的フュージョンの状態に陥っている場合，私たちは，この自動的な（つまり，関係的な）プロセスに自分の行動を強く制御されているのです。そして，私たちの行為は（メールを開こうが開くまいが），自分のゴールや価値（たとえば，職場で自分の力を最大限出して仕事をするなど）によって制御されにくくなるのです。

　フュージョンの正反対の状態が，**脱フュージョン**（cognitive defusion）です。その状態になることによって，人は，一時的な思考や感情から行為に対する影響を過度に受けなくなる文脈を作り出します。そのような文脈では，人は，たとえば，恐ろしい思考が恐ろしい感情と関係しているということに気づいています。しかし，この関係的なプロセスが，もはや自分の行為を強く制御することはありません。そうなると，ゴールや価値が，自分の行動をより制御できるようになるのです。脱フュージョンは，いわゆる「マインドフルネス」についてのACT／RFTによる解釈の主要な構成要素なのです[49]。つまり，脱フュージョンは，思考や感情が生じる瞬間に，それらに対する観察を増加させるテクニックを含んでいます。脱フュージョンの状態では，人は，特定の思考を今経験していると気づくことができ，その一方で，その思考が行動に影響を及ぼすことを許すか否かを選択できるほど柔軟でいられるのです。

認知的にフュージョンしていると，厄介な思考と苦しい感情がつながっているという関係ネットワークに気づくことができません。それに気づけないために，たとえば回避，無活動，衝動強迫のような，予測可能で，習慣的，あるいは型どおりの行為を引き起こしやすくなります。私たちは，このネットワークに巻き込まれているせいで，これに正しく気づくことができず，私たちの行為は過度にそれに制御されています。このネットワークの厄介な影響から逃れるために，私たちはそれを活性化させないように，そのネットワークとつながっている厄介な思考や感情を引き起こしうる状況を避けるようになるのです。しかし，この方略は，自分が大事にしている価値に基づいているのではなく，むしろある厄介な内的出来事を体験したくないという欲求に基づいています。そのため，心理的に柔軟ではない状態（心理的非柔軟性）に陥ってしまうのです。このような体験の回避は，非常に窮屈で狭い生活に陥らせるばかりでなく，さらに厄介な思考や感情を生じさせるようになるのです[20]。

アクセプタンス

ほとんどの人にとって，心理的柔軟性を最も大きく制約する内的出来事は，体験したくないこと，つまり不幸な記憶，不愉快な思考，自己批判的な思考，あるいはぞっとするような感情です。しばしば，このような厄介な内的出来事は，私たちの反応を，すばやく，包括的に，そして自動的に「今，この瞬間」から逸らし，それ自体を取り除いたり，変化させたり，最小化するようにし向けるのです。これらのタイプの内的体験に対する柔軟性のない反応が，価値を促進することはほとんどありません。というのも，私たちを導いているのは，内的出来事を回避したり，変化させたりしたいという欲求だからであって，現在の状況において価値やゴールに向けてどのような最善策が採れるのかを検討することではないからです。これらの厄介な心理的事象に対して，より柔軟に活動するために，私たちはどのように対処したらよいのでしょうか。それは，**アクセプタンス**によって対処するのです。このアクセプタンスは，脱フュージョンと連携しながら，行動を決定する際に，内的出来事

の支配を弱める手助けをするのです。

　アクセプタンスは，思考，感情，身体感覚を体験するための特定のアプローチを含んでいます。特に，ACT が主張することは，思考や感情がどんなに有害であろうと（「私はこれに対処できない」「私はこの仕事に向いていない」「ひどく不安だ」など），そうした思考や感情が，直接的に，精神疾患や業績不振を引き起こしたりしない，ということです。むしろ，このような思考や感情が有害な影響をもたらすのは，「ある特定の」文脈で，人がこのような厄介な内的出来事を持ったときだけなのです。この有害な「ある特定の」文脈とは，

1. 人が認知的にフュージョンしている，つまり認知的内容が持っている字義どおりの意味を完全に認めてしまっていて（「『私はバカだ』と思っているのだから，私は本当にバカなんだ」），この認知的内容が，あるタイプの事象に対する自動的で特異的な反応であるにすぎないと捉えることができない場合
2. フュージョンしている内容が生じさせる「さらなる内的出来事（不安のような）」を避ける場合

の 2 つです[19]。

　上述したように，ACT の主要な目的は，このような認知的フュージョンと体験の回避が生じる文脈を打ち砕くことです。その結果として，思考や感情の内容に飲み込まれてしまうようなことがなくなります。その代わりに，現在の状況におけるゴールや価値に向けて，どのような努力ができるかということに基づいて行動できるようになるのです[67]。この目的を達成するために，ACT は脱フュージョンとアクセプタンスの文脈から，どのように心理的内容に接するかを提供します。そのように接することができるようになると，思考や感情を単なる心理的な事柄の連続的な流れとして気づき（それらに関わるのではなく），必ずしも回避しようとしなくても，それらを進んで観察しようとするようになるのです。このような脱フュージョンとアクセプタンスの文脈では，思考，感情，記憶，身体感覚を自動的なおしゃべりとし

て扱います。より専門的に言うと，レスポンデント的にかつオペラント的に条件づけられた反応であるとして扱うのです。

これまで検討してきた心理的柔軟性の2つのプロセスは，人間の言語と認知が私たちの行為に対して持っている影響力を弱めることを含んでいます。次に紹介する2つのプロセス（「今，この瞬間」との接触，文脈としての自己）は，どのように物事が理解され，認識され，体験されるのか，ということにおける変化を含んでいます。

「今，この瞬間」との接触

「認知的フュージョンは常に悪い」という印象を与えてしまったかもしれません。しかし，それは本意ではありません。というのも，様々な関係フレーム，すなわち内的出来事に身を置くことができる能力は，問題解決を可能にすることもあるからです。私たちは，一度も体験したことのないシナリオをいろいろと考え（「ライオンに食べられることはひどいことだ」），それが起こるのを防ぐための理路整然とした計画を練ることができるからこそ（「まず洞穴を見つけ，その入り口でたき火をしよう」），種として進化してきました（そして，地球を支配するようになりました）。したがって，予測すること，評価すること，計画することは，生存と豊かさのための重要なスキルであったし，今もなおそうなのです。

しかし，私たちは，これらのスキルを使いすぎる傾向があります。そのため，時間的かつ評価的な関係フレームにとらわれる，つまりフュージョンしてしまいます。そうなると「今，この瞬間」との接触を失ってしまうのです。ここでの接触には，自分自身の心理的な反応（リアクション）だけでなく，直近の物理的環境，そして社会的環境との接触も含まれます。脱フュージョンとアクセプタンスは，このような接触を促進するのを助けてくれます。

自らの体験に関する幅，感受性，深さをより柔軟にさせるような行為によって，状況に応じて，今この瞬間の広い範囲に「注意を払う」のか，逆に狭い範囲に「注意を払う」のかを選べるようになります。たとえば，交通量の多い交差点を渡るときのように，今この瞬間の中の広い範囲に注意を払うこ

とが有益になる場合があるでしょう。また別のときには（講義を聴いているときなど），特定の状況の中にある狭い範囲に焦点を当てることがより有益な場合もあるでしょう。「今，この瞬間」に存在することが助けてくれるのは，ある状況において，私たちが最も都合がよい焦点のレベルを決定したり，活用したりできるようになることなのです。

文脈としての自己

　心理的柔軟性を生み出す手助けをする4つ目のプロセスは，観察者として，つまり私たちが人生を体験している文脈として，自分自身を眺めることを含んでいます。子どものときに，私たちは様々な観点でとらえることを学習します。たとえば，「私」と「あなた」，「ここ」と「あそこ」，「今」と「昔」というようにです。これらの関係フレームの出現は，「今日，公園で，あなたは何を見たの？　ジョニーもそれを見たの？」というように，他者の視点との関連で，自分の視点について話すようになることを通じてなされます[57]。子どもがこのような無数の質問に答えることの結果として，「見たり体験したりすることは，絶えず変化する。しかし，体験が常に変化するということに気づいている**視点**だけは同じままである」ということを学習することができるのです。この意味で，知ることのうちで常に変わらない文脈，つまり**文脈としての自己**を体験するのです。

　この観点から見ると，人は思考，記憶，感情，体験が時々刻々と変化していることにただ気づくことができる，ということです。それらから回避したり，それらに対して防衛的になったりする必要はありません。また，自分の視点，記憶，あるいは何かが起こった理由が正しいか否かということを言う必要もありません。というのも，文脈としての自己の観点から考えれば，それらは屈辱や恐れの記憶や感情そのものではないからです。つまり，文脈としての自己は，そうした体験が展開している舞台なのです。決して，端役や不快なシーンではないのです。それは，内的出来事よりも安定していて，より永続的なものなのです。

　重要なのは，このような自己の捉え方がアクセプタンスと脱フュージョン

を促進することができるということです。特に，恐怖のような難しい内的出来事に関して，そうなる可能性があります。というのも，そのような自己は，視点そのもの（それは安定しています）だからです。そのような不変性と安全性は，人が苦しい内的出来事を積極的に体験するのを手助けするからです。したがって，このような自己の体験は，心理的に柔軟な瞬間を（価値に沿った行為をすることで不快になっても，その行為をそのまま続けられるような場合），より嫌悪的なものではなくしてくれたり，その脅威を下げさせたりするのです。つまり，心理的柔軟性を促進することにつながるのです。

　反対に，非柔軟性は，概念としての自己（conceptualized self）と結びつくことによって助長されてしまいます。概念としての自己とは，自分自身に**関する**言語的な関係の堅固なネットワークです。特に，評価的で，気質的で，予測的な自己概念化のことです。このような自己の体験によって，**私**は働き者だ，**私**は母親だ，**私**は面倒見のよい人だ，**私**は愛情深い夫だ，といったものが生じます。概念としての自己は，ゴールや価値の追求の妨げになっているときでさえも，後生大事に守られるもので，そうあらねばならないとされるものなのです。たとえば，ある問題について「どちらが正しいのか」をパートナー（彼女／彼氏，妻／夫など）と言い争っているとき，その人と親密であるという価値の追求をやめて，その代わりに，いかに自分自身が賢く，強く，有能で，正しい人物であるかという概念化を守ろうとします。このような場合，私たちは，観察者としての文脈（文脈としての自己）から自分自身を見ていません。また，おそらく，苛立ちの感情をアクセプトする（その感情のためのスペースを空ける）こともできていません。さらに，正しくあらねばならないという思考から脱フュージョンすることもしていません。要するに，私たちは，心理的に非柔軟なやり方で行動してしまっているのです。

　概念としての自己を守り通すことも，問題となります。というのも，自己の概念化のネットワークの中にある事象の多くは変化しにくいものだからです。たとえば「私は口うるさい父におびえていた。だから，厳しい上司から同じようにされたら，耐えられない」という考えを持っているとしましょう。もし，それを解決するには，新しい上司か，新しい幼少時代のどちらかが必要となるでしょう。しかし，そのどちらも可能性は少ないので，それが解決

することもありません。

　心理的柔軟性の目的は，ある状況において**効果的**に行動できるように，現在の周囲の状況に接し，把握し，評価させることにあります。私たちは，ACT の観点から，「効果的である」ことを定義しなければなりません。そうする際に，心理的柔軟性を構成している「残る2つの主要なプロセス（**価値とコミットされた行為**）」を次に明らかにしましょう。

価　値

　価値は，ACT と RFT において，行為のパターンの中にある自覚化されたクオリティ（たとえば，良い経営者であること）として定義されます。そして，そうあることに向けて努力することができるけれども，決して到達することはできないものです（常に良い経営者であることに努めるか否かしかありません）[66]。さらに，価値は言語的に構築されたルールを含んでいます。そのようなルールによって，私たちは自分にとって有意義なやり方で行動できるように動機づけられるのです[67]。選択された価値に従って行動する限りにおいて，人は，**自分**にとって効果的な生活を送っています。したがって，ACT と RFT の基礎となっている科学哲学（機能的文脈主義）によれば，個々人にとって，何が有効で，何が「正しく」て，あるいは何が有効なのかに関する判断は，個人的に選択された自分の価値があらかじめ言い表されたものに対してなされる必要があるのです。

　6つのプロセス間の相互関係によって示唆されるように（図2.1 に示したように。ただし，後ほど検討します），脱フュージョンとアクセプタンスがそれ自体，目的ではありません。むしろ，この2つのプロセスによって，人は，価値に沿って行動する際に，状況をより明確に理解し，より柔軟になれるのです。したがって，ACT において，価値に沿った人生を送ることは，役に立たない認知的内容から脱フュージョンすること，不快にする感情をアクセプトすること，そして意識的な人として（文脈としての自己の観点から）「今，この瞬間」に接触することに対して「レゾンデトール（存在理由）」を与えるのです。これらのプロセスすべては，互いに促進しあってい

るのです。つまり、それらは、同一の行動パターン、すなわち心理的柔軟性が見せる様々な顔なのです。

　価値がない場合、人は、長期的に見ると利益（つまり、個人の価値と一致すること）にならないとしても、正しくあること、他人の目から見て良く見えること、辛い内的出来事を避けること、あるいは、その時点で気分が良くなることによって動機づけられる傾向があります。要するに、ACT／RFTの観点からすると、価値がない状態（あるいはあいまいな価値、または十分に述べられていない価値を持った状態）のまま活動することによって、心理的な硬直性や非柔軟性が助長されやすくなるのです[13]。

　したがって、ACTの重要な目的は、アクセプタンスと脱フュージョンを促進し、意識的な人として「今、この瞬間」との接触を促進させることだけでなく、個人や組織に対して価値を明確化かつ特定化させることなのです。人が価値に沿った行動をしていない場合、特定の文脈（たとえば、仕事場面）において、正の強化子（メンタルヘルスや有効な行為を促すような）と接触すること自体を否定するリスクがあるのです[21]。人が辛い心理的な体験や価値と合致した行為を避けるとき、強化が遮断されてしまうことがしばしば生じるのです[131]。つまり、もう一度繰り返しますが、このモデルのすべての側面は、相互に関連しているのです。

コミットされた行為

　最終的に、ACTは、価値に基づく行為パターンをさらに拡大していくことを促していきます。自分の人生の様々な領域に対して、個人的に選択した価値を明確にした後に、ACTの参加者が推奨されるのは、その価値を人生にもたらすのに実際に役に立つ具体的な行為パターンを特定する（追求する）ことです。そのねらいは、参加者が、価値に一致した行動をとることによって生じるバイタリティや目的意識に気づきはじめることであり、さらにこのプロセスの中で生じる役に立たない思考や感情とうまく（マインドフルネスとアクセプタンスの状態で）付き合えるようになることなのです。

6つのコア・プロセスを結びつける

　図2.1（p.23）において，すべての「角」を結んだ線によって表されているように，この6つのプロセスのそれぞれは，他のプロセスすべてと関係し，相互に作用しあっています。そのうちのいくつかの関係は類似の機能を持っています。つまり，この六角形の「縦の3つのライン」は，類似の機能を持っているのです。まず，アクセプタンスと脱フュージョン（左のライン）はともに，破壊的な言語的プロセスを弱めます。次に，文脈としての自己と「今，この瞬間」との接触（中央のライン）はともに「今，ここ」，つまり今この瞬間との効果的な接触を増加させることを含んでいます。そして，価値とコミットされた行為（右のライン）はともに，価値に基づいた行為のパターンを作り出すために，言語のポジティブな側面を活かすこと（たとえば，価値を宣言したり，明確に記述したりすること）を含んでいるのです。

　図2.1において，この6つのプロセスは，2つの大きなグループに分けることもできます。つまり，マインドフルネスとアクセプタンスのプロセス（図の左側にある4つのプロセス）とコミットメントと行動活性化のプロセス（図の右側にある4つのプロセス）の2つです。2つの中間のプロセス（「今，この瞬間」との接触と文脈としての自己）は，両方のグループと関係しています。この本の読者の皆さんには，このより大きいプロセスのグループで説明をしていこうと思います。なぜなら，私たちが紹介する職場でのトレーニング・プログラムの中心にある2つの関連したスキルが，この2つのグループを反映し，標的となるようにデザインされているからです。

どのようにACTモデルが職場でのトレーニング・プログラムに活かされているのか

　図2.1に示した心理的柔軟性のモデルは，3回のセッションで実施される，心理的・行動的スキルのトレーニング・プログラムに「翻訳」されました。この本では，そのプログラムを具体的に紹介していきます。このようなタイ

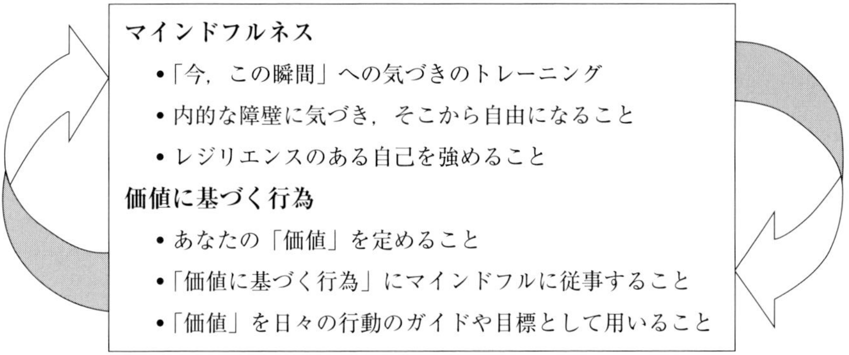

マインドフルネス
- 「今，この瞬間」への気づきのトレーニング
- 内的な障壁に気づき，そこから自由になること
- レジリエンスのある自己を強めること

価値に基づく行為
- あなたの「価値」を定めること
- 「価値に基づく行為」にマインドフルに従事すること
- 「価値」を日々の行動のガイドや目標として用いること

図 2.2　2つのスキル図

プの短期的な ACT に基づいた職場でのトレーニングは，幅広い組織や機関で提供されてきており，その有効性は一連の無作為化比較試験において実証されています（たとえば，文献 15, 43, 44, 46；本書の第9章も参照）。プログラムの最終的なねらいは，すべての ACT 介入でのねらいと同じです。つまり，心理的柔軟性を高めることにあります。私たちはすでに，職場においても以下のような方法で心理的柔軟性を高めることが可能であることを示してきました。まず，ACT の原理を，従業員の様々なグループに対して，利用しやすい形式で伝えることです。次に，参加者である従業員に，ACT のコア・プロセスの**体験的な**理解をもたらそう（それは価値に基づいた行為に従事し，従事したとき何が起こるかに気づくように彼らに促す）と何度も努めることです。私たちがプログラムで使用するテクニックの大半（場合によっては，わずかしか使用しない）は，より広い範囲の ACT 論文から採用しています。さらに，いくつかの方略は，他のマインドフルネスに基づくトレーニング・プログラムや行動活性化の研究から取り入れています。

　2つのスキル図（**図 2.2**）が示しているのは，どのようにして，私たちが2つの関連したスキル，すなわち**マインドフルネス**と**価値に基づく行為**を標的にしたトレーニングを明確な形でデザインしてきたのか，というものです。いかに，このトレーニングが ACT モデルによって直接影響を受けているかを，この概観から理解することは難しくないと思います。

特定的に言うと，マインドフルネス・スキルの構成要素は，前述した，ACT の高次のクラスターである「マインドフルネスとアクセプタンス」のプロセスを反映し，一方，価値に基づく行為の構成要素は「コミットメントと行動活性化」のプロセスを反映しています。2つのスキルの下位要素は，私たちが，ACT の6つのコア・プロセスについてコミュニケーションするために使う専門用語を反映しています。たとえば，「内的な障壁に気づき，そこから自由になること」は，脱フュージョンとアクセプタンスの両方をとらえており，価値に基づく行為の構成要素内にみられる下位スキルは，価値とコミットされた行為の両方をとらえています。

最後に，この図において，マインドフルネスと価値に基づく行為をつないでいる矢印に注目してください。これらの矢印が反映しているのは，マインドフルネスと価値に基づいた行為が，密接に関連している心理的・行動的スキルとして，従業員に提示されているということです。たとえば，私たちのトレーニング・プロトコルにおけるセッション 2 で学習される内容は，どのようにして，トレーナーが，脱フュージョンとアクセプタンスの実践を，個人的に価値のある行為に対する内的な障壁から「自由になる」ために役立つ方略として，（従業員に対して）明示的に導入するか，ということです。同様に，トレーナーは，マインドフルネスと価値に方向づけられた行動との機能的な関連を強調するために特定的にデザインされたテクニックやメタファーを繰り返し用いるのです。

まとめ

私たちが，本章で検討してきたように，ACT は，文脈的な CBT なのです。そのため，難しいあるいは役に立たない内的体験に対処するための特別な方法を強調しています。つまり，そうした内的体験を変えたり，コントロールしたりしようとすることの代わりに，参加者たちは，よりマインドフルでオープンな視点から，思考，感情，感覚にアプローチするように促されるのです。他のほとんどの第 3 世代の CBT と違って，ACT は，マインドフルネスそれ自体が目的ではない，ということを主張します。むしろ ACT は，そ

の人自身の価値を明確にする能力を促進し，さらに，厄介な，あるいは役に立たない思考，感情，記憶，身体感覚を体験するときでさえ，積極的に，意識的に，その価値を追求する能力を促進します。そして，そのように心理的柔軟性を促進することが心理的ディストレスを低減させるのに役立つということが研究によって実証されているのです[64]。加えて，心理的柔軟性が促進されることによって，職場でより生産的になるのです。それは，苦痛やそれに関連した欠勤を低減させることによってだけでなく，職場や家庭環境に存在するパフォーマンスの機会や生産性に関連した機会に対して，より敏感に反応できるようになることによって，人は生産的になるのです[21]。要約するとすれば，心理的柔軟性は，より効率的に仕事をする方法を学ぶことを促し，個人の人生における価値を追求することを促し，そしてより良いメンタルヘルスを実現するのを促すのです。以上のように，ACTの顕著な特徴を説明してきましたが，次章では，さらに，職場におけるこのアプローチの実施に関する理論的根拠をひもといていきましょう。

第3章

なぜ職場でACTを実施するのか

　前章で述べたように，ACTは，CBT（認知行動療法）という多岐にわたる心理療法において，近年最も発展しつつある心理療法として位置づけられています。繰り返しますが，ACTは従来のCBTの形式と異なり，人間が抱く望ましくない思考や感情，感覚の内容や頻度，あるいは強さを変えようとするものではありません。ACTが目指しているのは，人々が心理的柔軟性や価値に基づいた行動的有効性を高めることができるよう，その人が抱えているあらゆる内的出来事との関わり方を根本から変えることなのです。このため，ACTによる介入の効果を評価する際，多くの研究者は，「症状がどれくらい減ったか」という従来の基準よりも，「生活の質や人生の満足度がどれくらい増えたか」ということを重視します。実際に，これまでの研究からは，ACTを実施すると，望ましくない思考や感情の内容や頻度を変えなくても，人々の人生や生活が顕著に機能的になることが示されています[64]。では，そのようなACTの登場が，働く人々のメンタルヘルスや行動的有効性の向上に関心を寄せる私たちにとって，なぜ重要なのでしょうか。本章では，その理由について考えていきます。

　なぜACTを職場で実施するのか。これから，その理由を次の3つの節で説明していきます。まず第1節では，心理的柔軟性（**図2.1**〔p.23〕参照）という，人間が持っている機能のすべてではないにしても，大部分に当てはまると考えられるプロセスを形成するACTの統合モデルを使用することが，いかに実用的であるかを論じます。続く第2節では，マインドフルネス・スキル・トレーニングや，価値に基づいたゴール設定といったACTの介入技

法に備わっている特徴が，いかに職場の従業員に馴染みやすいものであるかを考えます。加えて，第2節では，ACTが，その幅広い視座と技法の柔軟性のおかげで，文脈や望ましい結果に応じて実施しやすいものであるということを説明します。最後の第3節では，ACTの哲学と近年の産業保健政策における動向とが，まるで同じ方向に進んでいるかのような，興味深い類似に焦点を当てます。なお，この類似とは，「精神的に不健康な状態を減らす」という伝統的な視点から，「職業や生活の質を高めるような行為を促す」という新たな視点への転換と捉えることができるでしょう。「ACTの登場によって，私たちはさらに刺激を受け，発展していくだろう」——本章を読み終えるころに，従業員のウェルビーイングや行動的有効性の向上に関心を寄せる読者の皆さんが，私たちと同じようにそう感じてくれることを願っています。

理由1：人間の機能性に関するACTの統合モデルが持つ実用性の高さ

職場にACTを適用する最大の理由のひとつに，ACTが心理的柔軟性を形成する包括的かつ根本的なモデルを使用しているということがあります。前章で論じたように，ACTのモデルは，心理的ディストレスや行動的非有効性の大半が，人間が持っている言語や認知といった特性の産物であることを示す，実証に裏打ちされた理論や研究プログラム（RFT〔関係フレーム理論〕）を基礎としています。そして，こうした基礎的な原理とプロセスとが結びついた結果，このモデルは人間の体験の広い範囲にわたって当てはまるものと考えられます。

特に，あらゆる場面における人間の機能と密接に関わっている体験の回避（心理的非柔軟性の重要な特徴）は，いまや幅広い領域において，重要なリスクファクター（あるいは素因）としてみなされています[8, 71, 81]。先に説明したように，体験の回避とは「変えよう」「避けよう」「取り除こう」「考えないようにしよう」といったことを試みる傾向のことですが，この体験の回避を行うと，問題は減るどころか反対に増えてしまいます。たとえば，これ

まで多くの研究から，望ましくない思考を抑えようとしても，そうした感情やその感情と関連するような望ましくない感情がより頻繁に現れてしまうことが示されています[128]。つまり，私たち人間がある事物について考えないよう懸命に努めても，結局，私たちのマインドはそれ以外のことについてほとんど何も考えられないのです。同様に，体験的に回避する傾向がある人，すなわち，特定の思考や感情を経験したがらない人は，そのような思考や感情を誘発するような状況，出来事，個人的な相互交流を避ける傾向にあります。しかし，このように特定の内的な状態を体験することを避けようとして，自らが価値を置く人生のゴールや行動を追求することまでをも避けてしまうと，結果的にその人の生活は制限されてしまう恐れがあります。実際に，体験の回避を多くの心理的ディストレスや行動的非有効性につながる要因として捉えることを支持する強力なエビデンスもあります。たとえば，体験の回避のレベルが高いほど，不安，抑うつ，恐怖症，心的外傷後ストレス障害，摂食障害，あるいは様々な自傷行為といった幅広いメンタルヘルスの問題が生じやすくなることが明らかになっています（文献71：近年の展望論文については文献64を参照）。

　では，こうした体験の回避に関する知見と職場でACTを実施することには，一体どのような関係があるのでしょうか。ところで，体験の回避のような，心理的ディストレス，行動的非有効性，あるいは生活の質の低下に影響を及ぼすコア・プロセスについて十分に理解した今，重篤な機能不全に関わるこうしたプロセスが生じるまで介入を実施しないというのは，やや非倫理的な感じがしないでしょうか。もちろん，第三次的な介入，すなわち治療的な介入が重要であることは言うまでもありません。しかしながら，私たちはより予防的なアプローチを適用するために，つまり，そのようなプロセスが不必要な問題にまで至るのを防ぐために，より多くの一般の人々に対してACTのような介入を実施することも，等しく適切なことであると考えています。第1章で見たように，働く人たち全体で見ても，かなりの人々がよくみられるメンタルヘルスの問題を体験しているようですが，そうした人たちの大半は，主流のメンタルヘルスサービスを通じて治療を探そうとはしないでしょう。その点，ACTには，働きながら慢性的に心理的ディストレスを

体験している人を援助すること以上の利点があります。つまり，ACTの介入には，「すでに十分に機能的な生活を送っているけれども，さらに機能的な生活を送りたい」と考える人々にとっても役立つ要素が備わっているのです（たとえば，今この瞬間への気づきを高めたり，価値やゴールと一貫した行動を増やしたりすることによって）。

こうした私たちの意見と同様に，Biglanら[8]は近年，私たちが発展させつつある一般的なリスクファクターとしての体験の回避に関する知識を，今こそ予防サービスに利用すべきであると提唱しました。このように，ACTを「まだ十分に活用されていないけれども，将来的には有望な予防的な介入の戦略」とみなし，職場で実施するよう勧める彼らの提言は，注目に値すべきものと言えるでしょう。

理由2：ACTが持つ技法的特徴の職場への馴染みやすさ

2つ目の理由は，ACTの介入として使用される技法やエクササイズの性質に関するものです。一般的なレベルから始めるために，心理的柔軟性の6つの側面（「今，この瞬間」への接触，アクセプタンス，脱フュージョン，文脈としての自己，価値，コミットされた行為）は，体験的な実践（たとえば，マインドフルネスなど）や価値に基づいた行為を通して発達する，心理的なスキルとして概念化されますが[58]，治療的な変化や行動的な機能性を目的としたこのようなスキルに基づくアプローチは，伝統的なCBTの形式と同様に，様々な職場における多くの人たちに大変馴染みやすいものとなっています。

具体例として，ACTのマインドフルネスのワークの職場での有用性について説明しましょう。ACTは，ただ単に望ましくない思考や感情，あるいは生理的感覚に「対処する」ための方法を示すだけでなく，人々があらゆる内的な体験との間に築いている関係性を変化させる，というさらに高い目的を掲げています。そこでACTが強調するのは，特定の思考や感情の内容がネガティブかポジティブか，ということではありません。ACTは，私たち

の考えや感情がどのように**機能**するか（たとえば，特定の思考に巻き込まれて，自分の行動が役に立たないものになっていないかどうか），ということを強調しているのです。

　こうしたACTの特徴を実践面から考えてみると，これは，プログラムの参加者が，自らが現在体験しているネガティブに評価された思考や感情の頻度や強さにかかわらず，マインドフルネスのスキルを深めることができるということでもあります。たとえば，参加者の脱フュージョン（今この瞬間に思考するプロセスに気づく，ということを学ぶこと）を促すよう支援する際，私たちはエクササイズの間に体験される思考の強さについては重視しません。つまり，このマインドフルネスというスキルを深めるために重要なのは，そのときどきに立ち現れる思考を「見る」ことであり，エクササイズの際に立ち現れてくる思考がポジティブなものかネガティブなものかということは関係ないのです。こうしたマインドフルネス練習の特徴は，職場という状況で特に有用です。職場では，様々な人によって構成されるグループに対してACTが実施されることが多く，その対象となる人のすべてが，今現在高いレベルのネガティブな心理的な内容を体験しているわけではないからです。

　同様に，ACTの要である価値・ゴールを志向するスキルもまた，職場に非常に馴染みやすいものであると言えるでしょう。なぜなら，私たちの経験上，従業員の多くは，すでに短・中・長期的な行動に基づくゴールを設定したり，ゴール達成を阻む潜在的な障壁をアセスメントしたりするプロセスにかなり慣れ親しんでいると思われるからです。実際に，仕事への動機づけや業績に関する理論では，従業員が自らの仕事やキャリアにおけるゴールを設定することの重要性が長きにわたって強調されてきました（たとえば文献88, 89）。ただし，私たちには，仕事や仕事以外の生活の両方の領域におけるゴール設定にあたり，その人たちのこれまでの体験を利用するという特徴があります。そのため，ACTのトレーニング・セッションの中で，ときどきACTの価値のワークを「これまでとは少し違ったゴール設定」として紹介していますが，その違いとはゴールの使い方にあります。ACTでは，ゴールは選択された価値と明確に関連づけられ，価値づけられた人生に沿った行動的な活動を始めたり続けたりするために使用されるのです。私たちは，こ

れまでに，参加者がより一般的な価値と特定のゴールとが同じ方向に配置されるよう整えることによって効果が生み出されているという，多くの逸話的な報告を受けてきました。つまり，価値によって人生の特定の領域におけるゴールに一貫性が生み出されるおかげで，私たちは自らのゴールが予定どおりに達成されなかったときも，「同じ方向に」とどまることができるのです[67]。こうした理由から，私たちは，ACT が業績向上のために使用される場合，価値やマインドフルネス（たとえば，脱フュージョン）を組み合わせた手続きを実施することによって，従来のゴール設定の手続きに強力な側面を加えることができるものと考えています。このような手続きは，従業員にただ意味や目的に関するより深い感覚を提供するばかりでなく，彼らが自らのパフォーマンスを向上させることができるよう，彼らが「心理的な障壁」を認め，克服するための助けとなるでしょう。

　ACT のモデルのもうひとつの実践上の利点は，6 つのプロセスやそれに関連した介入のすべてが，常に心理的柔軟性を深め進めることに焦点を当てた統合的な理論的根拠の一部であるということです。こうして生み出される一貫したアプローチは，これまで職場で実施され続けてきた，従来の多面的な CBT に基づくプログラムとは対極に位置しています。従来の CBT のプログラムでは，一般に異なる介入アプローチ（認知の修正，漸進的筋弛緩，問題解決訓練，タイム・マネジメントなど）が組み合わされて提供されてきました。しかし，そうしたアプローチが従業員に広範かつ柔軟なディストレス・マネジメントを行うためのスキル・レパートリーを提供するものであるとはいえ，そのように異なるアプローチが，どのように共通の目的のために統合されているのか，またどのように志向されているのかということを説明することは容易ではありません。実際に，近年の職場のストレス・マネジメント訓練（SMT）調査に関する展望論文では，介入の構成要素が伝統的な SMT プログラムに付け加えられるほど，通常，その介入の効果は減少するということが明らかにされています[109]。また，比較的短い時間に明らかに多くの異なる手続きを学ぶよう求められても，従業員は圧倒されてしまうでしょう。

　こうした理由を知った今，読者の皆さんは，私たちが本書に記載している

トレーニング・プロトコルを設計・展開する際，ACT の統合モデルを利用しているということに，特に驚きを感じないのではないでしょうか。前章で述べたように，相互に関係し合う 2 つのスキル，すなわち，「マインドフルネスのスキル」と「価値に基づく行為に焦点を当てたスキル」を通じて，ACT のプロトコルに含まれる様々なメタファー，記述課題，グループ・ディスカッション，そして体験的エクササイズを構成しています。なお，こうした ACT のアプローチには次のような 2 つの利点があります。ひとつは，ACT を実施するトレーナーが，どのように ACT のプロセスが相互に関係しているかを示すだけでなく，自らがどのように公共の目的を志向しているかを示すことができるという利点です。そして，もうひとつは，従業員がトレーニング・セッションで導入・実践される膨大な量の介入の戦略を構成する際に，ひとつの簡潔な枠組みを与えることができるという利点です。

　こうして，ACT は職場でのトレーニング・プログラムを目的とした一般的な形式として，グループ形式で効率的に実施されることとなります。なお，Walser と Pistorello[127] は，集団に ACT を実施することの利点として，人々の内的な体験をノーマライズできる（普通のことと認めることができる）ことや，ACT の原理や手続きに対する洞察を共有する機会があること，新しいエクササイズやメタファーを創造・共有できること，クライエントが選択された価値に公的にコミットできる文脈が生成されることを強調しています。これに加えて，私たちは，グループのメンバー間で比較的多くのユーモアが共有されるということもまた，利点のひとつであると考えています。こうしたユーモアは，ACT のプロセスが実施される際に，適宜使用することができるでしょう。

理由 3：ACT の方向性と産業保健政策およびその慣行における方向性との類似

　職場で ACT を実施することの 3 つ目の理由は，産業保健に関する文献における一般的な傾向に関するものです。その第一の傾向は，職場における予防活動やメンタルヘルスの増進をより一層強調するために，単に労働安全衛

生法規を遵守するということからさらに歩を進めて，産業保健政策およびその慣行を拡大しようとする試みを反映しています[11]。たとえば，イギリスの国民保健サービス（ヨーロッパで最大の事業主）が作成した従業員のウェルビーイングに関する近年の大規模な展望論文では，疾病の有無よりも，健康やウェルビーイングに目を向けることの重要性が強調されており，従業員の生活の質を改善させうる介入に対して，さらなる投資を行うことが求められています[23]。

　同様に，最もよくみられるメンタルヘルスの問題（たとえば，不安や抑うつなど）を対象とした，職場における介入に関する近年の展望論文では，「従業員が働き続ける，あるいは休業後に職場復帰するためには，よくみられるメンタルヘルスに関わる問題を『ゼロ』にすべきである」という考えを捨てるときが来たことが示されています[114]。こうした傾向は，第1章で述べた「プレゼンティーイズム」への注目の高まりからもうかがえるでしょう。つまり，「現在仕事に就いてはいるけれども，仕事上のパフォーマンスには問題があり，生産性が落ちている」という，心理的ディストレスを抱えた従業員にかなりのコストがかかっているという認識が高まりつつあるのです。なお，こうした問題は，不況の時期に悪化する恐れがあります。なぜなら，そうした心理的ディストレスを抱えた従業員は，「仕事を失ってしまうのではないか」という恐れから精神的に不健康な状態になり，その結果，休みをとろうとしない可能性があるからです。

　ACTの哲学と，産業保健に関する研究，方針，実践におけるこうした傾向との間には，まるで両者が同じ方向性のもとに進んでいるかのような興味深い類似があるように思われます。ACTは，人々が，従来「精神的に不健康な症状（望ましくない思考，感情，生理的感覚）」と言われるような状態を体験している間でさえ，その人をより有効に機能させることを目指しています。それゆえACTは，人々が特にそのような不健康な症状を感じないときでも，そうした人たちが職業に従事し，生産的な状態を保てるよう援助を行うのです。加えて，もし従業員たちが望ましくない思考や感情に対して関心を向けることを減らす，あるいは望ましくない思考や感情に対して悩むことを減らすなら，たとえその従業員たちに困難な思考や感情が表れても，彼

らが「仕事をやめなければならない」(あるいは「自らの振る舞いを変えなければならない」)と考える可能性は低くなるでしょう。また，すでに職業人生やそれがもたらす利益に価値を見出している従業員は，ACTを行うことで，よりはっきりと自らの価値を自らの仕事における行動の重要な道標とすることができるでしょう。

まとめ

　この十数年の間，職場でACTを実施することに対する私たちの確信はますます強まっています。本章では，次のような理由を説明しました。はじめに，人間の機能性に関するACTの一般的なモデルを使用してACTの介入を行うことにより，職場の人々を含めた一般の人々にもかなりのメリットが生まれるということを示しました。次に，ACTには，職場の従業員グループにも取り組んでもらえるような技法的な特徴があることを明らかにしました。最後に，望ましくない心理的内容を減らしたり，修正したり，取り除いたりするのではなく，心理的柔軟性を向上させるというACTの目的が，近年の産業保健政策の立案者たちの考え方と大変よく調和するものであることを提唱しました。

　なぜ働く人々にまでACTの介入を拡げる必要があるのか。その基本的な理由を説明した今，私たちはようやくACTのプログラムそのものに目を向けることができます。それでは，次の第4章では，ACTの介入を職場環境で実施する際に生じるより実際的な問題について説明するとともに，ACTに基づくトレーニング・プログラムで使用される技法の全体像を見ていくことにしましょう。また，続く第5章から第7章では，3つのセッションにわたって展開されるトレーニングにどのような傾向があるのか，いくつか例を示しながら，私たちがACTのコア・プロセスに焦点を当てるために職場で実施してきた戦略について，より詳しく説明していきます。

第 4 章

実施上の配慮点と
プログラムの全体像

　ACT に基づく介入手続きをセッションごとに説明する前に，職場におけるこのタイプの心理・行動スキルトレーニングの実施に関わる，より実際的な問題をいくつか説明します。まず，トレーニングが広範な目的とより特化した目的のどちらに合うよう実施されているのかを議論するところから始め，どのようにして従業員，管理職，組織の意思決定者に売り出されるのかを考えていきます。また，様々なトレーニング・デザインと実施オプション，トレーニング・グループのサイズと構成に関する問題，トレーナーのスキルと経験を概説します。

　本章の2つ目のパートでは，マインドフルネスと価値に基づく行為に関するスキルを中心としたトレーニングを構築していく方法をより詳細に提示しながら，プログラムの全体像を描いていきます。また，次章で記述される介入手順を構成する3つのセッションそれぞれの基本構造と技術的内容を概説します。

　本章を通じたテーマは**柔軟性**（flexibility）です。私たちのねらいは，このタイプのトレーニングが，多様なサイズのグループに対して，様々なセッション数で実施するために簡単に改変でき，そして特定の組織的文脈[訳注1]，

訳注1）本書では（組織的）文脈という語は，職場環境，組織風土，組織文化と同様の意味で使われることが多い。単に文脈という場合は，状況，設定などの意味で用いられている。

望まれる結果，巻き込みやすい従業員グループに合わせて組み立てられやすいことを示すところにあります。本書のイントロダクションで記したように，トレーニングの介入手順をトレーナーが一字一句記載されたとおりに従うべき規範マニュアルとしてではなく，むしろ私たち自身の実施スタイルに合っていて，かつ従業員の心理的柔軟性，メンタルヘルス，行動的有効性を高めるのに効果のあることがわかっている，ひとつの職場トレーニング・アプローチとして描いています。

トレーニングの焦点

　最初に考慮すべきことのひとつは，このタイプのトレーニングが特定の目的と広範な目的のどちらに合わせて実行されようとしているのか，ということです。この数年間，私たちは，心理的健康と価値に向けた行動的有効性との両方を高めるための鍵となるメカニズムとして従業員の心理的柔軟性のレベルを高める，という私たちの望む結果を伴うよう，プログラムには広範な焦点を取り入れる傾向がありました。私たちは，より少ない専門用語で，自身に価値づけられた行為やゴールへの有効な追求に対する心理的障害を克服するための一連のスキルを提供することにより，従業員個人のレジリエンスを強める手段としてプログラムを設定することがよくあります。このアプローチが実用上でひとつ示唆するのは，私たちが単に仕事に関連したウェルビーイングと有効性を改善するためだけにこのプログラムを提供しているわけではないということです。それよりも，私たちはマインドフルネスと価値に基づく行為に関するスキルを組み合わせて提供し，従業員が自分の生活のそれぞれすべての領域（仕事／キャリア，余暇，人間関係，自己啓発，そして健康）において，これらのスキルを適用するよう勧めています。

　一般化できるスキル・トレーニングのプログラムとして ACT を提供するのにはいくつかの際立った利点があります。トレーナーが最初からこのアプローチを明らかにすることで，従業員はこのトレーニングが「彼ら自身のために」デザインされているのであって，経営者側が彼らの仕事をよりきつくしたり，彼らの作業を達成目標に合わせたり，より多くの作業負荷に対処さ

せるべく備えようとしたりするようなものではないと，すぐに感じるでしょう。このことは，従業員のトレーニングのとらえ方において重要です。もし従業員がトレーニングに対し，評判の悪い経営活動の一部であるとの印象を持てば，介入は（少なくとも初期は）ある程度の疑いと皮肉をもって受け止められやすいでしょう。加えて，包括的なスキル・トレーニング・アプローチは，従業員が価値に基づく行動上の強化を生み出す様々なものへの体験的接点をつくるのに役立つという，ACTから引き起こされる主なゴールのひとつへの支えとなります（文献35参照）。

この一般的なスキル・アプローチを私たちが取り入れる傾向とは別に，ACTはまた，より具体的な組織の成果を支え，他の職場トレーニング・プログラムの効果を高めるためにますます多く実施されるようになっています。最近の関心を生んだひとつのアプローチに，リーダーの有効性を改善するためにACTモデルと介入技術を用いたものがあります[14, 102]。他の応用例では，ACTに基づくキャリア・コーチング，職場安全訓練，チーム開発，対人関係スキル・トレーニングがあります（ACTモデルのより具体的な適応例については第10章参照）。ACTが広く応用可能な人間機能のモデルによって裏づけされていることを考えれば，今やそのような幅広い目的を達成するのにACTが用いられているのは驚くことではないでしょう。加えて，様々な出典の研究で示されているように，ACTの原理は職場トレーニングの先進性，従業員が組織変革で得る経験，感情的な業務負荷への従業員の対処方法，職務に関連した革新と学習，を高める効果を持ちます（たとえば，文献10，15，17，18，61，125）。

次の3つの章を通して提示される介入手順は，包括的な従業員向けスキル・トレーニング・プログラムとしてデザインされています。しかし，最初の導入および全体を通して使われる用語と用例を簡単に修正することで，プログラムは特定の目的に向けてより具体的に方向づけることが可能です。たとえば，トレーナーがリーダーシップ開発をサポートするためにこのアプローチを統合したいのであれば，参加者が個人的に価値づけたリーダーシップの強みと質を熟考したり，それらの価値づけられたリーダーシップの質を生活に反映させるような日常の行動パターンを十分かつ頻繁に行うことを阻害

する内的な障壁や障害について熟考したりするのを促すために，全3セッションを通じて導かれる価値の働きを改変させることが可能です。それでもやはり究極のゴールは従業員の心理的柔軟性を高めることです——ただ単にこのゴールが特定の組織や従業員のトレーニングの成果を追求する限定された設定の中で達成されるということです。ACTアプローチはこういった創造性と柔軟性を自然に促進するものであり，私たちはこの介入手順が一連の革新的な改変の基礎として用いられることを期待しています。

募集とマーケティングの戦略

　トレーニングに望まれる成果は，組織や従業員へのトレーニングの売り出し方に明らかに影響するでしょう。通常，2つのマーケティングのレベルが必要となります。組織の意思決定者から興味（と支持／投資）を引きつける最初のアプローチと，従業員をトレーニングに引きつけるための募集戦略です。

　研究者として，私たちは研修を実施する可能性のある組織にアプローチする前に，研究の財源を確保できていることがよくあります。これは，私たちがトレーニングを最小限の**直接**費用で組織に提案できるという魅力的な選択肢をもたらします。それでもなお，「無料の」トレーニングですら自動的に組織に受け取られることはなかなかありません。財源のある研究プロジェクト期間の直接費用は最小化されうる一方で，それでも組織は人々が就業時間にトレーニングのために席を外す場合にはスタッフの雇用コストを考慮する必要があるでしょう。このように，組織が直接的な財源の出資をすることを求められようと求められまいと，上級管理職と組織の歳出責任者にトレーニングのメリットについて納得してもらうことが必要だと，私たちは日頃より感じています。

　募集戦略の中心的な部分として，私たちは従業員の心理的健康と職務関連の機能における心理的柔軟性の役割を立証してきた根拠，そして働く人々に実施されたACTプログラムの有効性と効果を繰り返し立証してきた介入研究を十分に活用しています（この研究のレビューは第9章を参照）。トレーニング

市場が競合しているなかでは，私たちは ACT 実践家の重要なセールスポイントは，基礎をなす根拠だと見ています．実のところ，ほとんどの組織は，一連の無作為化比較試験において従業員の心理的健康に有意で長期的な改善を引き出すことが示されるか，という観点では，そこまで厳密な評価にさらされてはいないスタッフ・トレーニング・プログラムに，かなりのそして長期的な投資をしているようです．

　私たちが研修を実施する可能性のある組織に伝えるキー・メッセージは，このトレーニングが人々のメンタルヘルス，疾病休業の期間，職務遂行性，そして一般的な生活機能と関連する個人的なレジリエンス要素（心理的柔軟性）を改善することを，全世界にわたる多くの様々な研究が示しているということです．公平を期して言えば，多くの上級管理職は，彼らのスタッフメンバーの心理的ウェルビーイングを改善する必要についてあまり納得性を必要としていません．しかしながら，必ずしもいつでもそうというわけではなく，このタイプのトレーニングが投資に対して十分な見返りをもたらすことについてある程度の説得を必要とする上級管理職もいるでしょう．そのようなケースでは，精神的不調と，それに関連する個々の従業員とその雇用者の機能不全とにかかるコストを見積もることで，ACT の実証的な根拠が支持されえます（第 1 章で説明したように）．

　上に記したように，組織が一般的な個人のレジリエンス・プログラムとしての ACT にあまり関心を示さない場合，リーダーシップ開発，職務に関連した機能の向上，顧客サービスの改善[1,14]といった，他で認められた先進例を実施するための手段として ACT の原理が用いられるように，売り出し方を改変させることができます．たとえば，私たちは次に挙げるイギリスの複数のヘルスケア機関での最近のコンサルテーションで，「組織改革の期間中の従業員の心理的健康を保つのに役立てる」「交代勤務者の余暇時間の過ごし方を改善する」「ヘルスケアマネジャーが夜間や週末に業務と関連した心配や反すう思考から解放されるのに役立てる」，など，それぞれの組織特有の関心に合わせて ACT を適応させているところです．このように，私たちは一般的な介入アプローチや哲学として ACT を提案し，それから組織の利害関係者と共鳴する特定の要求に合うよう適応させているのです．私たちが

組織にコンサルティングをするときに概して感じるのは，（トレーニングに出席するであろう従業員も含めた）鍵となる利害関係者がプログラムのデザインと焦点についての意思決定に参加する機会を与えられることが効果的なアプローチである，ということです。

マーケティングの2番目のレベルでは，対象となる従業員グループをトレーニングに引きつけることをねらいとします。ここで考慮すべき鍵は，トレーニングのタイトルと，提供される最初の募集情報になります。私たちはまた，ACTに基づくトレーニングのタイトルに関する組織からの相談に対しても助言を行っています。私たちは多様なタイトルを提案して，（組織の健康もしくは人事部門の代表者といった）組織メンバーに，どの選択肢が最も人々を引きつけそうかを尋ねています。数年の間に私たちが1回以上採用したタイトルには，「仕事と生活の有効性トレーニング（Work and Life Effectiveness Training）」「心理的スキル・トレーニング（Psychological Skills Training）」「個人のレジリエンス・トレーニング（Personal Resilience Training）」「心理的レジリエンス・トレーニング（Psychological Resilience Training）」があります。他のACT実践家は「生活に活かすACT（ACT for Life）」[106]や「充実した生活のために（Living to the Full）」[48]といったタイトルを使っています。このようなタイトルは，ACTが一般的なレジリエンス向上のための介入として実施されるときに用いられてきました。もしトレーニングが従業員の余暇時間の過ごし方を改善するといった，より特化した成果の達成を求められているのであれば，タイトルはその目的を反映した表現にされるべきでしょう。

タイトルに加えて，募集資料にトレーニングの簡単な解説を載せることも重要です。私たちが通常配布しているものは，1ページのチラシに，個々人の心理的ウェルビーイングや生活の有効性における（心配や気分停滞，自信喪失，苛立ちといった）役に立たない思考や感情の影響を減らし，個人的に価値づけられた人生のゴールを明確にしてより効果的に追求するための機会，というトレーニングの解説を載せています。私たちはまた，ACT／マインドフルネスに基づくプログラムで起こりうる，集中力や課題の焦点づけの改善といった，パフォーマンスに関わる潜在的利益について定期的に触れてい

ます。私たちは「人々のウェルビーイングと有効性を改善することが示されている最新のスキルとテクニックを学ぶ機会」といったキャッチフレーズで，可能な限りトレーニングを魅力的にしようとしています。対象グループに（おそらく昼食時や就業時間後に）簡単で入門的なお試し講習会を行うことは，今後参加するかもしれない人がトレーナーに会ってプログラムの特徴の詳しい説明を受けたり，同僚の前では言えない個人的問題といった関心事に向き合わせたりするために，やるだけの価値のあることはよくあります。

　ACT に一致していることの必要性は別として，これらの提案をただ慣例的に行うことは望ましくありません。宣伝材料と募集戦略は，常に組織的文脈とクライアント集団に応じて調整されるべきです。たとえば，誰かがいくつかの就業環境でこのトレーニングを提供するとき，「感情」に焦点を当てた募集資料は，対象層に参加を思いとどまらせるかもしれません。そのような文脈では，「レジリエンス」，「耐久力（hardiness）」，「パフォーマンス開発（performance development）」「ゴールの追求（pursuit of goals）」といった，強みに基づく用語が，より効果的でしょう（文献129参照）。要するに，トレーニングが提供される職場の組織文化をよく考慮することで，トレーニングの提供者にとって良い結果になることが多いということです。

　私たちは基本的に，従業員の心理的苦痛が現在どのレベルにあるかにかかわらず，可能な限り多くの従業員が ACT を利用できるようにするべきだという意見です。それゆえ私たちは，よくあるメンタルヘルス上の問題に苦悩している人々から，よく機能しているものの，より高いレベルの有効性を得る方法や自分の人生の目的やゴールをより明確にする方法を学ぶことに関心を持つ従業員まで，幅広い従業員を魅了するように募集資料をデザインしています。私たちは，非常に不均質なトレーニング・グループに実施するときでさえもよく機能する ACT に基づくプログラムを提供できているという事実に一定の誇りを持っています。

実施形式

　職場に ACT を届けるには多くの種々の方法があります。私たちはほとん

ど「2 + 1」手法を採用しています。これは，参加者に就業時間中の3回のセッションに出席してもらうのですが，うち2回は連続した週で行い，2回目のセッション後1〜3カ月の間のどこかで3回目の「ブースター」セッションを実施するというものです[15, 42, 44]。次章以降で記載される3つのセッションの介入手順は，この介入方法を反映しています。トレーニングがこの方法で実施されるとき，各セッションは，セッション中の十分な休憩と評価尺度を完成させるための時間を含めて最大でも3時間で行われるよう計画されます。この実施手法では，トレーニング中の休憩とその他の小休止を合わせておよそ7時間から7時間半をかけて，セッション内の資料説明とスキル練習，ディスカッションを参加者に提供します。

　この実施形式には，職場での長所がいくつかあることがわかっています。まず，これまで私たちがトレーニングを行ってきた組織の多くは，このトレーニング・アプローチが，より短いセッションをより多くの週にわたって行う選択肢と比べて，人々の業務スケジュールを乱すことが少ないと見ています。次に，トレーニングへの参加の必要が3回だけなので，参加者が業務都合や病気，他の個人的な理由によってセッションを休まなければならないことがいくらか起こりにくいということがあります。さらに，セッション2とセッション3の間を空けることで，参加者が日常生活の中でマインドフルネスと価値に基づく行為を融合させ，ACTの原理と方法を様々な生活領域へ般化させはじめる機会を与えることになります。最後に，最初のトレーニング・セッションの数週間後に「ブースター」セッションを計画することで，トレーナーが経過をチェックすることが可能になり，より長い期間にわたって成果を維持するのに役立つでしょう。

　これまで，最後のセッションのタイミングを変えても，このタイプのトレーニングから従業員が得られるメンタルヘルスや行動上の機能，心理的柔軟性への全般的な改善にはほとんど影響しないことがわかっています。私たちがセッション2からセッション3で空けたのは，最長で3カ月です。また，1カ月未満，6週間，2カ月でもACTトレーニングは成功していて，現在までプログラムでの参加者の経験に顕著な影響は観察されていません。最終セッションのタイミングの決定は，依頼主である組織が求める期限内にトレ

ーニングを完了させる必要があったり，予算をとっている研究プロジェクトの時間枠を反映したりする必要があるといった，現実的な動機に影響されることが多くあります。私たちにとって最も重要な要素は，参加者がACTに基づくスキルを彼らの日常生活に適応させて実践し，そのとき起こることに気づくための数週間の期間が与えられるということです。私たちが現在よくこの期間を置いているのは，最初のトレーニング・フェイズと最終セッションとの間の1, 2カ月間のどこかになります。

　このタイプのトレーニングは他にも様々な方法で実施できます。おそらく最もわかりやすいのは，4週間以上にわたって，より短いセッション（たとえば，1時間半から2時間のセッション）で同じトレーニングを実施するということです。このアプローチには，参加者とトレーナーが毎週の進歩をふり返って考えることができるという利点があります。このトレーニング形式は，各週で紹介され，セッション間で実践練習され，続くセッションでディスカッションと強化をされた新しいスキルで，セッション間の宿題を完了し復習するのに特に役立ちます。（マインドフルネス・ストレス低減法〔MBSR〕といった）マインドフルネス・トレーニング・プログラムと集団認知行動療法（CBT）による介入は，家庭での実践練習に必要なことをやりやすくするために，通常この方法で実施されます。私たちのACTの介入手順でもまた，連続した4週間で2時間以内のセッションを毎週行い，1, 2カ月後に最終のブースター・セッションを行うという有益なオプションをつけてこの形式で実施することが可能です。現時点で，Paul Flaxmanはイギリスのヘルスケア機関で働く従業員に対してこの形式でACTを実施し評価するお手伝いを進めているところです。

　特に現在の経済状況では，組織がこれだけの継続期間を要するプログラムをいつも委託できるわけではありません（少なくともトレーニングが就業時間に提供されるときは）。いくつかの研究は，丸一日のACTに基づくトレーニングが，全般的な，そして職務に関連したウェルビーイングと有効性を改善へ導くことができることを実証しています（たとえば文献61, 125を参照）。単一の日でトレーニングを提供することには，複数セッションのプログラムにまさる実用的な利点がいくつかあり，多くの組織はすでにこの方法で他の

タイプのトレーニングを実施しているようです．1日のワークショップのひとつの重要な不利益点は，参加者がホームワークやスキルを使った体験を報告し共有する機会がないことです．加えて，参加者がACTに基づく介入を1日で吸収するよう求められれば，簡単に参ってしまいかねません．それでも，これが用意できる唯一の選択肢なのであれば，1日のワークショップでACTの原理とスキルの要点を伝えることができるという経験上の根拠はあります．可能ならば，スキルの進展と活用状況を確認し，介入戦略が意図したように機能していることを保証するために，参加者への何らかのフォローアップ（おそらくeメールで）をすることを私たちは強く勧めます．

また，2時間から半日の期間のワークショップで行われる，より簡便なACTに基づく職場トレーニングを行うところもあります．そのような簡便なACT介入に厳密な経験的評価を加えているわけではありませんが，私たちは（先ほど挙げたヘルスケア機関で）この形式でACTのお試しワークショップを実施し，有益な効果を観察し，望ましいフィードバックを受けました（特に簡便なワークショップが配付資料と推薦図書によって補完されたときに）．私たちの同僚（Vasiliki Christodoulou）は，自分でやるACTに基づくプログラムとして，基本的なメッセージと内容を網羅した優れたDVDをいくつか開発しています．そのような動画は，より簡便なトレーニング・プログラムの有用な補助として活用されうるでしょう．イギリスで働く他の同僚（Rob Archer；http.lppconsulting.org）は，文化変容やリーダーシップ開発のサポートといった特定の成果を達成するために計画された，2時間と4時間の一連のACT由来のトレーニング・モジュールを開発しています．最近のACTの国際学会のワークショップで，Robは，リーダーシップ開発，チーム・パフォーマンス，タイム・マネジメントを含めた，他の広く認められているトレーニングの先進例の基礎としてACTの原理を使い，上級管理職や組織の意思決定者にACTへの関心を生み出す方法を述べました[1]．第9章でRobのACTに基づくキャリア開発の取り組みのいくつかを概観します．

もちろん，本節で言及した多くの運用上の困難点やスタッフを離席させるコストは，たとえば業務終了後や週末など，通常の勤務時間外にトレーニン

グを提供することで克服することができます。しかしながら，これはプログラムの精神をいくらか変えてしまい，そして小さな子どもや他の扶養家族のいる人を含めた一部の従業員の参加をより難しくしてしまうかもしれません。なかには，トレーニングの時間の長さのために職場を離れることができないスタッフメンバーがいるという現状へ対応し，そしてまた従来とは異なる勤務体系で働く人々の出席を促すために，通常の就業時間とその直後の両方でセッションを提供している組織もあります。従業員が（年次有休休暇の一部としての）休みの日に私たちのトレーニングに出席することは珍しくありません。でもできれば，組織が労働日にスタッフを出席させることができるときに実施するのが望ましいでしょう。

グループサイズと構成

　私たちは，ACT に基づくトレーニングは 2, 3 名程度の少ない従業員グループからおよそ 60 名以上のグループまで，効果的に実施することが可能だと考えています。グループのサイズは実施スタイルに影響するでしょう（下記参照）。（10 名以下の）比較的小さなグループでは，マインドフルネスや価値に基づく行為のエクササイズで人々の個人的な体験のより深いディスカッションがなされやすく，トレーナーが心理的柔軟性を促すなかで自然なグループ・プロセスを利用しやすくします。より大きなグループでは，様々なエクササイズへの考察を促すために頻繁にサブグループに分けられるため，2名以上のトレーナーが必要になるでしょう。

　より大きなグループ形式を考えるとき，読者の皆さんにはスコットランドの Jim White により開発された実施に関する理論的解釈と実行プロセスを詳しく調べることを特に推奨します（文献 129, 25 も参照）。Jim White のトレーニングの技術的内容はより伝統的な CBT（不安へのマネジメントとストレス・コントロール）に基づいていますが，彼の一般的な実行アプローチはACT を広く効率的に普及するのに理想的なようです。ACT 実践家が，社会環境の中で（たとえば文献 48），そして一般大衆に向けて ACT ワークショップを提供することによって，すでに類似したアプローチを適用していることは

注目すべきことです。加えて，他の（MBSRのような）マインドフルネス・トレーニング・プログラムは，25名ほどのグループへ効果的に実施されることが可能で（たとえば文献29），ACTのワークショップが職場においてこのサイズのグループに効果的に実施されるだろう根拠もあります[24]。

職場でACTトレーニングを実施するとき，私たちは通常（1名のトレーナーに）10名以下のグループで行います。過去10年ほどにわたり行われたいくつかのACTプロジェクトを見渡すと，グループの大きさの平均はおそらく5名か6名程度でした。この大きさのグループは私たちが好んで行う実施スタイルをやりやすくします（以下により詳細に説明します）。そのスタイルでは，グループ・プロセスに応えて利用するのに十分な柔軟性を残しつつ，各セッションを指導的に進めるための一般的な構造を利用します。

各トレーニング・グループの構成は，マーケティングと募集戦略，主催する企業の規模，トレーニングを提供するのが作業チーム全員なのか組織の異なる部門からの希望者なのか，といった多くの要因に影響されるでしょう。私たち自身のACTトレーニングの多くは（ヘルスケア機関のような）大規模な公共機関で実施されています。その結果，私たちのトレーニングは（全員がお互いを知らないような）不均質な従業員集団に対して行われることが最も多くなります。どのグループにおいても，私たちは，若手のスタッフメンバーはもちろん，組織の古参の人々とも一緒にトレーニングを完成させるでしょう。このアプローチには利点と欠点の両方があります。ひとつの鍵となる利点は**ノーマライゼーション**（normalization）[訳注2]のプロセスです。つまり，参加者は，年齢や組織の年功序列に関係なく，人間はやはり，行動において役に立たない影響を持ちうる様々な思考や感情を体験しやすい，とい

訳注2）ノーマライゼーション…元々は社会福祉領域において"障害の有無，性別，年齢などにかかわらず，障害者を含む全ての人たちが，共に地域で暮らし，共に生きる社会こそ普通（ノーマル）であるという"理念を表す語である（『平成24年版厚生労働白書』）。一方ACTやCBTにおいては，ノーマライジングとも呼ばれ"私的体験（不安や自己不信）に対して評価（「ノーマル〔普通のこと〕」）が関係づけられる"心理教育的な介入を指す（J・V・チャロッキ，A・ベイリー著，武藤崇，嶋田洋徳監訳『認知行動療法家のためのACTガイドブック』星和書店，p.85）。

うことを学びます。

　トレーニング・グループが不均質であると次のような問題が起こりえます。参加者の中には直属の上司や組織のより上位の立場の人と一緒にトレーニングに出席する場合に威圧感を感じる人がいるかもしれないということです。このトレーニングを実行する際，もし参加者が参加の妨げとなるような誰かと一緒にトレーニングを受けるとわかったら別のグループを選択できるよう，多くのトレーニング・セッションを提供することが有用だと思います。とはいえ私たちは均質なグループを作ろうとは考えませんし，通常，年功序列や心理的健康度の状態をもとに人を選ぶこともしません。

　チームまるごとへのトレーニングはまた興味深い経験となることがよくあります。チームマネジャーが一緒にトレーニングに出席するようチーム全体に「奨励する」ことがよくあるでしょう。チーム内によく構築され，あたたかい関係性があれば，この働きかけはとても有益となりえます。たとえば，ある特定の部署のほとんどもしくはすべてのメンバーがトレーニングに出席しているときに，ACTと一致した言葉づかいが職場に持ち帰って使われているという報告を聞くことが多くあります。このことは，職場での日々の作業やコミュニケーションの中で心理的により柔軟になれるようにするという私たちのゴールを支え，またトレーニングが完了した後もACTが長期的に指針であり続けることを確実にするのです。

　もしチーム内の関係性がより緊張しているようであれば，グループメンバーの中には同僚と一緒に個人的な問題を共有することに気が進まない人もいるでしょう。チームの若いメンバーは管理職の前で発言するのに困難を感じるでしょうし，管理職はチームの前でいかなる「弱み」のサインも見せたがらないでしょう。トレーニングの間，チームメンバーの中に黙ったままの人や感情を抑えて控えめにしている人がいたとしても，必ずしも悪いサインとは限りません。トレーニング・セッションの間ほとんど言葉を発しなかった人が，トレーニング・プログラムで元気づけられたと最後に感謝を伝えにくるといったことを私たちは多く見てきているのです！

　目の前のチームをトレーニングする可能性に出あったときは，トレーニングの前にそのチームのリーダーとメンバーと非公式の話し合いを持つことを

勧めます。トレーナーはトレーニングに含まれるものを伝えることができ，チームがセッションから得たいと望むものについてより深く知ることができ，チームメンバーが相互に心理的・行動的スキルについてどの程度前向きにディスカッションするかについてある程度最初の洞察を得ることができます。この情報は，トレーナーがその特定の作業グループに適した実施スタイルに合わせるのに役立てることができるでしょう。

　本節で考えるべきひとつの最終課題は，職場のトレーニング・グループ内で典型的にみられる心理的ディストレスの範囲についてです。私たちが先述したような幅広いマーケティングと募集戦略を採用し，トレーニングが個人のレジリエンス向上プログラムとして設定されたとき，このトレーニングの任意参加者の約50％が不安障害および／もしくはうつといった，マイナーの精神障害と診断されるかもしれないということがわかっています[44]。はじめはより悩み苦しんでいた多くの従業員を私たちがトレーニングに引きつけたという事実は励みになります――それは私たちが心理的な介入を必要とする人々にACTを取り込んでもらっていることを意味しているのです。さらに，近年の研究では，これらのより悩み苦しんでいる労働者の多くがこのタイプの職場トレーニングに参加した直接の結果として，メンタルヘルスの臨床的に意味のある改善を経験するだろうことが示唆されています[24,44]。

　このように，中程度から高いレベルのディストレスや日常生活の機能障害を持つかもしれない従業員はより低いレベルのディストレスや機能障害を持つ同僚と一緒にトレーニングを受けています。私たちの経験では，人間の機能のACTモデルがそのような不均質なグループへのトレーニングに理想的に適合されているため，このことは顕著な問題を見せてはいません。第3章に記したように，ACTアプローチの大きな利点は，トレーニングを受ける時点でネガティブな思考や感情などを頻繁に体験していなくても，人々がACTと一致する心理的・行動的スキルを発展させることができるということです。それにまた，私たちはその場の全員に何かを提供する可能性を持つように，トレーニングの介入手順をデザインしています。時折，参加者はメンタルヘルス不調の経験をグループ内で共有するでしょうし，他の参加者にとっては同僚からそのような報告を聞くのは異常なことかもしれません。技

術のあるトレーナーなら，彼／彼女らがそのような経験をめったに明かしたりディスカッションしたりすらしないけれども，いかに一般的によくあることなのかを検討するなどして，心理的柔軟性を促すのにそのような貢献を利用できるでしょう。

トレーナーのバックグラウンドと経験

このプログラムを実施するために，私たちはトレーナーがメンタルヘルスプロモーションや精神科看護，ソーシャルワーク，職業リハビリテーション，カウンセリング，心理療法といった，心理学や関連する行動科学の専門性における教育的バックグラウンドや経験をいくらか持つことを提案します。ACTの基礎となる原理に沿ってACTを実施することを学ぶために，組み合わさることで心理的柔軟性をうみだす個々のプロセスについて概念的・体験的に理解することが必要です[92]。おそらく最も重要な条件は，トレーナーがこのアプローチで他者を訓練しようとする前に，十分な時間をかけてACTの原理と実践練習を彼ら自身の個人の生活および職業生活に適用していることでしょう。トレーナーが適切なACTのファシリテーション・スタンスを発達させるのは，ACTのコア・プロセスへの個人的な曝露を通してのみです。この点については第8章でより詳細に記載します。

ACTのまったくの初学者へは，ACTのコア・プロセスと心理的柔軟性のモデルの知識を提供するとてもわかりやすい本が今や数多く出されています。1999年初版のACTの原書は今や第2版となっています[68]訳注3)。また，ACTの理論の簡単な概観と介入技術の例を提供する，より簡約した本もあります[6,41]。そして，Russ Harrisの卓越した著書とACTに基づくセルフヘルプテキストにおいては，専門性を抑えたACTのアプローチの記述を見ることができます[50,55,56,65,86,121]。ACTのプロセスを洗練しうる様々な方法のセンスを得るためには，できる限り多くの異なるACTの介入手続きを読む

訳注3) 邦訳書『アクセプタンス&コミットメント・セラピー（ACT）第2版』武藤崇ほか監訳，星和書店，2014．

ことを勧めます。

　しかしながら，単にACTについての本を読むだけでは，あなたを有効なACT実践家に変えることはできません！　このアプローチの専門技術を発展させるには，より実践的なACTのワークショップに多く出席することが必須です。それにより，トレーナーはACT方略の行動リハーサルをする機会が与えられ，対人交流の間に明らかになった心理的柔軟性と心理的非柔軟性のサインを認識して対応するのに役立ちます。最後に，初めてこの職場への介入手続きを使う場合，介入の間に起きた困難点についてディスカッションすることができるよう，関係する同僚やより経験を積んだACT実践家からスーパーヴィジョンを受けることの重要性を指摘したいと思います。文脈的行動科学学会（The Association for Contextual Behavioral Science：ACBS）のウェブサイトはACTワークショップ，学会，交流のための中心的な拠点であり，そして他の有用なトレーニング・リソースから得られた成果を提供しています。

　心強い情報を言えば，ACTと一致した方法，そして心理的柔軟性を増やし人々のメンタルヘルスを改善する方法でこのアプローチの実施するやり方を学ぶのには必ずしも何年も必要としないということです。たとえば，第8章で私たちはスウェーデンで発展したACTのトレーナー研修の先進例について記述しています。これは，新人トレーナーが自分でACTワークショップをファシリテートできるように，上司のサポートを得ながら進める4日間のトレーニングで，メンタルヘルス専門家に提供されているものです。比較的経験の浅いACT実践家でも，このアプローチによって顕著で意味のある結果を引き出すことが可能であることを，多くの研究が実証しています（たとえば文献24）。

　この後のプログラムの全体像において記述するように，私たちのトレーニングは，参加者が，「今，この瞬間」の気づきを強めるのに役立つようデザインされ，第2，第3セッションでみられる脱フュージョンとアクセプタンスのエクササイズの体験的基礎となる，主流のマインドフルネスの実践練習をいくつか含んでいます。それゆえ，トレーナーはこれらの実践練習について個人的に十分な経験を積んでいることが重要です。ACTにおけるマイン

ドフルネス・トレーニングは，(MBSRのような)他のマインドフルネスを基礎としたプログラムでみられるほど広範囲ではありませんが，**最低限**，このアプローチを実施するトレーナーは，自身の習熟を高め，日々の実践練習を続けるのがいかに難しいかを学び，人々のマインドフルネス・トレーニングでの体験に応えるときにマインドフルネス・トレーナーがとる心構えを観察するために，全8週間のマインドフルネス・プログラムに参加することを提案します。加えて，マインドフルネス瞑想への参加は，マインドフルネスの実践練習で求められる個人的な体験を発展させるために，強く推奨される方法です。マインドフルネス・トレーニング・スキルの強化に関心を持つ読者には，マインドフルネスに基づく方法の指導者養成トレーナーのためにイギリスのネットワークで提供されている，推奨トレーニング基準や他の情報源を熟読することを勧めます (http://mindfulnessteachersuk.org.uk/)。

　グループで ACT を実施する方法を学ぶのに最も有益なのはおそらく，臨床または臨床でない環境でグループを扱い，より経験を積んだ ACT の実践家と共同トレーナーになる機会を探すことです。最も豊富な学習経験のひとつは，個人的に ACT トレーニングが行われているのを観察し，自分自身でいくつかのグループ・プログラムのセクションをファシリテートし，実施後すぐに仲間のトレーナーと一緒に鍵となった瞬間 (key moment) についてディスカッションすることです。

　臨床場面で個別対応に ACT を実施する訓練を受けている読者にとっては，(私たちの意見では) ACT に基づくトレーニングをグループに実施しはじめることはそんなに飛躍するものではないでしょう。鍵となる相違点は，グループ・プロセスでの気づきと理解をより高める必要があるということです——特に，もしトレーナーが誰か個人に焦点を当てすぎて，グループの残りの人を巻き込むことを忘れてしまえば，グループメンバーはすぐに気持ちが離れてしまうでしょう。私たちは CBT グループのために発展してきたグループ・プロセスの戦略を採用することで，私たち自身のトレーニングの専門的技術を改良してきました (グループでの CBT の指導書では文献7を特に推奨します)。第5～第7章で記述するトレーニングの介入手順では，トレーナーがグループ・プロセスをどのように活用できるか，いくつか簡単な例を紹介します。

プログラムの全体像

　実施上・適用上の配慮すべきポイントについて説明してきたので，今度はトレーニング・プロトコルの技術的な内容に注意を向けます。この章では介入方略の全体像を示し，私たちがプログラムで用いている2つのコア・スキルの組み合わせ，つまりマインドフルネスと価値に沿った行為の高め方を示します。

　トレーニングの内容に目を向ける際，重要なので気づきを向けていただきたいことがあります。それは，私たちの長年の主要な注目点は，職場での集団に対して実施するACTのアプローチの効果を実証的に評価することであったというものです。そのため，私たちはACTの文献でよくみられる，よく認知されているエクササイズ，クライエント用の配付資料，メタファーなどについて，積極的な改変はしませんでした。したがって，プログラムにはすぐにACTの方略であることがわかる方略（たとえば，「バスの乗客」メタファー），つまりほとんどのACTのテキストで見受けられるもので構成されています。この後で示しますが，何種類かの基本的なマインドフルネス・スキルのトレーニングと，行動活性化アプローチから拝借したテクニックを合わせて用いることが有用であることもわかっています。

2つのスキルの枠組み：
マインドフルネスと価値に基づく行為

　前の章の終わりの方で述べたことですが，このプログラムの中心となる2つのスキルは，心理的柔軟性のヘキサゴンモデル[68,66]（図2.1〔p.23〕と図2.2〔p.33〕を参照）を構成している，マインドフルネスとアクセプタンスのプロ

セス，そして価値に基づくコミットメントと行動活性化のプロセスが反映されるように計画されています。ACTの知見からすると，2つのスキルの関連の仕方，組み合わせ方は大切なことです。それゆえ，2つのスキルをつなぐ大きな矢印は**図 2.2**の重要な要素です。次からの3つの章で解説されますが，私たちがマインドフルネスとアクセプタンスを標的にしているのは，思考や感情との過度の格闘を減らすためであり，またそのような格闘は潜在的に個人の価値や行為やゴールを追求することへの内的な障壁として機能するからです。標的となっているのは，参加者が活動的な価値の追求を進めるなかで生じる困難な，望ましくない内的状態を体験することへのウィリングネスも同様です。次節では，2つのプロセスの組み合わせの主なテクニックの構成要素を要約します。そして，参加者に対しどのように2つのスキルが機能的に関連しているか示すために，トレーニング全体を通して使う方略を考察します。

マインドフルネスに関するテクニック

　ACTの実践家として，私たちは「マインドフルネス」という用語をよく使います。この「マインドフルネス」は，マインドフルネスとアクセプタンスの4つの構成要素（「今，この瞬間」への接触，アクセプタンス，脱フュージョン，文脈としての自己，と呼ばれているもの[49]）へ幅広く言及するために用いられています。マインドフルネスのテクニックは，プログラムの中で上記のプロセスを促進するために用いられ，その範囲は伝統的なマインドフルネスの実践（レーズン・エクササイズや呼吸や身体へのマインドフルネスのようなもの）から，ACTのために計画された体験的エクササイズ（たとえばモノ化エクササイズ）や脱フュージョン（たとえば，思考をスクリーンに映すエクササイズ）まで幅広い形態をとります。

　私たちは意図的に，マインドフルネスを志向した練習を徐々に進行していく形でプログラムに組み込んでいます。第1セッションでのマインドフルネスの練習の主要な目的は，参加者の「今，この瞬間」への気づきを強めていくこと，そしてのちに続く体験的エクササイズの基礎をつくることです。第

2セッションと第3セッションの始まりにも，マインドフルネス・エクササイズを実施し，参加者とトレーナーがセッションへ集中する心構えをつくります。その他のマインドフルネスの練習も，第2セッションと第3セッションでは実施され，それは明示的に価値のワークに結びついたものとなります。より詳しく述べると，脱フュージョンとアクセプタンスを志向した瞑想的エクササイズは，参加者が価値に基づいた行動を効果的に追求することに対しての内的な障壁に気づき，そのもつれを解くことを助ける，ということを念頭に置いた方略として用いられます。他のマインドフルネスに基づいたプログラムでは一般的なことですが，トレーニング・セッションの期間中，私たちは参加者にはフォーマルなマインドフルネスの実践とインフォーマルな実践を勧めます[訳注4]。家での実践を行いやすくするため，私たちは参加者にすべての主要なエクササイズの録音した音声を配付しています。上述した方法や他のリソースの具体例は著者のウェブサイト（www.mindfulemployee.com）から入手することが可能です。

　何度も繰り返し述べる値打ちのあることですが，私たちのACTのプログラムにおいて，マインドフルネスはそれ自体が目的というよりも，目的のための手段として用いられます[38]。言い換えると，様々なマインドフルネスの方略が用いられるのは，最終的には価値に導かれた行動活性化を推し進め，価値に基づいた行動の強化へ接触する頻度を増やすためです。そのため，マインドフルネス・トレーニングの要素は，「純粋な」マインドフルネスに基づいたプログラム[訳注5]に比べると，とても簡潔なものです。それでも，私たちの行った最近のある研究で示されている事実があります。私たちのプログラムでも確立されたマインドフルネスの尺度の得点を明らかに向上させます。そして，私たちの持っているデータが示しているのは，マインドフル

訳注4）ここでの「フォーマル」な実践とは方法を事前に決め，録音した音声などのガイドを利用して行うもの，「インフォーマル」な実践はそれ以外の日常生活上でのマインドフルネスの実践と考えられる。たとえばSeagalら（2002, 越川房子訳, 北大路書房, 2007）の『マインドフルネス認知療法』（Mindfulness-Based Cognitive Therapy：MBCT）では，フォーマルな実践としてボディスキャンや座瞑想などが，インフォーマルな実践として歯磨き，シャワー，食事，車の運転などの活動に，注意を向けながら行うことがそれぞれ紹介されている。

ス・スキルの改善が，このトレーニングが心理的健康を改善するためのひとつのメカニズムとして作用している，ということです。

価値に基づく行為に関するテクニック

このプログラムでの価値を志向した要素のデザインは，ACT のアプローチの屋台骨となっている基本的な行動の原理（文献35, 123などを参照）によって洗練されてきました。詳しく述べると，参加者には人生の中での様々な領域での価値についてふり返ってもらい，そしてその価値に導かれた行為へセッション外で取り組むように誘導します。このようなエクササイズの基本的な目的は，価値に基づいた行動の強化（自分の選んだ価値を意識して，活動的に追求することによって引き出される強化）へ接触する機会の繰り返しを作る，ということです。この点を考慮すると，行動のリハーサル[訳注6]の重要性は否定できません。確かに，参加者に対してセッションごとに新しいエクササイズを用いるのは魅力的なことです。ただしそれと同様に，トレーニング期間を通じて参加者に大切な価値のステップをできる限りたくさん実践するよう勧めることにも注意を払うとよいでしょう。行動リハーサルは参加者の価値に沿った行動へ少なくとも一度は取り組む確率を向上させて，日々の行動へのより重要なガイドとして価値を使うことの「要点をつかむ」ことを助けるのです。

価値のワークは3セッションすべてに含まれており，2種類の基本的な配付資料で主に構成されています。配付資料1は「価値を明確にする」，配付資料2は「価値-ゴール-行為ワークシート」です。配付資料1は5つの人

訳注5）ここでの「純粋な」マインドフルネスに基づいたプログラムとは，Kabat-Zin（1990, 春木豊訳, 北大路書房, 2007）の『マインドフルネスストレス低減法』（Mindfulness-Based Stress Reduction : MBSR）や MBCT のことを指すと考えられる。MBSR や MBCT はセッションや日常的な実践で，ボディスキャンや座瞑想などを含む1日1時間ほどのマインドフルネスの実践が推奨されている。それと比べると，この本で紹介されているプログラムの中でのマインドフルネスの実践は短いものとなる。

訳注6）行動のリハーサルについて，詳しくは Miltenberger（2001）の邦訳書『行動変容法入門』（園山繁樹ほか訳, 二瓶社, 2006）の12章などを参照。

生の領域で個人の価値を探るように作られています。その5つの領域は，健康，人間関係，仕事とキャリア，余暇，自己啓発の5つです。配付資料2は価値－ゴール－行為の進行を横断した，具体的な価値を描き出すことができます。2つの完成した配付資料2の例が用意してあり，仕事とキャリアについてのもの（配付資料2a），もうひとつは人間関係についてのもの（配付資料2b）です。このアプローチは価値のワークを継続させるために採用しています。同様の価値のエクササイズは，トレーニング期間中やトレーニング後に私たちがお勧めするACTに基づいたセルフヘルプ本（たとえば文献55, 65）で見つけることができます。

価値のエクササイズでは，大切なステップがいくつかあります。そのステップを示すと，価値を明確にすること，価値を思い出すための鍵となるいくつかの言葉に要約すること，価値をより具体的なゴールに言い換えること，次の1週間で行う価値に沿った行為を決めること，価値に沿った行為を遂行し起こっていることに気づきを向けること，そしてどんな思考や感情が表れて行動を「乗っ取ろう」と脅かしているのか気づきを向ける，といった内容です。

第1セッションから，参加者が価値を次の1週間で行う3つの行為に置き換えるよう仕向けます。この3つの行為への置き換えは，最初の2つのセッションの間で行ってみるように勧めるホームワークの原則を作るためのものです。トレーナーからの教示と配付資料は，次の1週間で行う価値に沿った行為を決めることに焦点がありますが，セッションの間が長く空いてしまう場合は3つの行為への置き換えを行う期間を長くしてもよいでしょう。セッションの中で価値に沿った行為のホームワークを設定するときには，それぞれの価値に沿った行為を行いやすくするための「手がかり」を参加者の特徴や生活環境に応じて決めるとよいでしょう。私たちのやり方では，手がかりを決めるための様々なリソースを提供するようにしています。たとえば，携帯電話，ケトル，鏡などの気づきやすいところへ貼れる小さな色付きの付箋，価値に沿った行為やマインドフルネスの実践に取り組むためのリマインダーとしてのシリコン製のリストバンド，価値を思い出すための言葉や行動を書くスペースのあるネームタグなどが当てはまります。この方法は，行動活性

化（文献80などを参照）から採用したもので，職場での介入において，驚くべき効果が見出されています。新しい行動的スキルを身につけるために視覚的・聴覚的な手がかりを用いる利益についてディスカッションする時間をとることができることがあると思います。そのようなとき，ほとんどの参加者がセッション外の時間で価値に沿った行為に取り組むことができ，手がかりを用いることが価値に沿った行為を容易にする，ということを参加者たちが理解するのは特別おかしいことではありません。これまで行動活性化のプログラムは，主にうつ病のトリートメントに用いられてきました。それにとどまらず，私たちは職場で従業員たちにシンプルな行動活性化を紹介してきました。すると，この領域で行動活性化がどれだけ効果的であったかということに驚かされました。行動活性化はACTのトレーニングの中の価値に沿った行為という要素を強固なものにする，ということがわかったのです。

マインドフルネスと価値に基づく行為のつながりを示すためのテクニック

　先にも述べましたが，心理的柔軟性はマインドフルネスと価値に基づく行動活性化のプロセスの組み合わせからもたらされるものです。そのため，それぞれのセッションで，なぜ2つのコア・スキルが関係しているのか，直接的な原理を伝えるように努める必要があります。私たちがマインドフルネスと価値に基づく行為のつながりを示すため，主に3つの方法を用いています。1つ目は，2つのスキル図の矢印に言及するということです。トレーナーの役割の重要な部分として，どのようにこの2つのスキルが相互に関連しているか示す必要がある，ということを参加者に伝えるためです。またそれぞれのセッションでは，「2枚の紙テクニック」という呼び方でメッセージを伝えています。メッセージとして伝えるのは，このプログラムで最終的な目的とされているのは，ゴールや日々の行為への有意義で，効果的で，また動機づけられたガイドとして用いられる，個人の価値の重要性を強めていく，ということです。「2枚の紙テクニック」はマインドフルネスと価値に基づく行為の関連を示すだけでなく，3回のセッションの間，継続的にACTの一

貫したメッセージを提供するためにも有用です。たとえば第1セッションでは，トレーニングの主な目的を簡潔に示すために用いることが中心となります。すなわち，トレーニングの主な目的は，行動的なガイドとして，個人の選んだ価値の重要性を強めていくことである，ということを示すためです。第2セッションでは，望ましくない思考，気分，感情，感覚がありながら価値づけられた行為を追求する技術を促進する，ということが，2枚の紙テクニックを用いて強調されるでしょう。第3セッションでは，ウィリングネスを伝えるために用いられます。つまり，価値を追求するときにより効果的になるためには，価値を追求するプロセスの一部として現れる内的体験のすべてに対してウィリングネスが必要である，と伝えるためです。

　試行錯誤を経て，私たちはプログラムの原理を伝えるときはACTのとても万能なメタファーである「バスの乗客」[67]を用いるようになりました。バスの乗客メタファーは，思考，感情，気分，また他の内的体験をバスの乗客として描き，価値づけられた人生を追求する方向へ進むなかで，望ましくない影響を乗客の何人かが与えているように表現されます。

　以下の4つのポイントは，参加者に「バスの乗客」メタファーを用いて伝えようとするメッセージの要点です。

- 最も効果的で有意義な行動は，価値によってガイドされた，また価値と一致した行動である。
- 思考や感情は，価値に基づく行為をとるための強力な「内的な障壁」として，いつの間にか作用することがある。
- マインドフルネス・トレーニングは上のようなプロセスへの気づきを増やす。
- いくつかのマインドフルネスの方略は，内的障壁からのもつれを解くためにとても役立つ。つまり，役に立たない思考や感情が，効果的で価値に沿った行動を邪魔する程度を弱めるのである。

ACT の枠組みを要約している他の考え方

　先に述べましたが，トレーニングはマインドフルネスと価値に基づく行為による，2つのコア・スキルで形作られており，それはより高次なプロセスである心理的柔軟性を生み出すために組み合わされているのです。2つのスキル図以外にも，様々な他の使い勝手のよい枠組みや道具が職場で用いられており，それらもまた言及する値打ちがあるものです。そのなかで，現在ACT コミュニティの中で広く認識されているものとして Kevin Polk, Jerold Hambright, Mark Webster が開発した「マトリックス（The Matrix）」があります。マトリックスはすばらしい ACT に基づいた学習ツールで，参加者に対して体験の様々なタイプの区別へ気づきを向けること（五感の体験と内的な体験の区別，価値やゴールに向かった行動と望ましくない内的体験を避ける行動の区別）を支援します[訳注7]。さらにマトリックスは，体験の異なったあり方に気づく自分を認識するように促進することで，文脈としての自己をより促します。ACT のトレーニングでのマトリックスの使い方を示した YouTube のクリップもたくさんあります。

　他のシンプルな枠組みとしては，Hariss[56]による「ACT のトリフレックス」があります。ACT のトリフレックスでは ACT のプロセスを三角形に見立て，「今，ここに，いる」「オープンになる」「大切だと思うことをする」をそれぞれの角に配置します（文献 56 の p.13 を参照[訳注8]）。より最近のものでは，Hayes ら[70]は，説得力のある主張を伝えようとしています。それはACT や他の文脈的な CBT は，主にはより「オープンで，気づき，活動的」になることを奨励し，この3つの相互に関係するプロセスは ACT の原理をうまく形成し，伝えるようにする，ということです。

訳注7）具体的には，ホワイトボードや紙に座標軸を描き，X 軸の両極に「価値やゴールに向かった行動」と「望ましくない内的体験を避ける行動」を，Y 軸上の両極に「五感の体験」と「内的な体験」をそれぞれ置く。その座標軸に，当てはまる行動や感覚，思考などを埋める，という手順をとる。詳しい方法は，Kevin Polk が作成している YouTube クリップや彼のホームページ（どちらも英語）を参照。

訳注8）邦訳書『よくわかる ACT』（武藤崇ほか訳，星和書店，2012）では p.19。

要約すると，過去数年間，私たちはマインドフルネスと価値に基づく行為に関するスキルでトレーニングを構成し，このトレーニングが職場環境においての心理的柔軟性と精神的健康を増進させるひとつの方法であることが，研究によってわかっています。そうではありますが，私たちの方法がACTを非臨床群に提供するための最も優れている，あるいは唯一の方法である，と主張するつもりはありません。トレーニングのリーダーとなる人には現在利用可能な様々な他の学習ツールを熟読することをおすすめします。

体験の回避を徐々に弱める

　セラピー場面でACTを行うとき，たいていの場合，セラピストはクライエントが繰り返している回避的な対処方略の様相をつかむことから始まります（たとえば，文献68, 92, 135）。セラピストはクライエントと協働しながら，内的体験を回避することや変化させようとすることの短期的な有効性と日常生活上のコストについて探ります。職場のトレーニングの文脈でACTがグループに提供されるときは，このようなプロセスの実施はより難しいものとなります。過去には，私たちはこのプロセスのグループ版を実施していました。そのやり方は，参加者に自分たちの対処方略をディスカッションしてもらい，その対処方略が困難な思考や感情，たとえば心配を取り除くためにどの程度役立ったか考えてもらう（文献19, 42を参照）といった手順でした。より最近の私たちのワークショップでは，より漸進的・累積的な方法で体験の回避を弱める方法をとっており，このやり方も良い効果をもたらすことがわかっています。

　とりわけ，紹介した様々なエクササイズやメタファーの理にかなっている部分として，参加者に伝えることを重視しているポイントがあります。それは，望ましくない思考や感情との格闘は多くの場合，ウェルビーイングや行動的有効性を高めるためのよいアプローチとはならない，ということです。たとえば，「2枚の紙テクニック」を示す際に，私たちは以下のような明確なメッセージを伝えます。つまり，価値づけられた行為を邪魔している望ましくない内的体験を取り除いたり，変化させたり，取って代えたりするので

はなく，望ましくない内的体験に対してよりマインドフルな見方ができるようになることを目指している，と伝えるのです。同様に，マインドフルネスを志向したエクササイズ（第2，第3セッションで実施するモノ化エクササイズなど）も体験的な方法として，より困難な思考や感情でさえ回避するのではなく，むしろアクセプトするよう促すことを目指しています。

セッションの構造と実施のスタイル

　トレーニングを実施する際，基本的な構造として追求しているものは，CBT グループやその他の心理的スキルのトレーニング（たとえば文献40，96を参照）にて見出されている活動の順序と大きく変わるものではありません。とりわけ，セッション1（トレーニングの全般的な紹介で始まる回）を除いて，セッションは短時間のマインドフルネスの実践から始まり，その次に参加者に対して家で練習するように勧めたことのふり返りを行います。さらには，マインドフルネスと価値に基づく行為のスキルを促進するための練習方法の紹介，シンプルでとっつきやすいようにプログラムの原則を示す（たとえば，「2枚の紙テクニック」を用いる），そして最後に家で練習することを準備するための時間をとります。参加者はセッションのいたるところで，トレーニング中の題材でディスカッションしたり，ペアやグループでエクササイズを行います。

　長年をかけて，私たちはとても柔軟なアプローチを採用してきました。それは，プロセスを大切にしているという記述がしっくりとくるトレーニングを提供するためです。このアプローチで主に大切になるのは，セッション中にどれだけ ACT のコア・プロセスに触れることができるかということです。特別なテクニックを紹介したかどうか，だけではありません。このようなプロセス志向型のアプローチは，プログラムのマニュアル化（研究目的のため）と特別なエクササイズを紹介する（グループのメンバーの反応による）ことが両立することを意味します。

　ACT を用いたプログラムを実施する際に効果的であることが見出されているスタイルがあります。このスタイルは，私たちが長年プログラムを実践

してきた組織のタイプからある程度は影響を受けたと感じています。組織は多くの場合，内部で自由に使える資源や設備を十分に持っていませんでした。このような状況は，プログラムが「ローテク」なものとなるように作用しました。できるだけ，私たちはフリップチャート[訳注9]やホワイトボードを（これらは必ずしも必要ではありませんが）部屋に設置します。また，シンプルではありますが，配付資料のセットと，ポスターサイズの印刷物にマインドフルネスと価値に基づく行為の2つのスキル図を掲載したもの（トレーニングを行う部屋の壁に貼り付けるため）も用意するようになりました。ただし，ほとんどのワークショップでパワーポイント（PowerPoint®）のスライドは用いません。実践的な観点から考慮すると，パワーポイントを用意しないことで準備がとても楽になります。そして私たちが好んでいるのは，トレーニングは「いつでも，どこでも」実施できる，という考え方です。これまで様々な部屋でトレーニングを実施してきました。たとえば，かろうじてグループを開催できる広さの小さな部屋，大きな会議場，周囲のみごとな景観が見えるような高層ビルの最上階のオフィス，スポーツ施設の応接室，そして天井から雨漏りして壁から普通ではないにおいのするぼろぼろになったプレハブの事務所！

　私たちが見出したことのひとつは，このようなローテクなスタイルでのトレーニング・プログラムの実施はACTの哲学と相性が良い，ということです。比較的小さなグループでトレーニングを実施する際は，私たちは参加者の中に座るようにしています。部屋の一角に立つような，より伝統的なトレーナーのように振る舞うのはあまり好みません。参加者と同じ目線でグループを実施することは，トレーナーが参加者と「同じ船」に乗ることを助け，トレーナーのありのままの体験を飾らずに打ち明けやすくします。これは「すべてを知っている」トレーナーとしての役割のうしろに隠れることとはまったく逆のことです。文脈に関係なく，このようなスタイルは，それぞれが部屋の中にいる他の参加者やトレーナーと強力で平等な信頼関係を結ぶことを助けると考えられます。

訳注9）1枚ずつめくれるようになっている解説用の図表。

まとめ

　この章で説明したように，働く人に対してACTを実施する方法は様々な方法があります。そしてACTのモデルと技術は，様々な異なったトレーニングの目的を達成するために用いられるでしょう。私たちが最もよく行うアプローチは，総合的なスキル・トレーニング・プログラムとして，つまり従業員の心理的健康，柔軟性，そして行動的有効性を高めるために計画されたACTです。次からの3章にわたって記述されている3回のセッションでのトレーニングのプロトコルも，このような形式で行われます。それに付け加えると，トレーニングのリーダーは，アプローチするなかでの柔軟性を探り，自分の実施のスタイルとプログラムが行われるそれぞれの職場の文脈に最適化する方法を見つけるようにするのがよいでしょう。

第5章

第1セッション：オープニング・プレゼンテーションおよびマインドフルネスと価値に基づく行為に関するスキルへの導入

　トレーニングの最初のセッションは，プログラム全体のための舞台を整え，参加者にACTにおけるウェルビーイングや行動的有効性のスタンスに慣れてもらううえで特に重要です。第1セッションの主な目的は，参加者にトレーニングの概要を示し，マインドフルネスおよび価値に基づく行為に関するスキルの概念的・体験的な導入を行うことです。第1セッションにはそのほかにも多くの重要な機能があります。それは，グループのラポール形成，温かく安全な雰囲気の醸成，プログラムを通して使えるトレーニングの要点をまとめた図（たとえば「2つのスキル図」）を提供することなどです。

　第1セッションの説明は，鍵となるステップに沿った3つのパートに分けられます。パート1に関しては，オープニング・プレゼンテーションの行い方について解説し，トレーニングの基本的な性質や目的の伝え方を紹介します。パート2については，最初のマインドフルネスと価値に基づく行為への介入を紹介します。パート3に関してはトレーナーがどのようにプログラムの原理を伝え，また，第1セッションと第2セッションの間に参加者に取り組んでもらいたいホームワークをどう提示するかについて解説します。下記の表は第1セッションの概要を示しています。

トレーニングのステップ	鍵となる介入
パート1	
歓迎と導入	マインドフルネスあるいは価値のウォームアップ・エクササイズ
トレーニングの概要の説明	2つのスキル図についてのプレゼンテーション
パート2	
「マインドフルネス」の紹介	レーズン・エクササイズ；身体と呼吸についての簡単なマインドフルネス・エクササイズ
「価値に基づく行為」の紹介	価値のカードの並べ替え；コンパスのメタファー；価値を1つ明確化して、来週のための特定の行動に変換する
パート3	
プログラムの原理についてのプレゼンテーション	2枚の紙テクニック
ホームワークについての話し合い	ホームワーク用配付資料；環境でのリマインダー

パート1: トレーニングへの歓迎と導入

　第1セッションは，トレーナーと参加者の自己紹介，トレーニングに含まれる内容についての基本的な情報提供から始まります。具体的な目的は以下のとおりです。

- グループメンバーと（そしてメンバー間）のラポールを育み，安全で温かい雰囲気を作ること。
- トレーニングの基本的な構造，内容，目的を伝えること。
- トレーニングが一風変わった，面白く，そして効果的なものでありそうだという期待を持ってもらうこと。

歓迎と導入

　トレーナーはまず参加者を温かく歓迎し，グループ全体に対し自己紹介を行います。この導入部では，トレーナーも自分の専門領域や職歴，これまでの経験について簡単に伝えることがあります。

　それから，参加者同士で自己紹介を行ってもらいます（私たちは，たとえ参加者がお互いを知っていたとしても，これを実施しています）。ラポールを構築し，人を引きつけ，そしてACTの発想に沿う形で，参加者の紹介を行うことには価値があるでしょう。私たちのこれまでの経験によれば，参加者にペアになってもらい，ペアになった相手をグループに紹介してもらうというのがひとつの信頼できる方法です。このとき参加者のペアには，トレーニングと直接的に関わりがあるような質問や話題に焦点を当てるよう求めるのがよいかもしれません。

第5章 第1セッション：オープニング・プレゼンテーションおよびマインドフルネスと
　　　価値に基づく行為に関するスキルへの導入　　　　　　　　　　　　77

　以下に示すのは，実際のセリフです。トレーナーは参加者に，第1セッションのテーマのひとつ（「今，この瞬間」への気づきを増やすこと）と関連した，マインドフルネスに方向づけられた個人的な情報のいくつかを共有するように求めています。

トレーナー：グループでの自己紹介をより面白くするために，ペアになってお互いを紹介しあうということをやってみたいと思います。パートナーになった人が皆さんをグループに紹介し，皆さんがパートナーになった相手を紹介します。そのために，まずご自分のファーストネーム（下の名前），どんな仕事をしているか，今どんな部署で働いているかをペアで共有していただけますか。
　その後，次のことについても共有していただけますでしょうか？［以下のポイントがスライド，フリップチャート，もしくは配付資料にまとめられている］

- あなたが普段，（自分が何をしているか，ほとんど意識することなしに）「自動操縦」状態で行っている活動を2つ
- あなたがより自覚的に行っている（この瞬間にいるという感覚をより与えてくれる）活動を2つ

　こういったタイプのウォームアップ・エクササイズは，トレーニングが標的とするプロセスについて参加者が意識しはじめるのを促すと同時に，グループの結束，温かさ，そして安全性を養うのを助けます。参加者のうちの何人かは，ユーモアのある，もしくは一風変わった話題を挙げてくれるもので，それがちょっとした笑いや仲間意識をグループの中にもたらしてくれるでしょう。
　上記のウォームアップ・エクササイズは，すべてのセッションを通して養おうとしているマインドフルネス・スキルとも関連しています。また，プログラムの価値の要素に方向づけられた類似のエクササイズが行われることもあります。以下の例では，ACTの介入でよく用いられている「価値を明確

にするエクササイズ」（80歳の誕生日エクササイズ）の簡略版をトレーナーが実施しています。

トレーナー：グループへの自己紹介をより面白くするために，ペアになってお互いを紹介できるようになってほしいと思います。パートナーは皆さんをグループへ紹介し，皆さんはパートナーを紹介します。そのために，まずご自分のファーストネーム，どんな仕事をしているか，今どんな部署で働いているかをペアで共有してほしいと思います。

そのほかに，次のシナリオに対してのあなた自身の最初の反応をパートナーと共有していただけますでしょうか？［このシナリオはスライド，フリップチャート，もしくは配付資料にまとめられている］。ひとつ想像力を働かせて，今はあなたの80歳の誕生日パーティーだと思ってください。すべての友達，家族，同僚，そして愛する人がいます。それはすごい人数です――想像してみてください。あなたがこれまでの人生で大事に思っていた人たちが集まっています。ケーキが届きました。80本のろうそくの火を吹き消した後，あなたの愛する人たち，友達，家族，そして同僚たちが，あなたの鍵となる強みや個人的な資質について話をしてくれる時間がきました。

それでは，皆さんの課題は次のようなものです：自分が人生においてどのような人間であったのかについて，彼らに最も言ってほしいと思うことを3つ，パートナーと共有してください――あなたの鍵となる強みや個人的な資質について，最も言ってほしいことなら何でも結構です。そして思い出してください。これはあなたの想像上のパーティーなのですから，特別な日に本当に言ってもらいたいことを，どうぞ気軽に話し合ってみてください。

期待と予想を集める

各参加者は，このトレーニングに対してどういった期待や予想を抱いているのでしょうか。トレーナーが，そういった参加者の抱くトレーニングに対

してのイメージについて，オープニングの段階である程度つかんでおくことは有益でしょう。もしグループが非常に大きければ（10人以上の参加者），トレーナーは自分の抱く期待と予想を全体で共有してもよいという人がいるかどうかを全体に尋ねたり，参加者にペアになって期待と予想についてディスカッションし，その後グループにフィードバックするよう求めるかもしれません。

　はじめに，トレーナーは参加者の心理的柔軟性を促進するため，参加者の協力を得ながら進めていけるよう努めるべきです。以下の例では，そうした対話がどのように展開していくかが示されています。

トレーナー：ここまでで，このトレーニングについての情報がいくらかわかってきたと思いますが，このトレーニングから何が手に入れられそうかについて，ご自身の期待や予想を共有してみたいという方はいますか？

参加者：そうですね。私はここにストレスをコントロールする一番いい方法を探しに来ました。今年度から新しい仕事を始めたし，家にはまだよちよち歩きの子どももいるので，もうとにかく生活がてんてこまいで！

トレーナー：あぁ，人生のとても刺激的な時期にいるようですね，アレックス。ひとつだけ気になるのですが，ストレスはあなたの生活にどのように現れているのですか。つまり，どういった影響があなたにあるのかということなのですが。

参加者：いつも眠れないですね。それにその翌日は疲れています。枕に頭を乗せるとすぐ，まだやってないことや，しなければならないことを絶対に考えはじめるんです。

トレーナー：ありがとう，アレックス。――とても有益な例ですね。私のマインドも同じようなことをして，私を悩ませてきます。［このときトレーナーはグループ全体を見回す］。誰か他にもアレックスと似たような経験をされている方はおられませんか？ ［グループの他のメンバーから似たような例を挙げてもらった後，トレーナーは以下のようにまとめる］

トレーナー：すばらしい題材を挙げていただきましたね。今，共有したような体験に注意を向けることは，私たちがこれからのセッションでやろう

としていることに役立ちます．人のマインドは私たちに対して，ほとんど常に，おしゃべりの奔流へと巻き込もうとする傾向があります．それを私たちが好むと好まざるとにかかわらずです！　このトレーニングでの重点のひとつは，私たちのマインドのアウトプットから，私たち自身を少し自由にするのを助けるスキルを発達させることです．

　この例において，トレーナーの発言の仕方が，早くも参加者の心理的柔軟性を育むことを意図して行われているのは注目すべき点です．たとえば，アレックスが挙げてくれた例に対するトレーナーの応答には，自己開示や，他のグループのメンバーから同様の体験を引き出すことが含まれています．トレーナーは，参加者の体験をノーマライズし（普通のことと認め）たり，内的な出来事を判断することなく受け入れる姿勢を徐々に形作り，育んでいくために，同様の戦略をプログラムを通して使用します．またトレーナーは，私たちがマインドの「おしゃべり」をあまりコントロールできないことをシンプルに伝えることで，体験の回避を弱める早期の機会を得ます．最後に，トレーナーがマインドについて，それをまるでいくらか離れて存在している（いくぶん独立した存在）かのように話している点にも気づいてください．こうした話し方は，人が考えを持つことと考えそのものとの間に存在する健康的な「心理的距離」を強調することで，脱フュージョンを促進するよう意図的に用いられています（こうした脱フュージョンされた言語のさらなる例はこの後のコースで示します）．

　まとめると，こうしたオープニングでの導入や参加者とのやりとりの中であっても，トレーナーは，ACTのモデル，参加者の成長，そして参加者のACTのコア・プロセスを強めることを意識しています．つまり，トレーニングはすでに開始されているのです．

基本的なフォーマットの説明およびトレーニングの内容

　導入部の後，トレーナーはトレーニングの基本的な性質と構造について説明します．トレーナーは，以下に箇条書きで示すような情報を伝えます．

- すべてのセッションに参加することが重要であること。
- それぞれのセッションには，トレーナーのプレゼンテーション，グループもしくは2人1組でのディスカッション，スキルの練習が含まれていること。
- 心理的スキルと行動的スキルのトレーニング・プログラムであること。これはあくまでトレーニングであって，セラピーではないということ。
- 研究成果（トレーナーは簡潔にこれについて述べてもよい）によって，こうしたタイプのトレーニングがウェルビーイングや行動的有効性に影響があると実証されていること。
- トレーニングは働くことに関連したウェルビーイングや有効性に限定されておらず，人生のすべての領域に適用できる一般的な心理的スキルや行動的スキルを提供すること。
- グループや2人1組でのディスカッションでは，参加者自身の体験の促進と参加者による2つの鍵となるスキル（マインドフルネスおよび価値に基づいた行動）の使用に焦点を当てていること。
- セッションとセッションの間に参加者によってなされるスキルの実践はトレーニングの必須要素であること。また，それは一連のエクササイズ用の配付資料によってサポートされているということ。

　こういった情報提供には多くの目的があります。ひとつには，このプログラムで育まれるスキルの本質を際立たせ，また，スキルの実践とセッション間にホームワークをこなすことの重要性を強調します。加えて，参加者が自分と同じ組織の同僚と一緒になってトレーニングを受けることに関して，何か心配を抱くようであれば，トレーナーはそれについても自由に話してもらえるよう促します。

　上記の箇条書きで示したように，私たちはまた，こうした概要の説明を，参加者にトレーニングを「売り込む」ためにも使います。それは，プログラムが実証された成果に基づいていることを簡潔に伝えたり，人生の様々な領域にわたって般化しうる心理的健康や行動的有効性を改善する可能性を持っ

たスキルを学ぶであろうと強調することでなされています。できる限り早く参加者の興味を引きつけ，トレーニングが何か価値があり，参加すると面白そうだという印象をプログラムの初期にもたらすことを意図しています。

2つのスキル図を紹介・説明する

　導入部分の最後の段階では，プログラムにおけるスキルの構成要素と主な目的の概要が参加者に伝えられます。このプレゼンテーションを進めるにあたり，相互に関係するトレーニング内容のまとめとして，どのような整理のためのフレームワークでもトレーナーは利用することができます。この実施要項では，過去数年間使用して良い効果のあったフレームワークを記載します。マインドフルネスと価値に基づく行為という2つの広範な（そして密接な関連のある）スキルの発達に焦点を当てた，「2つのスキル図」を説明しましょう（**図 5.1**）。

　「2つのスキル図」に関して，トレーナーは次のように説明するのもいいでしょう。

トレーナー：この図はトレーニング全体の概要を示しています。トレーニングは特にこれら2つの関連したスキルの発達を助けるように計画されています。すなわちマインドフルネスと価値に基づく行為です。私たちはこれら2つのスキルを組み合わせることに特に焦点を当てているのです。というのも，これらのスキルによって，人のウェルビーイングや行動的有効性が改善する，ということが一貫して見出されているためです。より具体的な内容もこの2つのスキル図に含まれていることがおわかりでしょう。マインドフルネスの下には，「今この瞬間への気づきのトレーニング」「内的障壁に気づき，そこから自由になること」「自分の中のレジリエンスのある部分を強めること」が含まれます。今はまだ，これらがすべて何か奇妙な専門用語のように聞こえるかもしれませんが，トレーニングを通してこれらのことがより筋が通ったものだとわかるでしょう。私は3回のセッションを通して，定期的に「2つのスキル図」に戻

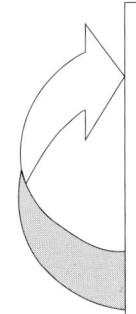

> **マインドフルネス**
> - 「今，この瞬間」への気づきのトレーニング
> - 内的な障壁に気づき，そこから自由になること
> - レジリエンスのある自己を強めること
>
> **価値に基づく行為**
> - あなたの「価値」を定めること
> - 「価値に基づく行為」にマインドフルに従事すること
> - 「価値」を日々の行動のガイドや目標として用いること

図 5.1　2つのスキル図

ってくるつもりでいますが，これは皆さんに私たちが何をしているかを思い出してもらうためであり，私たちが行う様々なエクササイズを皆さんが整理して理解するのを助けるためでもあります。

　ちなみに，どなたかこれまでに「マインドフルネス」という言葉を聞いたことはありますか？ [参加者からの様々な意見が手短に取り上げられ，労われる]

　マインドフルネスとは，いわゆる自己への気づきや心理的健康を改善する最も有効なスキルのひとつです。基本的なマインドフルネスのスキルを発達させるには様々な方法があり，それはこれからのセッションで取り扱っています。最も強力なテクニックは，ミニ瞑想といった種類のもので，「今，ここ」に焦点を当て，心理的な現在にとどまる能力を強化します。別のテクニックには，一日を通し，定期的な間隔で今この瞬間の体験により気づけるようになるためのシンプルな練習が含まれます。マインドフルネスを発達させるにはいくらかの実践が必要ですので，もし，セッションの間に家でエクササイズを実践することの重要性について少し口うるさくなってしまっても，どうか私を許してくださいね。

　第2のスキルである価値に基づく行為には，すでにおなじみの要素がいくつか含まれているかもしれません。私はよくこのスキルを「それぞれに異なった目標設定」と言っています。それぞれに異なったとは，私が皆さんに，皆さんの人生の様々な領域におけるより全般的な目的を明

らかにするよう促すものであり，それがすなわち私たちが心理学の領域で「価値」と呼んでいるものです。個人の価値を日々の行為におけるより明らかな指針とすることが，どれほど目的意識を再燃させ有効性を改善する強力な方法であるかを皆さんに体験していただきたいと考えています。

　これらの大きな矢印を見てください（図 5.1）。これらの矢印は，マインドフルネスと価値に基づく行為を結びつけています。私の重要な役割は，いかにこれら2つのスキルが密接に関連しているかを示すことです。マインドフルネスを大きく発達させることで，それが今度は，私たちにとって最も重要な価値や目標をより効果的に追い求めるようになることをどれほど助けるのか，示したいと考えています。

　このトレーニングから恩恵を受けるために，高いレベルのストレスを経験する必要はありません。研究から，これら2つのスキルは，ストレス，心配，不安，落ち込み，自己不信，そして人生の目的や方向性の喪失を経験しているときに最も有用なもののひとつであると知られています。けれども，これらのスキルは人生の多くの異なる領域でも有効性やパフォーマンスの改善を助けるように設計されています。仕事や個人的関係や家族関係において，健康やウェルビーイングに関して，そして余暇の時間についてもです。だからこそ職場でこれらのスキルを提供しています。きっと，この場にいるすべての方に何かしらの恩恵があるでしょう。私の仕事は皆さんがスキルを発達させるのを助けることです。その後どこでどのようにそれを活かすのかは皆さん次第です。

　さて，ここまでで私はトレーニング全体の目的を簡潔にまとめてきたわけですが……そしてこれは私が思いついたことなのですが……［話をしながら，「マインドフルで価値に基づく生き方」という言葉を大きなフォントでボードかフリップチャート，あるいは配付資料を使って提示する］

　上に示したセリフで，トレーナーはセッションで養成するスキルの簡単な概観を提供するために2つのスキルの構造を示すフレームワークを使用し，

そして，これから従事するエクササイズの最初の指示を与えています。トレーナーはこの導入のプレゼンテーションを，「いかがですか？」といった簡単な確認で終えるでしょう。

私たちの経験では，こういったタイプの概要によって，一般的に従業員はこの後にあることについての興味や好奇心，そしていくらかの興奮を覚えるようです。けれども，これは熟達した筆者たちだからこそできるプレゼンテーションだとは，どうか考えないでほしいのです！　単純に，ACTに基づいたトレーニングが大半の職場の参加者に「自然と売れていく」傾向を備えているのです。これはスキルの内容や包括的な目的が，人間の体験の持つ根本的な側面のいくつかを反映して提示しているからではないかと私たちは思っています。

グループのための基本的なルールを定める

オープニングのプレゼンテーションの中で，グループのためのいくつかの基本的なルール——特にセッション内で共有されたあらゆる個人的な情報に関する守秘義務——について定めておくことが重要です。これはACTに基づいた心理的・行動的スキルを養成し，話し合うための安全なグループを作ることの一環です。トレーニングに何が含まれているかについていくつか最初の情報をグループに提供した後で，こうした問題を話し合うことが最も有益であることを私たちは見出しています。グループメンバー間の親密度にかかわらず，私たちは同じように伝えることにしています。

トレーナー：これらのセッションの間，トレーニングの題材やエクササイズについてペアやグループになって話し合ってもらいます。皆さんが生活の中でどのようにこれらのスキルを使うのかをじっくり検討することが重要だからです。

　まずはじめにお伝えしておきますが，これからのセッションにおいて，皆さんが秘密にしておきたいいかなる個人的な情報についても，皆さんには共有しなければならない義務はありません。トレーニングが，私た

ちのウェルビーイングや有効性に影響を与える人生の個人的な目標，思考や感情などに焦点を当てると考えると，ここで話し合いたいかなる情報にも守秘義務があるとグループ全員が同意しておくことが重要です。トレーニングを続ける前にお願いしたいのですが，他の方が共有したいかなる個人情報も部屋の外では話さないでください。この部屋の中で話し合ったことはこの部屋の中だけにしてください。もちろん，トレーニング全般や皆さん自身が個人的に共有した内容を話すことは間違いなくすばらしいのですが，他の方の情報にはプライバシーがあり，守秘義務があります。このルールを守ったほうが，皆さんハッピーですよね？［トレーナーはこのとき，より快活な声色で話す］

　今私は，皆さんを怖がらせようとしてこうしたことを言っているのではありませんよ！　私はエクササイズが皆さんにとって面白くて価値のあるものだと感じていただきたいですし，また人間の体験に関する有益な話し合いが持てることも期待しています。私はただ，皆さんが見出すと私が考えているいくつかの有益なスキルの発達のために，安全で秘密の守られた環境を作りたいのです。先に進める前に，守秘義務やそういった種類のことについて，今すぐ質問や気になることがある方はいらっしゃいますか。……わかりました。もし何か気になることがあれば，休憩時や終了後に気軽に私をつかまえたり，今日のセッションが終わった後に e メールを送ってください。

　長年にわたって多様な組織の中で ACT トレーニングを実施してきましたが，守秘義務違反に関連した問題は思い出せません。時折，参加者はトレーニングの参加者ではないけれども，その内容から誰かがわかるような他の同僚や管理職との問題について話し合うことがあります。このような場合，私たちは話し合いの情報が問題となっている当人，あるいは部屋の外の誰かに伝えられないことを保障するために，守秘義務の重要性について繰り返し伝えています。

　またセッションにおける個人的な例の共有の仕方については，その組織の風土や対象者数によって調整される必要があるかもしれません。私たちの基

本的なアプローチでは，上に示したように個人的な体験を共有することは歓迎され有用であると伝えています。その一方で，秘密を守りたい場合は問題について話し合うことにプレッシャーを感じる必要がないことも同時に参加者に保障しています。ここで伝えているメッセージは，あらゆるグループ・ディスカッションは，2つのコア・スキルの発達と関連した問題に焦点を当てうるということです。

　このトレーニングの特質は，参加者自身が自分の生活での体験を共有できるよう促し，トレーナーがその体験をノーマライズしながら心理的柔軟性の持つ性質の説明に活用することにあります。私たちが見る限り，参加者は何を開示するか（そして何を開示しないか）を彼ら自身で選んでいます。たとえば個人的な価値について話し合っているとき，ある参加者は健康と運動の関連についての価値を共有したいと望んでいるかもしれませんが，一方で親として望む行動や価値の共有は選択しないかもしれません。トレーナーには，グループの参加者の大半が（どのような理由であれ）自分の生活から例を共有することに気が進まないようなときのために，簡単に挙げられる例をたくさんストックしておくことをお勧めします。

　トレーナーが見せるこうした姿勢は，必然的にグループ全体のプロセスに影響を与えます。温かく，オープンで，偏見のない態度を示すことによって，トレーナーは思考，感情，行動，目標，そして価値を伴う体験についてじっくり考える（そしてさらに話し合える）空間を作り出すことができます（ACTトレーナーのスキルについてのより詳細なディスカッションは，第8章を参照）。

他のサポート源についての情報提供

　それが職場でのスキル・トレーニング・プログラムという形式であっても，ACTの持つ次の性質を認識しておくことは重要です。つまり，ACTとは，価値に導かれた人生の形成に向けて，障壁となる認知的・感情的なテーマに対し参加者がオープンになるよう促す，強い力を潜在的に持った心理的介入なのです。結果的に，こういったタイプの介入を実施するトレーナーは，必要であれば，さらなる心理的サポート資源についての詳細を提供できること

が肝要でしょう。たとえば，大きな組織で働いているのであれば，私たちは企業内の産業保健サービスや，従業員支援プログラムの詳細を探索します。トレーニング・ルームにはリーフレットや連絡先の情報を置き，参加者にもそれを伝えます（また，もし追加のサポート資源について話したいのなら，トレーニング後に私たちに連絡するよう伝えています）。もし主催する企業にこうしたサービスがないのであれば，地域のメンタルヘルス・サービスについての情報や，その人にとっての主だったヘルスケアの提供者を通してサポートにアクセスする方法の詳細が，確実にわかるようにしています。

　私たちはこういったタイプのトレーニングを長年にわたって実施していますが，参加者を連れ出し，こうしたサービスに申し込むよう促す必要性を感じたことは1, 2度しかありません。それにもかかわらず，こうした情報を提供することはトレーナーと参加者の双方にとって重要な安全のための仕組みであり，病院以外の場所で心理的な介入を実施する際には決まってなされる，倫理的な必要条件とみなされるべきものです。

◘ トラブルシューティング ◘

　交流の早い段階で，参加者が今起きている組織的な問題や不満について話しはじめることも珍しくありません。おそらく望ましくない方向への職場環境の変化，人員や予算の減少といったことが挙げられるでしょう。私たちはこうした状況を，私たちのプログラムが，従業員の本音をさらけ出せるだけの安全性を備えているからこそ起こることであると肯定的に受け止めています。しかしながら，ディスカッションの内容によっては，彼らの人生そのものに偏って話されることがあり，（特にグループのほとんどのメンバーに影響がある場合）トレーナーは丁重な方法で巧みにトレーニングへと焦点を戻す必要があります。私たちは通常，参加者が直面している困難さを認めたうえで，このトレーニングが，困難なときであっても心理的に健康で機能的であるためのスキルを発達させるよう計画されていることを説明しています。ホワイトボードやフリップチャートに，セッションで取り上げたい鍵となるエクササイズや題材をリスト化して書いておくことは有用です。そうすれば，もしグループ・ディスカッションが本題から逸れ，トレーニングと関連づけることが難しくなったとしても，トレーナーはそのセッションで予定されていた題材を取り上げる十分な時間を確保するために，先に進むよう丁寧に提案できます。

パート 2：マインドフルネスと価値に基づく行為のスキル

　パート 1 での導入部分は，参加者にトレーニングの内容や構成，目的を大まかに理解してもらえるようにデザインされていました。また，同じくパート 1 での最初のプレゼンテーションは，言葉によって「2 つのスキル図」を導入するというものでした。そして，最も重要となる次のステップでは，参加者にいくつか導入のためのワークを実際に体験してもらいます。その他，初回セッションに残された主要な目的は，参加者にマインドフルネスと価値に基づく行為を体験してもらうことと，トレーナーが，これらのスキルの機能的なつながりについて説明することです。また，セッション内で学んだ内容が参加者の日常生活でも行われるよう，2 つのホームワークが用意されています。

　トレーナーは 2 つのマインドフルネスの課題を使って，トレーニングのより体験的な側面を導入します。導入時のマインドフルネスの課題が持つ主要な目的は次の 2 つです。それは，今この瞬間の気づきを増すことの利点を強く感じてもらうことと，次のマインドフルネスのエクササイズに向けた基盤を作ることです。

マインドフルネスの導入

　トレーナーは，参加者が今この瞬間の体験にしっかりと触れられるように促し，できるだけシンプルにスキルの練習を開始するのが賢明でしょう。次に紹介する「マインドフルに食べるエクササイズ」から始めるのがひとつの方法です。私たちは「2 つのスキル図」を使って，オープニングのマインド

第5章　第1セッション：オープニング・プレゼンテーションおよびマインドフルネスと
　　　　価値に基づく行為に関するスキルへの導入

フルネス課題が，今この瞬間の気づきを促すトレーニングであることを説明します。また参加者に対して，スキルの練習課題を開始するのに，ここは最も良い場所であるとの説明を行います。そして，基本的な心理的スキルである今この瞬間の体験に触れる能力が，マインドフルネスと価値に基づく行為という2つのスキルを発展させていくために欠くことのできないものであることを伝えます。トレーニングのこの段階で決まって導入される体験的なエクササイズが2つあります。すなわちレーズン・エクササイズと，身体と呼吸に関する短時間のマインドフルネス・エクササイズです。

　この課題をトレーナーがどのように導入するか，以下に例を示しましょう。

トレーナー：私たちが今日行うトレーニングについて，その本質的な内容をお伝えしたいと思います。というよりも，私たちがいくつかのスキルを練習するまさにその時が来たといえるでしょう。これからお伝えしたいのは，マインドフルネスと価値に基づく行為という2つのコア・スキルについての導入です *[ここでトレーナーは再度「2つのスキル図」に触れる]*。また，次回までにご自宅で取り組んでいただきたい重要なエクササイズも2つご紹介しましょう。

　それでは，基本的なマインドフルネスのスキルから始めていきます。これから，マインドフルネスとは何か，どんな要素が含まれて，どのように発展させていくことができるのかを直感的に感じてもらえるよう2つのエクササイズを体験していただきます。最初にやることは，今この瞬間の気づきを得るためのトレーニングです。私たちが今この瞬間の体験における気づきを深めていくことは，ウェルビーイングの向上や，自己理解や自己効力感を改善しはじめるための方法として広く使われる最も基本的な心理学的手法です。

レーズン・エクササイズとディスカッション

　マインドフルネスの導入課題として，おそらく最も広く認知されているのは意識を高めてレーズンを食べるエクササイズでしょう[79,113]。このエクサ

サイズは，参加者が（実際にチャレンジするのと同様に）今この瞬間の気づきを増していくことの潜在的な利益に気づくのに役立ち，またプログラムの体験的な性質を伝えるのに適した導入であると考えられます。その意味で私たちは，他のマインドフルネス・プログラムの中からこのエクササイズを採用しました。この課題を終えた後は，私たちは通常この課題に関連づけられているいくつかの洞察，たとえば，日常でどれほどの時間が自動操縦に使われてきたのかを認識することなど，を参加者が確実に得られるように努めます。この体験的なワークが他のマインドフルネスに基づいたトレーニング・プログラムにおいて構成されているやり方と同様，レーズン・エクササイズを行う前には短い前置きを述べ，エクササイズ後には参加者の観察結果や体験を共有していきます[113]。

トレーナー：まず何よりも，マインドフルな食べ方のエクササイズに参加してくださって，うれしく思います。皆さんに2,3分間のごく短い時間で行うエクササイズをご紹介しましょう。後でそのことについてディスカッションをします。それでは，ボウルから小さな食べ物（レーズン）を1つ手に取って，しばらく掌の上に置いたままにしてください。このエクササイズの間，私はあなたが五感をこのレーズンに向けるようシンプルな声掛けをしていきます。最初は注意深く視覚を働かせてみてください。次に，味と食感を大いに感じとってみてください。

　　　[続く教示は Segal ら[113]と Stahl & Goldatein[118]によって翻案された。：それぞれの［……］は短い「間」を意味する：参加者がそれぞれの体験に接する時間をとれるようにゆったりとしたペースで教示を行う。トレーナーもエクササイズに参加する]

　　まず最初に，あなたの手のひらにあるこの物体から得られるわずかな感覚に気づけるかどうか，注意を向けてみてください［……］。おそらく，手のひらのこの小さな物体のわずかな感覚に気づくことでしょう［……］。さあ，指先で物体をつまみあげ，じっと見つめてみましょう

［……］。これまで見たことがないものかのように集中して物体を眺めてみましょう。好奇心や興味が湧いてくることでしょう。表面のしわを全部見つけられるくらい，じっくりと観察しましょう［……］。表面のしわの中に残されているごみや残留物が見つかるかもしれません［……］。指でゆっくりと物体をひっくり返し，部屋の明かりを当てると色合いが変わるでしょうか［……］。指先で物体をつまんでいるときの感覚，表面の感じはいかがでしょう［……］。もし，エクササイズ中に何か考えが浮かんできたら，その考えを認めてあげて，そのまま置いておき，指先の物体に注意を戻していきましょう。物体の内側の感触を味わえるように，物体を少し押しつぶしてみましょう［……］。気づきを得ている限り，その物体は世界中のどこにも一つとしてまったく同じもののない，ユニークな物体なのだと認識されることでしょう。こうしたやり方でレーズンのことを捉えてみると，それが実に貴重なものだと感じられるでしょう［……］。さあ，今度はレーズンを鼻に近づけ，何か特別な香りを感じるか試してみましょう［……］。レーズンを耳に近づけて，少し押しつぶしながら何か音がするかどうか意識を向けます［*参加者はエクササイズのこの段階で目を閉じてもかまわないのだと促される*］。そして，いよいよ，レーズンを口の中に放り込み，まだ嚙まないで舌の上に乗せましょう。ただ舌の上にじっと乗っているこの小さなレーズンに関する，いくつかの感覚に気づくかもしれません［……］。おそらく口の中に唾液が湧いてくるのを感じていることでしょう。あなたがこの段階でやるべきことは，単純に今ここでのあなたの体験に注意深くなることです。さあ，レーズンを口の中に転がしてみて，どこでもよいので最も心地よいと感じる場所を決めて置いてみましょう［……］。さあ，それから，その感覚に大いに注意を向けたまま，一粒をゆっくりと嚙みしめてみましょう。すると，レーズンが口の中に放つ味わいに大いなる気づきが湧くでしょう［……］。そのまま味覚だけに注意を向けていきましょう［……］。

　そして，もう一度レーズンをゆっくり嚙んで，味わいに何らかの変化が生じるかどうか，注意を向けましょう［……］。さあ今度は嚙んでい

るときのあごや歯の動きや感覚,噛んでいるときの触感と味わいに気づくように,レーズンを「ゆっくりと」噛みましょう［……］。準備ができたら,あなたが口とのどで体験する身体的な感覚に意識を向けながら,好きなときに飲み込みましょう［……］。最後に,口の中に残っているレーズンの後味に注意を払いながら,しばらくそのまま座ったままでいてください［……］。まさに今体験したエクササイズから,気づきが得られていることと思います。今ここで,あなたに何が起こっているのかに注意を払いましょう［……］。そして,準備が整い次第,ゆっくりと目を開けて,この部屋に戻ってきてください。

エクササイズ後のディスカッションの間は,トレーナーはエクササイズによる直接的で感覚的な体験を参加者が共有しやすいように促します[33]。通常,私たちはグループでふり返りを行う前に,ペアになって参加者同士が話し合えるように声掛けを行います。ウォームアップ・エクササイズとして,参加者にペアでトレーニングをふり返らせるのは,グループのメンバー間の信頼関係を構築するのに役立ち,人間の体験を分かち合うのに一般的に有用とされるからです。

体験や観察のふり返りでは,たいてい2,3人の参加者は,意識的な気づきのない普段の食べ方とは異なる,よりマインドフルな食べ方とはどのようなものかをいきいきと語ってくれるでしょう。もし,そのような反応が返ってこなかったら,トレーナーがもっと直接的に参加者の反応を引き出すこともできます。

Segalらが推奨しているように,参加者からフィードバックを得るとき,彼らの体験が喜ばしいものであろうがなかろうが,珍しかろうが珍しくなかろうが,トレーナーは飾らず率直で,批判的でなく,あらゆる体験に対して穏やかな好奇心を向けるお手本を示します。以下の抜粋に,エクササイズ後のディスカッションの典型的な例をいくつか示しましょう。

トレーナー：どなたか,マインドフルな食べ方で気づいたことをグループに共有してくださる方はいますか？

参加者1：なんておいしいのかと驚きました！

トレーナー：なるほど。おいしさについては，どのような気づきがありましたか？

参加者1：レーズンを噛みしめたとき，今まで経験したことがないくらい甘さが湧き上がるようでした。レーズンというより飴玉くらいに。

トレーナー：すばらしい。あなたは，その瞬間まさに気づきを得られていたのだと思います。これまで経験したことがないくらい甘かったというのが興味深いですね。どんな違いがありましたか？

参加者1：そうですね，私はたくさんレーズンを食べます。娘のために小さな袋入りのを買って，自分でもよく食べるんです。多分おわかりかと思うのですが，自分が今何をしているかということにそれほど注意を向けることがないんです……レーズンのことを本当にじっくりと体験することなく，手のひらいっぱいにレーズンをつかんで一気に食べるだけなんです。

トレーナー：いいポイントですね。あなたが体験から気づきを得ることができたので，うれしく思います。食べることは，人間がしばしば行う「自動操縦」，つまり，その場に十分存在していないで行っていることのひとつです。どなたか似たような，あるいはまた違った体験をなさった方はいませんか？

　次は，参加者がレーズンを食べて嫌な思いをしたことを述べている例です。よりマインドフルになることは，あらゆるタイプの体験に開かれ，そして気づくことです。そうした重要なポイントをトレーナーが伝える機会を生み出すという点で，これもまた貴重な参加者の反応なのです。

参加者2：私はあまりおいしいと思いませんでした。

トレーナー：それでは，あなたにとってはあまりいい体験ではなかったのですね，コリーン。どんな味だったか話してくれますか？

参加者2：とっても酸っぱかったんです。正直言って，まだ酸っぱさが残ってます。公平に言っても，私はレーズンの大ファンには決してなってい

ないですね。これが何だったのかよくわからなかったんです。味というより，レーズンを食べたときの口の中の感覚を分類する方法なんでしょうか，うーん！

トレーナー：そうですね。本当に有用な観察をしてくださいました。では，エクササイズ中，口の中で，レーズンを身体的にはどのように感じましたか？

参加者2：そうですね，まるで……つぶつぶで嚙みきれない感じ；それにかけらが全部歯にくっつきました！

トレーナー：体験を共有してくださってありがとうございます。とっても面白いことに，レーズンに対する今ここでの感覚と反応に気づく練習に自ら取り組んでいただくことがこのトレーニングに役立つのです。あまり喜ばしい体験でなかったとしても，皆さんが体験したことは私たちがこれから学んでいくことのまさに重要なポイントになっていくことでしょう。ここでは，マインドフルネスというのは，好ましい感覚を発展させていくだけのスキルではないことをお伝えしておきたく思います。マインドフルになる秘訣は，今ここで体験したことすべてに対する気づきを増していけるよう練習することです。たとえば，この瞬間あなたに生じてくる身体感覚すべてに気づけるようになることなのです。

そのような例をいくつかシェアしたあと，トレーナーはレーズン・エクササイズと関連づけてキーポイントを端的にまとめる（フリップチャートや配付資料にもまとめておく）とよいでしょう。キーポイントには，①自動操縦と今この瞬間の気づきの体験の違いに関する認識；②多くの日々の活動には意識レベルのわずかな気づきしか得られていないという認識；③1つの活動に対する今この瞬間の気づきを深めていくと，その活動の体験的な性質を変えることにつながるという知見[33]などを含むとよいでしょう。トレーナーはおそらく「このようなタイプのエクササイズがプログラムに含まれているのは，どうしてだと思いますか？」などのシンプルな質問でグループからそうした洞察を引き出すことができるでしょう。

レーズンの代わりになる食べ物についても述べておきます。たとえば，

ACTの実践者仲間であるJoe OliverとEric Morrisは若者を対象としたワークショップでマンダリンオレンジを使用していたこともあるし，私たち自身について言うと，M＆Msやジェリービーンのような小さなお菓子を使うこともあります。

後述しますが，こうしたマインドフルな食べ方のエクササイズは冗長であってはなりません。トレーニングのこの段階における主な目的は，エクササイズで得られた体験を使って，今この瞬間への気づきを養うことの幅広い利点を推察させることです。実際，私たちは，参加者が最初の体験的なワークによって，この瞬間に触れることは魅力的で役に立つスキルであり，そのスキルは，これから紹介する様々なエクササイズを通じて成長し研ぎ澄ませることができるのだという期待感を持てるよう願っています。このプログラムは短時間で行う性質上，トレーナーはかなり直接的かつシンプルなやり方でマインドフルネスの目的を伝えることになるでしょう。ですから，トレーナーはこんなふうに言うかもしれません。

トレーナー：*[2つのスキル図の中の「『今，この瞬間』への気づきのトレーニング」という副題を示して]* さあ，すでにこのトレーニングの最初のステップである，今この瞬間への気づきを深める練習が終わりました。これはまさに，最も基本的な心理的スキルのひとつです。なぜなら，私たち人間は，頭の中で何が起こっているかに夢中になる傾向があるからです。結果として，私たちはかなり多くの時間を自動操縦モードで過ごしています。導入部分で説明したように，朝の身支度や，食事や出勤中などのルーティンの活動は，車の運転でさえ，しばしばこのモードで行われています。まるで，私たちが「そこ」に完全に存在しないかのように。自動操縦から抜け出し人生にもっと関与するようになる能力は，いわば繰り返し鍛えることで自然に発達していく「心理的な筋肉」のようなものです。

この課題を完結させるのに，参加者に次週までにより一層意識的に行いたいと望む（普段自動操縦で行っている）ルーティンの活動を1つ選んでもら

うことが役立つでしょう．また，参加者それぞれに自分たちが選んだ活動について，グループで公言するよう伝え，環境面の手掛かりとなる小さなカラーステッカーを配付します．たとえば，参加者が朝のシャワーでより多くの気づきを得られるようになりたいなら，トレーナーはバスルームの鏡にステッカーを貼るように言うでしょう．

身体と呼吸への気づきを高める短いエクササイズ

　レーズン・エクササイズの後，トレーナーは，同じねらいを持ったもうひとつの短いエクササイズへと進めていきます．そのエクササイズでは，参加者にそのときどきの身体感覚に意識を向けることで，今この瞬間への気づきを高めることができるのだということを気づかせることができます．またトレーナーは参加者が自らの体験と学びを整理できるように，すでに行った「マインドフルな食べ方」とこれから行う「身体へのマインドフルネス」は，マインドフルネスの同じ基礎的なスキルから発展した異なる方法なのだと解説します．

　たとえば，これらの 2 つの課題の自然なつながりについて「今この瞬間を感じるために常にレーズンを持っていないのは当然ですが，身体は常に持っていますよね」などと説明するかもしれません．こんなふうにして，レーズン・エクササイズと同様にマインドフルな（今この瞬間に焦点を当て，あるがままでいる）気づきを育成することに焦点を当てながら，レーズンから身体へと置き換えを行っていきます．こうして次に来るのが，マインドフルな身体と呼吸のエクササイズです．

　まず，参加者に背筋をしっかりと伸ばし，同時に背筋を緊張させすぎないようにして椅子に腰かけ，背骨をエネルギーで満たしていくように働きかけます．そうして，瞑想者がするようにやってみるように言います．目を閉じるか，焦点を合わせるでもなくぼんやりとどこか下の方の一点を眺めるように参加者へ促します．

　それから，参加者に足のつま先から足首までの部分の，今この瞬間の感覚にマインドフルに注意を向けるように促します．参加者は，おそらく足やつ

ま先がむずむずしたり脈打っているのに気づくでしょうし，あるいは足の様々な部分が他の部位に比べて温かくなったり冷たくなったりしていることに気づくかもしれません。もしくは足が靴の中に包まれている感じや，足の裏の床に触れた部分が押しつけられている感じなど，足やつま先の現在の感覚に対してマインドフルな注意を払うよう促していきます。しばらくしてから，手と指先の現在の感覚へ注意のスポットライトを移していくように教示します。手や指の位置と温度を感じ，むずむずや脈の動きに静かな好奇心と関心を向けながら，この瞬間にそこにあるどのような感覚にもただ気づくようにと。

　トレーナーは，参加者が意識を手や指先に焦点づけている間にも，いかに簡単に意識が思考に流され，身体感覚への気づきを見失うかを参加者が実感できるよう援助します。そして，自分の意識が思考に流されたことに参加者自身が気づいたら，身体感覚へもう一度注意を向けるように促していきます。それから，参加者の注意を1分ほど腹部に向け，一呼吸ごとのお腹の感覚に気づくよう促します。最終的には，参加者の気づきが腹部から身体全体に広がっていくように，徐々に，今ここで，この椅子に座っている自分自身の「身体全体への深い気づき」に発展していくようにしながら，この短時間のエクササイズを終了します。そして，参加者に目を開けてこの部屋に戻ってくるように促します。

　エクササイズ後は再び2人組になり，2,3分の間，体験をシェアしてもらいます。ペアでのふり返りの後，トレーナーは「この短時間のエクササイズの間にどんな気づきがありましたか？」あるいは「今ここであなたの身体に起こっていることへのどんな気づきがありましたか？」などと投げかけて，グループ全体でのフィードバックを簡単に行うかもしれません。そうした質問は，参加者たちの反応の幅を広げることにつながるでしょう。この課題が難しかったと感じる人がいる一方，複数の参加者が様々な感覚や身体の部位に直接注意を向けることはかなり容易いと報告するのが典型的です。しばしばというほどではないですが，トレーナーがマインドフルネスの本質について，あるいはマインドフルな気づきを高めるうえでの課題について解説するのに助けとなるような感想（思考や物音によって注意が削がれた体験）が参

加者から共有されることもあります。

　この短時間のマインドフルネスの導入課題は産業領域のプログラムにおいて有用な機能を持っていると言えます。それは，参加者にプログラムが体験的に進められることを理解させ，いくつかの関連したディスカッションと観察を行わせ，そして，初回のセッションの早い段階でいくつかのスキルを確実に練習させることができるからです。忙しい従業員でも，（多くの促しがなくとも）自分自身の今この瞬間への気づきに触れるためにより多くの時間を費やす潜在的なメリットを確実に認識するようになるでしょう。

「価値に基づく行為」の導入

　前章の終わりで記述したように，このプログラムは「価値に基づく行為」エクササイズを連続した形で提供しており，そこには全部で3つのセッションが含まれます。まず，第1セッションでは，「価値カード並べ替えエクササイズ」（後述）を行います。そして，3つのセッションすべてにおいて，「価値の明確化」や「行為計画」を援助するための2つの資料を使用します（配付資料1：価値を明確にする，配付資料2：価値－ゴール－行為ワークシート）。配付資料1は，参加者が生活上の5つの領域（健康，人間関係，仕事とキャリア，余暇，自己啓発）についての自分の価値を明確にするのに役立ちます。また，この配付資料のフォーマットには，様々なACTの文献の中で使われている他の「価値を明確にするエクササイズ」が取り入れられています（最初のページでは，Russ Harrisが作成した価値の質問紙〔文献55のpp.193-195〕から引用された様々な生活上の領域に関する説明が記述されています）。この資料は，参加者のそれぞれの領域における価値をより詳細に記述し，また，3つから5つの「価値を思い出す鍵となる言葉」から価値の"本質"を摑み取るよう促しています。「鍵となる言葉」の目的は，価値をより"持ち運びしやすく"したり，価値を日々の生活におけるガイド役にすることです。

　2つ目の資料である，配付資料2「価値－ゴール－行為ワークシート」は，価値に基づくゴールと行為計画の概要を記入するものです。左からまず「鍵

となる言葉（リマインダー）」を記録する欄，次に価値と一致したゴールを埋める欄があります。私たちがゴールごとに必要と考えた時間的枠組み（例：「短期間のゴール」が4週間後）は，あくまでも恣意的なものであり，大まかなガイド役であると考えておいてください。配付資料には翌週までに実行可能な3つの「価値に基づく行為」を記録するスペースが含まれています。この配付資料に記録された3つの行為は，参加者が各セッション後に完結できるようにホームワークとして割り当てられています。最後に，配付資料の下部には参加者が「価値に基づく行為」に対してどのような潜在的な「内的な障壁」が存在するか（参加者が価値に基づいて行動する妨げとなるような役に立たない思考，感情，気分，衝動など）を記録する欄が設けてあります。

この最初のセッションでの私たちの目的は，参加者にACTの視点からもたらされる行動的な意味での価値の基本的な性質，機能，利益を紹介することであり，1つか2つの価値を特定の行為に置き換えることです。この第1セッションでの価値の導入は，後の4つのステップへと続いています（それぞれのステップは後のセクションでより詳細に記述されています）。

1. 参加者はACTの視点で，行動的な意味での価値（人生を方向づけたり，行動の原動力となったり，行為の性質に影響するようなもの）とゴール（特定の結果）との違いをはっきりさせることができるように価値の定義を行います。私たちは，参加者がいくつかの最も重要な価値に気づくことができるように，「価値カード並べ替えエクササイズ」を最初のステップによく用います。
2. 個人的に選択された価値を生活におけるガイドとすることの潜在的な利点を伝えます。
3. 1つの生活領域から価値を1つ選択し，その価値を翌週までに実行する具体的な行為に置き換えることを参加者に促します。
4. 参加者が価値に基づく行為を活性化しようとする際，内的な障壁となりうる思考や感情の予測を援助します。

ACTの視点に基づく価値の実用的な定義

多くの人々にとって、そもそも価値という概念はわかりにくいものののように思われます。参加者は長期的な人生の目標や目的について記述することよりも、たいてい、具体的な結果について考えることに親しみを感じます。職場でACTを用いる場合では、価値を「その人が自分のゴールや日常的な行為パターンとして表したいと思っている個人的な強み、あるいは資質」と表現するのが有用と考えられます。この「価値の定義」は、大半の参加者にとって受け入れやすく、また価値のワークがもたらす最初の混乱を乗り越えることを助けるでしょう。

価値とは、それぞれが望むその人たち**自身**の行動の性質を反映したものであるとトレーナーが強調することは重要です。Russ Harris が示しているように、もし人が実際に「そうする」ことができない場合、ACTの視点からはそれは価値とはみなしません[56]。それ故「幸せになりたい」「自信をつけたい」「不安を少なくしたい」「よい気分になりたい」というような**感情**志向の考えは、行動の強さや行為の性質を反映していないため、うまく働きうる価値とはみなされません。同様に、私たちが他人からそう期待されていると考えて反応したり行動することは、ACTの視点からは、それもうまく働きうる価値にはなりません。

価値の本質を捉えるのに役立つ言葉の典型例をあげてみましょう。「愛情のある」「気前のいい」「忍耐強い」「優しい」「思いやりがある」「有望な」「養育的な」「役に立つ」「気がきく」などは人間関係において人が価値を置いているものの一部です。こうした例示は、私たちがこのトレーニングで行動的な意味での価値としているものを理解する手助けになります。つまり、それらはその人独自の行動の本質的な動機や包括的なガイドとして機能する可能性を持つ行動の強さ、あるいは行為の性質を示しています。同様に、「懸命に働くこと」「献身的なこと」「生産的であること」「専門性の継続的な向上に専念していること」「支持的な指導者であること」は、現在の仕事とキャリアの領域において実現したいと願う個人的な強みや行為の性質を見つけ出す例の一部です。要するに、ACTの視点での価値の本質は、人が生活

の中の様々な領域で本当に目指しているものを表すべきなのです[35]。

　ACTの文献は，価値の分類作業にはずみをつける様々な方法を提供してくれます。たとえば，80歳の誕生日パーティーを開いていると想像して，あなたがあなたの人生をどのように生きてきたと思うかゲストに聞いているところをイメージする方法があります。あるいは，あなたが人生において最もなりたかったものを短い墓碑銘として刻むものもあります[65]。

　初めて価値を説明するとき，私たちは現存する価値のツール，たとえば，CiarrochiとBailey[30]が作成したグループでのトレーニング場面でよく使われる「生活信条調査（the Survey of Life Principles：SLP）」の使用を特に勧めています。SLPは，「創造的であれ」「意欲的で勤勉であれ」のような50以上の価値を示す言葉が記述されたカードであり，参加者はそれを①自分にとってあまり重要でない，②適度に重要である，③最も重要である，という3つの山に分類することを求められます。このカードを使用する際，私たちは参加者が感情を害したり，困惑するようなカード（例：「性的に活発であれ」「性的に魅力的であれ」「金持ちであれ」）を含む，自分たちの目的に有用でないカードを取り除いて使用しています。同様に，価値よりも体験のコントロールに基づくようなもの（例：「ポジティブな気分を経験する」）も取り除いて使用しています。また，参加者が独自の価値を簡潔に記述し，山に加えられるように何も書かれていないカードも用意されています。参加者がカードを一旦3つの山に分類したら，私たちは彼らに（最も重要と選択されたものの中から）「上位5つの価値」を特定するように伝えます。参加者はこのエクササイズで体験したことを共有するよう求められますが，自分が希望しなければグループ内の他の参加者に特定の価値を明らかにする必要はありません。このエクササイズのグループ・ディスカッションの後，私たちは参加者に次のセッションまでに生活上の上位5つの価値のいくつかに沿った小さな行為についてブレインストーミングするよう勧めます。それから，ホームワークとして次回までに行う価値に基づく3つの行為を選ぶよう促します（これらの行為は配付資料2「価値−ゴール−行為ワークシート」に記録します）。後のセッションで行われる価値のワークを容易にするために，参加者は自分の上位5つの価値が書かれたカードを目につきやすい場所，た

とえば，財布，小銭入れ，携帯電話ケース，カレンダーなどに入れておくことを奨励されます。

カードの分類に続くグループ・ディスカッションにおいて，トレーナーは，行動をより目立たせるガイドとして個人的に選択された価値を使うことの特徴やその機能について説明を行います。ここでは価値は次のように定義されます。つまり，私たちが強く望む人生の方向，私たちが選んだ行為あるいは原理への導き，私たちの行為や目的の中で最も示したい個人的強みや資質，人がそうなりたいと思う人生の形，です。はじめに伝えられる重要なメッセージは，価値が実際に「達成される」ことはないということです。価値とは，人生の活動をガイドしたり動機づける人生の指針や目的を提供するものであり，価値に基づくゴールとは，人が価値に沿った人生の過程で活発に追い求める具体的で達成可能な成果を提供するものです。価値に基づく行為は，価値を明らかにし，表現するために選ばれたより直接的な次のステップであり，私たちはこれをしばしば「価値を人生に持ち込む」と表現します。私たちはコンパスのメタファーを使って，これらの違いを再度強調します。

コンパス（方位磁針）のメタファー

価値が活動的な特徴を持つことを説明する方法として，コンパス（方位磁針）のメタファーを使うことがあります[67]。コンパスの方位点同様，価値は，私たちが継続している行動パターンが価値と一致するかどうかという感覚を提供しながら，私たちを個々の人生の方向が向かうべきところへ導いてくれます。

トレーナーにとって，この便利な航海のメタファーを視覚的，あるいは身体的なデモンストレーションとして参加者に提示することは有効です。1つの方法として参加者それぞれに小さな携帯コンパスを与えます。また，コンパスの写真を与えることもあります。次のセリフの中で，トレーナーは参加者に携帯コンパスを配付しています。この例では，価値，価値に基づくゴール，価値に基づく行為についての前述の違いを示すため，また，価値は「未来」にあるのではなく，あらゆる瞬間の行為の潜在的なガイドとして利用で

きるものであるという重要な指摘をするためにメタファーを使っています。

トレーナー：行動に関する価値の特徴を示すための一般的な方法として，コンパスの概念が使われます。私は皆さんに小さなコンパスをお渡ししました。なぜなら，このコンパスを人生に持ち込むことが本当に役に立つからです。そして，皆さんはこのすばらしい贈り物を自宅に持ち帰ります。

　つまり，こういうことです。私たちがコンパスを使って旅をするときには，まずはじめに進むべき方向を決めることが必要です。そうですね，たとえば，私が西へ旅することを決めたとイメージしてみてください。行き先を決めたので，今，私はコンパスを見て身体を西の方向に向ける必要があります［*トレーナーはそうして，グループの前に立ってコンパスが示す方向をもとに身体の向きを変え，西を向く*］。一度，方向がわかれば，西へと進むために役立つ目印や目的地を確認することができます。これらの目印や目的地のおかげで，私はずっと西の方向を向いていられますし，西の進路上に存在する場所に少しずつ近づき，たどり着いていると確認できます。

　私の目的地はとても近くにあるかもしれません。つまり，私がこの場所から西へと顔を向けようとしているうちに，目的地へとたどり着いていることがあるかもしれません［*トレーナーはその場所から近い西にある街の名前を挙げる*］。同様に，私はもっと遠くにある大きな目印や目的地，たとえば，しかるべき日までにアイルランドへ行き，その後にニューヨークを目指すこともできます。そして今，私はこれらの目的地に**到着**し，旅程表に線を引いて消すことができました。しかし，私が"西"に到着したとは言えません。西は私がたどり着くべき場所ではないのです。西はあくまでも私が個人的に進もうと選んだ方向にすぎないからです。

　そして，遠くの目印や目的地よりもっと近くにも何かがあります。私が西へと進もうとしている限り，私がその方向へ進むためにとっているすべての小さな一歩に意味があり目的があります。それはなぜでしょう

か？　なぜなら，私が次々と重ねるこの小さな一歩一歩すべてが西に進むことにつながっているからです。**一歩**進みます［トレーナーはコンパスに目をやり一歩進む］。私はこの瞬間，自分が注意を向けている方向へ自分を進めました。また一歩進みます［トレーナーはさらに一歩進む］。この小さな一歩にさえ，方向や目的への意識があり，その方向や目的は西なのです。私が言わんとすることがおわかりでしょうか？

　そして，何より興味深いのは，私たちの価値を人生の中でさらに目立つガイドにするための学習がまさにこのようなものだということです！それはコンパスによって旅をするようなものなのです。私たちが行いたい最初の，そしておそらく最も重要なことは，自分の人生の異なる領域における個人的な価値を定義することであり，それによって私たちは極めて重要な目的と方向を手に入れることができるのです。私たちがこれまで見てきたように，私たちの価値は人生の異なる領域での行為によって最も表現したいと思っている個人的な資質や能力なのです。先にある目印や目的地は，価値ある人生の方向へと進み続ける助けとなるよう設定する短期，あるいは長期のゴールと言えます。また，価値に基づく行為——私がとることのできる次の小さな一歩は，私の価値をまさに今ここの人生に持ち込みます。それは，私の価値と一致する，今日，明日，今週**行える**だろうことと同じようなものです。

　さて，私たちがこのトレーニングでこれほど価値に注目している理由のひとつは，西欧社会に生きる私たちの多くはこれを十分に行うことがほとんどないと言われているためです。私たちは目的志向であるように，つまり，達成したいと願う特定の結果やゴールへもっぱら関心を向けるように教育されてきています。そして，それはある部分ではよいのですが，私たちはゴールや行為の目的や方向性の感覚を与えてくれる価値を簡単に見失ってしまいます。これは残念なことです。なぜなら，私たちが価値とつながらないと，人生を強く方向づけることができなくなるからです。

　そのため，私が皆さんにご紹介するすべての価値エクササイズは，自分の価値をより明らかにすることができるものとして，また，日常の行

為のガイド役として計画的に利用できるようにデザインされています。

価値に基づく行為の利点を伝える

　価値を行為のより明らかなガイドとしていくことは人生のうえでの利点があります。それを示すことは，最初のセッション中やその後で価値についてよく考えたり，翌週中に個人的に選択した価値を人生に持ち込む練習を行うことへの参加者のモチベーションを上げる一般的な戦略です。下記の利点は，価値カードの並べ替えの後のグループ・ディスカッションの中でトレーナーによって強調されたり，価値に関するこの最初のプレゼンテーションの終わりに構造化されたまとめとして使用されます。

価値に基づく行為の利点

- 価値への気づきを増すことは，私たちの目的，人生の方向性や意味に対する感覚を再活性化します。
- 価値は，人生のゴールや日々の行為に対する心強いガイドになります。
- 価値は，私たちが何かに挑戦する際にナビとして助けてくれたり，重要な決断をするときの手引きとなるような「内なるコンパス」として機能します。
- 価値に導かれることは，私たちの行為が「役に立たない」思考や感情，気分，行動習慣に影響されにくいことを意味しています。

　もちろん，潜在的な利点について語ることは，このような利点と実際につながることと同じではありません。トレーニングを展開していくにつれて，私たちは，参加者には価値に基づく行為の強化と体験的につながるための十分な機会が与えられることが不可欠だと気づきます。このプログラムの価値のエクササイズは，参加者がセッション外で価値と一致した行為を実行し，彼らがそれを行っているときに何が起きているのか気づくことを促すのに役立ちます。潜在的な利点についての説明は，この価値に基づく行為のプロセ

スに取り組むことによって，何かしら得られるものがあるということをトレーナーが伝えるのに役立っています。

参加者が価値を明らかにし行為へ移すことを援助する

　セッションが適切に展開されれば，先に述べたカードの並べ替えは十分に遂行され，参加者が自分の「上位5つ」の価値のうち，その1つと一致するような3つの小さな行為を選択し，記述することが促されるでしょう。しかし，もし，十分な時間があるなら，参加者は自分の人生の異なる領域における価値を明らかにするために第1セッションでさらに熟考するように求められるでしょう。どのような価値の分類方略が使われたとしても，私たちは1つの価値を，価値の影響を受けた一連のより具体的な行為に翻訳するワークを行います。セッションで特定された行為は，その後，第1セッションと第2セッションの間に完成するよう設定されたホームワークの基礎となります。

　配付資料1「価値を明確にする」は，参加者が人生の様々な領域の価値を提示するのに役立ちます。この最初のセッションで，参加者は人生の5つの領域から1つを選び，その領域で最も追求したいと思う個人の強みと特質を書くように促されます。他の参加者よりも作業が早い参加者がいたら，彼らには別の領域の価値について書いてもらってもよいかもしれません。しかし，通常はすべての参加者が1つの個人的な価値と接触し，価値に基づく行為のプロセスの要点を得られるように小さなことから始めるのがよいでしょう。私たちは通常，1つの価値に対する個人的な検討に15分から20分間を充てるようにしており，参加者の多くが各ステップの課題を実行するのに時間があると感じるときだけ次に進むこととしています。

　このエクササイズの全容は以下のとおりです。

- 人生の5つの領域の中から1つを選んでください。どの領域を選ぶかは重要ではありません。ただ，あなたが気になっていて，翌週以降も取り組みたいと思うものを1つ選ぶのです。他の人生の領域や価値については後のセッションで取り組む機会があります。

- あなたが選んだ人生の領域で**理想としたい強み**や行為の性質（価値）をできるだけ詳細に書いてください。あなたは人生のこの分野において最もそうなりたいと思う典型的な人物の価値について記述していきます。（カードの並べ替えで確認した）あなたの「上位5つ」の価値はこの作業を手助けしてくれます。
- （価値がよりわかりやすく，「ポータブル」になるよう）先に記述したものを価値として普段思い出させてくれるような3〜5つのキーワードに要約します。
- 「人生に価値を持ち込む」ことを翌週以降も実行できるように，具体的な価値に基づく行為をひととおりブレインストームします。できるだけ多くの，比較的シンプルな価値に基づく行為をリストにしてください。行為の大きさは重要ではありません。最も重要なことは，その行為があなたの取り組んでいる価値と一致しているかどうかです。
- 価値に基づく行為のうち，第2セッションで再びお会いするまでにあなたがワークしたいと思うものをどれか3つ選んでください（ホームワーク）。
- 価値–ゴール–行為の要約用ワークシートを取り出し，記入欄に価値を思い出す言葉と選択された行為を記述してください。行為はできるだけ具体的に記載します：何をするのか？　どこでするのか？　いつ（日／時間）するのか？　他の誰が関与しているのか？

　これらの指示はトレーナーによって，わかりやすく，また，参加者が同じペースでエクササイズを進められるように伝えられます。トレーナーはまた，適宜，質問を受けるための時間を設けることもあります。エクササイズの進行中，トレーナーは説明のためにステップごとに自分の価値（そこに向けた行為計画を書きます）を1つ選んでボードやフリップチャートに示してみてもいいでしょう。あるいは，配付資料2aや2bに提示されているような架空の例を使って，各ステップの鍵となる特徴を説明してもよいでしょう。これらには，このプロセスにおいて鍵となるいくつかの特徴を説明するために使える例がまとめられています。たとえば，トレーナーは価値に基づく3つ

の行為がどちらの事例でも比較的小さく，"毎日"のものであると指摘できるでしょう。このことは，価値とは本来，大げさなゴールを設定したり突然の大きな成果を作ろうとするものではなく，日々の行動習慣はもっとゆっくりと形作られるものであると伝えるのに役立ちます。人が人生において明らかにしたいと思っている価値に基づく行為の性質や強みと一致する日々の行動のパターンを徐々に積み上げていくようなものです。価値に基づく行為プロセスの要点が理解でき，徐々に積み上げられていくよう，まずは小さなことから始めることがメッセージとして伝えられます。

　価値のエクササイズでは，参加者は価値に基づくゴールを表明するかもしれませんが，最初のトレーニング・セッションではあまり多くの時間を費やさないようにします。その代わりに，第2セッションではより詳細なゴール設定のためのプロセスに焦点を当てていきます。そしてそこでは，参加者は第2セッションと第3セッションの間に位置づけられるより長い練習期間のための価値に基づくゴールや行為計画を作成します。

　この最初のセッションの重点は，価値を定義し，その価値をいくつかのすぐにできる行為のステップに変換するプロセスにあります。上述したように，私たちは参加者が第1セッションと第2セッションの間のホームワークとして実行しうる比較的小さな価値に基づく行為を特定してほしいという理由から，この方法を使用しています。価値の分類と価値の行為への変換は相互に強化しあうプロセスと認識されています[68]。それはつまり，価値を表明する作業は，参加者に価値を具体化しているような行動の具体的なパターンについて考えることに直面させ，価値に導かれた行為計画を立てることが今度は個人的な価値をさらに明確にするのを助けます。

価値に基づく行為に対する内的な障壁に気づく

　エクササイズのこの時点で，参加者はうまくいけば，翌週以降も意欲的に取り組むことができる価値と一致した行為を特定し，記録することができているでしょう。ホームワークの準備に取りかかる前に，グループは具体的な行為の妨げとなりうる障壁や障害について考えるように促されます。

価値に基づく行為の障壁について熟考を始めるのにシンプルで効果的な方法は，トレーナーがグループから例を引き出し，ボードやフリップチャートに記入することです。エクササイズのこの部分で，トレーナーはボード，あるいはフリップチャートの中央に1本の線を書き入れます。トレーナーはまた，片方に「**価値に基づく行為に対する外的な障壁**」と記入し，もう片方には「**価値に基づく行為に対する内的な障壁**」と記入します。外的な障壁とは，参加者が3つの価値に基づく行為に取り組むうえで障害となるようなあらゆる外部環境であるとトレーナーによって説明されます。内的な障壁とは，個人の価値に基づく行為の妨げとなるような役に立たない思考，気分，感情，感覚，他のことをしたくなる衝動などと説明されます。

　このとき，トレーナーがグループに役に立たない思考や感情は必ずしも否定的であったり，不快なものではないと伝えておくことが有効です。それはつまり，ありふれた，表面的には害のない思考や気分が，個人の価値に基づく行為の障壁として機能しがちだからです。トレーナーはグループメンバーに，翌週以降に価値に導かれた行為を行っていく際の妨げとなるようなそれぞれのタイプの潜在的な障壁の例の提示を求めます。

　内的と外的な障壁の違いは必ずしも明快ではありません。たとえば，参加者は外的な障壁として「時間がない」ことをよく挙げますが，十分な時間がないことを内的な障壁の例と考える参加者もいます。内的な障壁として列挙される最も一般的な個人の出来事は，困惑のようなもの，やる気が出ない感じ，疲れ，時間が迫っているのに気力がない，罪悪感，先送り，言い訳などです。この最初のセッションから，私たちはこのプログラムが，効果的で価値と一致する行為パターンに取り組むうえでのそういった**内的な**障壁の影響を少なくすることに焦点を合わせていることに気づきます。内的な体験は私たちの行動的有効性に対してしばしば複雑かつ力強い影響力を持っていると言えるでしょう。

パート3：プログラムの原理の実演と，ホームワークの割り当ての準備

　第1セッションのパート2までで，マインドフルネスと価値に基づく行為スキルの中心的な特徴のいくつかを紹介してきました。ここからは，この第1セッションの最終段階に入ります。ここでは，プログラム全体の目的をわかりやすく伝えるうえで，マインドフルネスと価値に基づく行為スキルとのつながりを浮かび上がらせることが有用です。このためのひとつの方法が，私たちが「2枚の紙テクニック」と（やや地味な名で）呼ぶ視覚的なプレゼンテーションです。

2枚の紙テクニック

　その名のとおり，この技法で必要なのは2枚の紙のみです。1枚の紙には「価値」，もう1枚の紙には「『役に立たない』思考／気分／感情」とそれぞれ大きく書いてトレーナーが手に持ちます。そして，以下のような実演に入っていきます。

　トレーナー：さて，私たちは今日，いくつかのすばらしいワークを行いました。この最初のセッションで，これら2つの中心的なスキルを皆さんにお伝えできたことをうれしく思います［トレーナーは「2つのスキル図」(p.83) を示す］。
　これは今日の主な目標でしたので，来週は本格的な内容に進むことができます。次回までにスキルの練習としてやっていただきたいことをお伝えする前に，トレーニング全体の目的について簡単に要約します。今

第5章　第1セッション：オープニング・プレゼンテーションおよびマインドフルネスと
　　　　価値に基づく行為に関するスキルへの導入

　日は特に，マインドフルネスと価値に基づく行為スキルとが密接に関連しているという実感をお持ち帰りいただきたく思います［トレーナーは「2つのスキル図」のスキルを結ぶ矢印を指す］。

　これが，私たちのやっていることです。［トレーナーは2枚の紙を持ち上げる（写真1を参照）］私たちの日常の行為や行動的有効性は，異なる2つのものの影響を受けています。一方で，私たちは自分自身の価値を持っています。今日この場で話してきたような，私たちそれぞれの行動を導くための選択をする個人の強みや資質です。もう一方では，私たち人間はそれと競合する内的な要因の束，つまり，いつなんどきでも表れる，頻繁に変化する思考，感情，気分も併せ持っています。この内的な要因群もまた，私たちの行動にしばしば強い影響を与えます。この紙にあるように，このトレーニングでは特に「**役に立たない**内的な要因群──価値ある目標と行為に向かう私たちの日々の能力を妨げる可能性がある思考，感情，気分，感覚」を見ていきます。ちょうどこの紙の上にそれらが書いてありますね。

　そして，このトレーニングを通して私たちが起こす変化は，基本的にこのようなものです［トレーナーは「価値」の用紙をさらに前に移動させる。「『役に立たない』思考／気分／感情」の紙は動かさずそのままの位置を保つが，少し後ろに隠れる形となる（写真2を参照）］。

　基本的に，プログラム全体を通して，日々の行為や人生の目標に向けより顕著なガイドとなるあなた個人の価値を作る手助けを行います。また，今私が紙を動かした際，「役に立たない内的な要因群」を取り除いてはいないことにもお気づきでしょうか。この紙もまだここに確かに存在します。これらを取り除こう，変えようという試みは一般的に効果を得られないですし，私たちの貴重なエネルギーを無駄にしてしまう傾向があります。私たちはその代わりに，この内的な要因に対してよりマインドフルになることで，価値が導く行為への妨げを少なくします［トレーナーは「価値」と「『役に立たない』思考／気分／感情」の2枚の紙を交互に前に出しながら提示し続ける］。トレーニングがどのようなものかを示すこのデモンストレーションについて，コメントや質問はあ

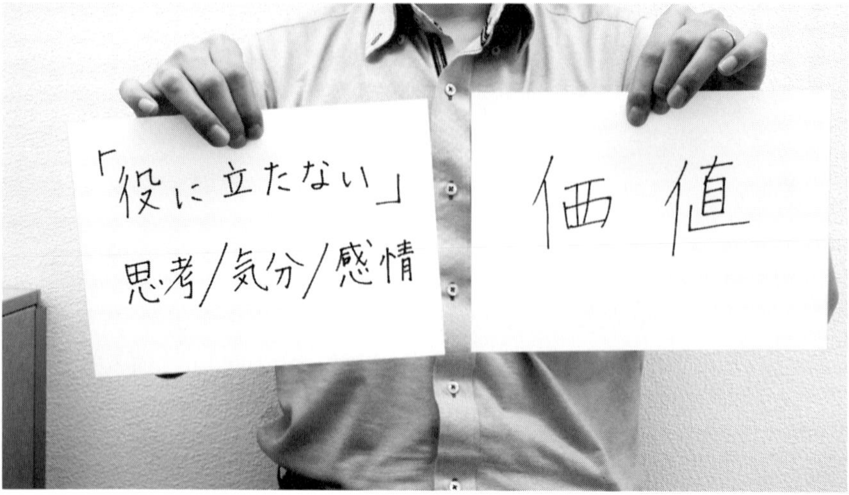

写真1

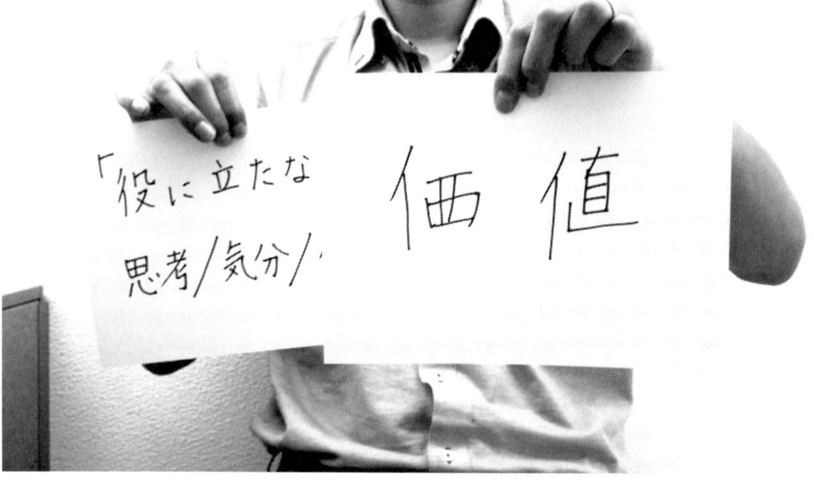

写真2

りますか？

　そのシンプルさにもかかわらず，この「2枚の紙テクニック」は驚くほど効率的で，トレーニング全体の目的を思い出させるものとしてすべてのセッションで（しばしば1回のセッションで1度以上）利用されます。この単純かつ視覚的なデモンストレーションは，いくつかの有用な機能を持っています。第一に，初回セッションのこの時点で使用された場合，セッションで行われた学習を統合するのを助ける「2つのスキル図」に続くもうひとつの要約ツールとして機能します。参加者は，「トレーニングは効果的で意味ある行動のガイドとなる個人的に選択された価値が徐々に顕著になるよう設計されている」というメッセージを持ち帰ることになります。第二に，（上述の例文で示されているように）役に立たない内的な障壁をコントロールしたり取り除こうとしたりする努力は必要でないとほのめかし，体験の回避が起きにくくなるようにこのテクニックを用いることもあります。最後に，マインドフルネス技法は役に立たない内的な要因が価値に導かれる行動的有効性に与える影響を減らす力を持っていることを伝えるためにも用いられます。これらの理由から，2つのスキルのつながりを強調することがここでの目標とされています。

ホームワークの割り当ての準備

　第1セッションを終えるにあたり，参加者に翌週（第2セッションの前に）行ってもらいたいマインドフルネスと価値に基づく行為の演習の概要を説明します。参加者がホームワークに従事する可能性（割合）を増加させるため，私たちはこの職場プログラムにおいて物事をできるだけシンプルに保つようにしています。配付資料3「ホームワーク：第1セッションから第2セッションまでの間」は，ホームワークの割り当てを要約し，翌週以降のペアまたはグループ・ディスカッションの準備として，体験したことの記録を促すものです。トレーナーは，セッション外でのスキルの練習の重要性を強調するのと同時に，もし提案された課題を完遂していなくても，第2セッシ

ョンに戻ってくるよう参加者を励まします。

　最初に割り当てられたホームワークは，先ほど終えたばかりの価値のエクササイズの自然な延長と言えます。具体的には，セッション中に特定された3つの価値に基づく行為へのマインドフルな関わりへと参加者を誘います。そして，トレーナーは参加者に，価値に基づく行為のホームワークの2つの主な目的を伝えます。

1. 価値に基づく行為を意識的に行うとはどのような体験かに気づくこと。
2. 価値主導の行為を実質的に妨げるいかなる内的な障壁をも自覚すること。

　具体的には，次のように伝えることができます。

トレーナー：皆さんの最初の課題をお伝えします。「次週再びお会いするまでに，意図的に，そして目的を持ってあなたの3つの価値に基づく行為を実行すること」これが課題です。そして，これらの行為を実行している間は，マインドフルである練習をすることが重要です。そう，何が起こるかに細心の注意を払ってください。それぞれの価値に基づく行為を行う前，行う最中，行った後に表れる様々な思考，感情，気分を心に留めてください。これらの内的な要因と格闘する必要はありません。今の課題はシンプルに観察し，記録することだけです。あなたの価値に基づく行為が簡単か，難しいか，気恥ずかしいか，楽しいか，ニュートラルか，または不快なのかに気づいてください。あなたが行動したときにあなたの周りの世界に何が起こるかに注意してください。他の人々が関わっている場合は，彼らがあなたの価値に基づく行為にどのように反応するかを見てください。

　もしあなたが1つないしそれ以上の価値に基づく行為が行えなかったとしても，重要な課題は，価値ある行為に対して内部の障壁として作用する可能性のある思考，感情，または気分をより意識するようになることです。あなたの行動をハイジャックするようなどんな内的な要因にも

目を向け続けてください。この説明は来週のエクササイズにも当てはまります。

　このように，私たちは参加者が価値ある行為の実行前，実行中，実行後にマインドフル（または「今ここ」にある状態）であることの重要性を強調します。私たちがこうした方法をとるのには，次のような理由があります。まず，これらの教示は，この最初のセッションで紹介したマインドフルネスの練習を基礎とする「今，この瞬間」への気づきを養うよう参加者に促します。次に，このプログラムの中心にある，マインドフルネスと価値に基づく行為スキルとの相互のつながりを再び強調します。最後に，参加者が価値ある行為の前・中・後に心理的に「今，この瞬間」にいるよう奨励することで，価値に基づく行為の強化につながる機会を増加させます。参加者は，ワークの進捗をチャート化する方法として，配付資料3「ホームワーク1：価値に基づく行為にマインドフルに従事する」の完成を求められます。

　もうひとつのホームワークは，呼吸法による10分間のマインドフル体験です。これも配付資料に含まれています。私たちは参加者に，第2セッションまでの間に少なくとも3回は行ってもらうよう伝えています（先述のとおり，参加者にはこれらのマインドフルネスのホームワーク用ガイダンスの音声が手渡されます）。この演習では，いくつかの簡単な身体への気づきから始まり，一呼吸ごとに起こる腹部の感覚と動きに意識を向けるマインドフルな呼吸に多くの時間をかけます。ガイダンスには典型的なマインドフルネスの教示が含まれています。

- 現在の身体感覚への気づきを持つこと（身体各所に意識を向けた後，腹部に意識を持っていくこと）。
- 思考に流されたときに，流されたと気づくこと。
- 自分が流されたと気づいたときには，呼吸による感覚と動きへと意識のスポットライトを戻すこと。
- 演習の間，呼吸に対する好奇心，関心，判断を避ける態度，何が現れようと「ただ気づく」という姿勢を養うこと。

- 身体的な感覚に意識を戻そうと繰り返す間，思考や感情が去来するのを許すこと

ここでトレーナーは参加者に先に述べた2つのポイントを思い出させます。それは，①これらの瞑想型の演習はマインドフルネスを発達させるうえで最もよく知られ，また最も強力な方法のひとつということ，②マインドフルネスは演習を繰り返すことで必然的に身につく「心理的な筋肉」のようなものということです。

環境による手がかりの設定

ホームワークの割り当て準備の一環として，トレーナーは参加者に，提案された演習を忘れずに実行するための手がかりとして，周囲の人や外部環境にリマインダーを設定する有用性を助言します。私たちが職場でのプログラムでトレーニングする参加者のほとんどは非常に忙しい生活を送っており，セッション外で行うよう勧められた活動を単純に忘れてしまうことも珍しくはありません。そこで，リマインダーとなりうる次のようなツールをグループの中心に置きます。

- 様々な色やサイズの付箋
- 携帯電話や財布，小銭入れ，コンピューターのスクリーン，鏡などに貼りつけられる小さな色つきのステッカー
- シリコン製リストバンド
- 小さなプラスチック製キーホルダー（価値や価値に基づく行為を書き込むスペースのあるもの）：参加者はそれぞれの価値に基づく行為が翌週実行されるよう，3つのキーホルダーが与えられる。

参加者は，職場や家庭で人やモノに取りつける視覚的なリマインダーとしてこれらのツールを選んで持ち帰るよう勧められます。加えて，電子カレンダーのリマインダーや携帯電話のアラーム機能を使用し，価値ある行為を行

第5章　第1セッション：オープニング・プレゼンテーションおよびマインドフルネスと
　　　価値に基づく行為に関するスキルへの導入　　　　　　　　　　　　　　　119

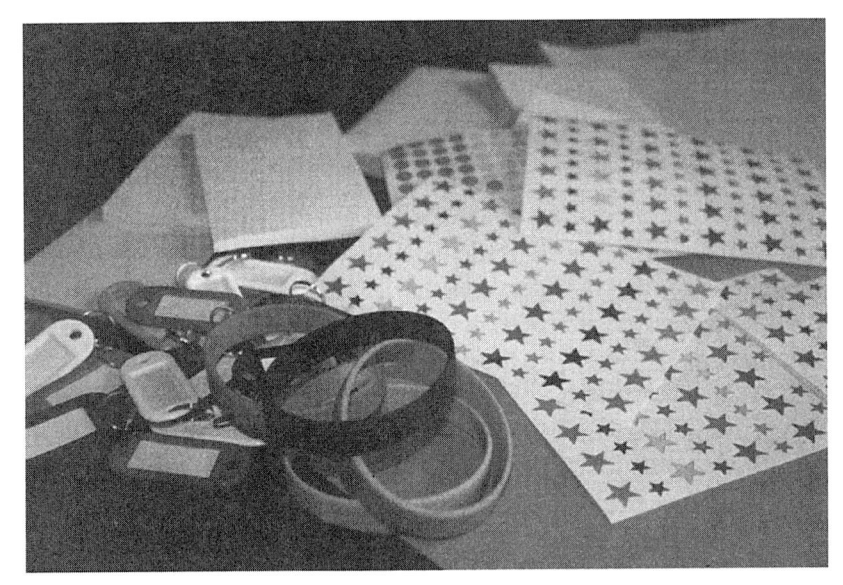

写真3

うための特定の日に前もって予定を入れておくといった他の有用なツールと方法も提案できます。もし十分な時間があれば，参加者同士でペアになって自身が翌週に行おうとしている価値ある行為について分かち合い，最も有用と考えるリマインダーの方法についての話し合いを行うとよいでしょう。

第1セッションの終結

　ホームワークの割り当てを明確に伝え終えたら，トレーナーは第1セッションの終結に向かいます。ここでは，参加者に第1セッションの演習への意欲的な取り組みに対する心からの温かい感謝を伝えることもあれば，最後にもう一度「2つのスキル図」を確認することもあるでしょう。また参加者には最後にもう一度，初回セッションの演習や講義内容に関する疑問点を表明し，コメントや質問をする機会が与えられるべきです。トレーナーはまた，次のセッションには，価値ある行為や目標を追求する私たちの能力を阻害する内的な障壁から自由になるのを助けるいくつかのマインドフルネスの演習

が含まれると伝えることで，第2セッションの見通しを与えることもあります。

第1セッションのまとめ

　第1セッションは（当然のことながら），プログラムがよいスタートが切れるようデザインされています。トレーナーは，プログラムにおけるACTの原理を伝え，いくつかの比較的穏やかな体験的演習を行い，そして価値に関する最初の検討を行いました。このセッションの主要な目的のひとつは，参加者がホームワークを試し，次のセッションに再びやってこようと思えるようにプログラムが提供するものに関心を持ってもらうことです。職場でのトレーニング場面では，プログラムで教わる技術を説明することや，これらの技術の実践方法の例を提供するなど，かなり直接的なアプローチが効率的，かつ好評であることがわかってきています。初回のセッションがうまく進行すれば，第2セッションで実施されるもう少し本格的なワーク（人々が価値ある行為に対する内的な障壁を「解きほぐす」ことを助ける方法）への基礎ができています。

第6章

第2セッション：
内的な障壁から価値に基づく行為へと解きほぐす

　第2セッションで（大抵は初回セッションの1週間後），トレーナーは様々な介入方法を用います。その目的は，第1セッションで紹介されたマインドフルネスのスキルと価値に基づく行為に関するスキルを，参加者が身につけられるように支援することです。第2セッションで扱われる体験的エクササイズやメタファー，グループでの話し合いは，いくつかのACTのコア・プロセスを目標にしています。そのプロセスには，「今，この瞬間」との接触，認知的フュージョン，アクセプタンス，価値の明確化，コミットされた行為が含まれています。第2セッションでは，いくつかの新しいスキル（たとえば，脱フュージョン・エクササイズ）が導入されますが，その一方で，参加者には，第1セッションで練習したエクササイズのうちのいくつかを繰り返す機会もあります。繰り返すエクササイズはマインドフルに呼吸すること，価値を明確にすること，価値を具体的な行為に移すことです。第4章でも述べたように，私たちは行動リハーサルがスキル向上の大切な側面であるととらえています。

　第2セッションにおけるトレーナーの大切な役割は，マインドフルネスと価値に基づく行為との密接で機能的な関連をさらに詳しく説明することです。ACTの観点から考えると，心理的スキルと行動的スキルを体験的に組み合わせることによって，最終的に高い心理的柔軟性がもたらされます。第2セ

ッションでの中心的なテーマは，内的な障壁から価値に基づく行為へと解きほぐすことですが，2つのスキルの関連は，適宜，その中心的なテーマの中で明らかにされます。

　これは重要なことですが，第2セッションには，効果を発揮しうる介入がたくさん含まれています。参加者は，厄介な（少なくとも，参加者自身を制限するような）心理的な内容をもっと自覚するよう促されます。そして，その人の価値に沿って行動しようとする際に，心理的な障壁として体験される，思考と感情に気づきを向けるよう促されます。ゆえに，実証された方法，標準化された方法，ACTと一致した方法でトレーナーがこれらの介入を進めるとき，その介入でトレーナーがどのような役割を果たすのかについて，私たちはこの章で何度も検討するでしょう。

　右記の表は，第2セッションの概観を示しています。

第6章　第2セッション：内的な障壁から価値に基づく行為へと解きほぐす　123

トレーニングのステップ	鍵となる介入
パート1	
マインドフルネスの練習を開始する	呼吸にマインドフルになる。そして，思考と感情に気づき，それらを自由に行き来させておく
ホームワークのふり返り	2人組やグループでの話し合い
トレーニングの原理について説明する	「バスの乗客」メタファー
パート2	
内的な障壁から価値に基づく行為へと解きほぐす	助けにならない思考内容に気づきを向ける。たとえば，アニメ声テクニックを使う，フュージョン・脱フュージョンを視覚的に実演する，思考をスクリーンに映す
気分や感情にマインドフルになる	「モノ化」するエクササイズ
パート3	
「価値」と「価値に基づくゴール」を明確化し，行為を計画する	4週間の価値に基づくゴールと行為計画を組み立てる
ホームワークについて話し合う	ホームワークの配付資料を渡す。そして環境上に手がかりを設置する。価値に基づくゴールを1つ宣言する。

パート1：練習の開始とホームワークのふり返り

　第2セッションは，「またお会いできてうれしいです」といった簡単な歓迎のあいさつから始めます。そして，目標にしている2つのスキルについて，手短に思い出してもらい（p.83にある，「2つのスキル図」を思い出してください），約10分間マインドフルネス呼吸を練習するよう促します。このプログラムは全体として，マインドフルネス・エクササイズをより進展させていくという形をとっています。それと一貫して，第2セッションの冒頭の練習では，判断することのない気づき（気づいてそのままにすること）を養うことを非常に重要視しています。参加者の意識は，エクササイズ中に浮かぶ，あらゆる思考，感情，感覚に向けられます。これらのアクセプタンスを目的とした説明を参加者に行うことは，2回目のトレーニング・セッションの内容とうまくフィットします。セッションには，次のことをねらった介入が含まれていて，それは①役に立たない思考のもつれをほぐすこと，②体験の回避を減らすこと，③アクセプタンスのスキルを向上させることです。

マインドフルネス呼吸の練習

　参加者にマインドフルネス呼吸を始める準備をしてもらいます。私たちはいつも次のように言います。「背筋をまっすぐにして姿勢よく座ってください。目を閉じてください。目を閉じたくない人は，ぼんやりとテーブルや床の方へ視線を落としてください。手は膝や肘かけの上にゆったりと乗せてください」。まず参加者に，体の様々な部位の感覚に気づくよう促します。次に，息を吸ったり吐いたりするときの，お腹が動く感覚に注意を向けるよう言います。その基本的な教示は，第1セッションの最後に挙げたものと同じ

です。このエクササイズに対する説明には，次のような教示が含まれます。

> 今の体の感覚とお腹の動きに集中してください。そうしながら，思考や感情を自由に行き来させましょう。

> あらゆる思考に注意を向ける練習をします。思考は単なる思考として現れます。それらを余計にもつれさせないように……思考をどこかへ追いやる必要はありません。思考がそのまま自然に流れ去るのを，ただ眺めましょう。

> お腹の今の感覚に注意のスポットライトを当てたままにしてください。エクササイズ中に思考や感覚が現れるかもしれませんが，どんな思考や感覚もただ認める練習をしましょう。

このような説明は，判断しない態度を養うことを目標としています。エクササイズ後の話し合いで，参加者はそれに関連した体験をグループ内で発表することがあります。マインドフルネスの重要な側面が明らかになるように，トレーナーはこれらの発表を利用し，要約してもよいでしょう。
　次に示すのは，このようなエクササイズに関するとても典型的な参加者の反応です。トレーナーの応答例も添えています。

トレーナー：とてもよかったですよ。1回目のマインドフルネス練習に参加してくれてありがとう。それぞれすこし伸びをしましょう……このエクササイズをしてどんな体験をしましたか？　今日は，それについて話し合うことから始めませんか？
参加者：どのくらいの時間，エクササイズをしていましたか？
トレーナー：だいたい10分です。この練習をしている間，どんなことに気づきましたか？
参加者：時間がとても早く過ぎたように思いました。エクササイズをしているとき，いろいろなものが移っていきました。本当に不思議でした。私

はしばらくお腹に注意を向けていました。でも，次の瞬間には意識がどこかに行ってしまいました。どこかわからない所をフワフワと漂っているようでした。それはまるで流されているようです。でも，戻ってきたとき，自分が何を考えていたのかさえ覚えていませんでした。

トレーナー：ありがとう，アフマド。その観察はとても参考になります。思考に流されて，戻ってくるのですね。その描写はとてもいいですね。向こうで何人かが頷いていますね。そのような体験が受け入れられたようです。バーバラ，このエクササイズをしているとき，なにか似たようなことに気づきましたか？

アフマドの体験に対して，トレーナーはごく短く答えます。そのなかで，トレーナーはグループのプロセスを意図的に利用します。具体的に言うと，トレーナーはひとりの体験のみを詳しく検討するのではなく（それを選択することもできますが），すぐにグループの他のメンバーともコミュニケーションをとるようにします。そして，体験を発表するよう導きます。このシンプルな方法によって，グループ内の相互交流が増します。それに，このようなグループを促進する方法をとると，参加者は互いに体験を共有しはじめます。これは，単にトレーナーに報告することや，黙って「順番を待つ」こと以上の効果があります[7]。

これ以外にも，同じエクササイズに対して，トレーナーのよく使う応答があります。

参加者2：束の間でも思考を手放すのがいいんだなと思いました。いつも，何もかもが緊急で重要な気がしてしまっているんです。そう思えることがあまりにも多すぎます。「急げ，急げ」と言われているような，そんな気がします。でも，やらなければいけないことは尽きることがありません。思考を手放すことで，気分がすっきりしました。それはうまく仮眠がとれたのと似ていますね。

トレーナー：ありがとう，マリア。このエクササイズをした後，そんなように言った人が前にもいました。あなたの体験は，それともとても似ていま

す。あなたの言った「手放す」という言葉は，とてもぴったりですね。その言葉は，マインドフルネス・エクササイズに実にしっくりきます。私たちはここで，思考にすっぽり包み込まれないでものを見る練習をしています。つまり，思考をただ思考として気づき，それが行き来するのを好きにさせるのです。それと同時に「**私たち自身**」は今この瞬間に留まるのです。エクササイズの説明にあったように，私たちはどんな思考も回避しないし，どこかへ追いやろうともしません。そうではなく，このエクササイズではマインドフルに気づくことが重要です。それはつまり，エクササイズ中に現れたどんなことにも，温かい気持ちと穏やかな好奇心を持って，ただ気づくということです。

トレーナーはディスカッションのある時点で，次のようなことを参加者に伝えると役立つかもしれません。それは，エクササイズ中に望ましくない思考や感情が現れることは，いたって普通であるということです。伝えようとしているのは，そのような体験に気づくこと自体が有益で意味のある練習だということです。

◆ トラブルシューティング ◆

　トレーナーにとって重要なのは，マインドフルネス・エクササイズの些細な「誤用」に対して，常に警戒しておくことです。私たちの文化が体験の回避を支える以上，次のようなことはおそらく避けられません。参加者の中には，望ましくない認知や感情をコントロールするためや，回避するため，妨害するためにこのエクササイズを利用する人がいます（この現象に関する有益な意見は，Segal ら[113]を参照してください）。この問題は，ある事実によってさらに複雑になります。それは，初めてマインドフルネスを知った後，多くの参加者がポジティブな体験（あるときはわずかな多幸感さえ）を報告するということです。そして，時に参加者は瞑想エクササイズにリラックス効果があることを知り，リラックスすることが目標であるという誤った理解に陥ります。したがって，このプログラムの大まかな性質を考えると，参加者がエクササイズをどう受け取って使用しているかについて，トレーナーはそれを探ったり知っておいたりすることに熟練しておく必要があります。ただ，第2セッションの最中とその後に関してはこのことはあまり問題にならないかもしれません。なぜなら，第2セッションで導入された介入のすべてが，あるメッセージを伝えているからです。そのメッセージとは，役に立たない心理的内容にさえ，より気づき，受け入れる姿勢の向上を，私たちは目指しているということです。

ホークワークのふり返り

　ホームワークを詳しくふり返ることの重要性については，いくら強調してもしすぎることはありません。参加者はセッション外でも課題をするよう勧められますが，それをふり返ることの機能は，参加者が課題に取り組んだかどうかを確認するだけにとどまりません。それ以上に，ホームワークを十分にふり返ると，次のようなトレーニング目標が達成しやすくなります。

- マインドフルネスのプロセスと，価値に基づく行為のプロセスの重要な特徴について，参加者が理解しているかを明らかにすること。
- マインドフルネスのスキルと，価値に基づく行為のスキルを，セッション内から日常生活の中へと般化させることの重要性を強調すること。
- マインドフルネス・エクササイズと，価値に基づく行為のエクササイズをセッション外で行った参加者を強化すること。

マインドフルネスのホームワークのふり返り

　はじめのマインドフルネス・エクササイズの体験をまとめると，自然とホームワークのふり返りへ話題が広がりやすくなります（なぜなら，しばしば参加者は，セッション内で行ったマインドフルネス・エクササイズと自宅で行ったものとの違いについて，進んで考えるようになるからです）。マインドフルネス・エクササイズのホームワークで，参加者がどのような体験をしたかを把握するために，トレーナーはさらに数分を必要とするかもしれません。これには，定期的にエクササイズを行うことに関する，いくつかの難題について話し合うことも含まれます（例：時間がない，寝入ってしまう，面倒だ，家で邪魔された）。

　トレーナーはこの機会を利用して，一日を通してマインドフルネスを練習する方法は他にもあることを強調してもよいでしょう。たとえば，自動操縦モードから抜け出して，朝の日課をこなしているときに（シャワーを浴びる，

歯を磨く，お茶を飲む，仕事へ向かう），今の身体的感覚や体の動きに気づくようにするのです。参加者にレーズン・エクササイズを思い出してもらい，毎日いっそうマインドフルに食事をしたり，おやつを食べたりすることによって，同様の練習をするように勧めます。ここで参加者に伝えたいことは，毎日（たとえ数分間でも）何らかのマインドフルネスを行うことが役に立つということです。マインドフルネス呼吸のような，より正式な瞑想エクササイズは，注意深い意識を向上させる最も効果的な訓練方法として，参加者に紹介されます。だからといって，それをしなくとも，一日を通してマインドフルネスの基本的スキルを上達させる機会はたくさんあります。身体を意識するようにという簡潔な教示を行うことによって，参加者は今この瞬間へ気づけるようになると，私たちは考えます。すなわち，彼らが習慣的に頻繁に体へ意識を向けるように援助します。それが自動操縦モードから「目覚める」方法なのです。

　ホームワークのふり返りの最後に，トレーナーは次のことを手短に繰り返してもよいでしょう。それは，なぜマインドフルネスが，心理的ウェルビーイングや行動的効果を改善するために有用なスキルとして考えられているのかについてです。第1セッションで述べられたように，マインドフルネスは「心理的トレーニング」を繰り返すことによって自然と発達する「心理的な筋肉」のようなものであり，このことを示唆することは有益であると私たちは考えます。

ホームワーク「価値に基づく行為」のふり返り

　いくつかの基本的なマインドフルネスのスキルを向上させることは，この職場プログラムの重要な要素です。一方で，興味深いことに，様々なマインドフルネス・エクササイズを行うことによって，役に立たない考えや感情，衝動，気分がある状態であっても，人々はその人の価値に基づく行為に対してより専念できるようになります（つまり，心理的柔軟性を高めることができます）。先述したように，第1セッションと第2セッションの間の週で参加者に求められるのは，価値に基づく行為を意識的に注意深く行うことです。

トレーナーにとって，価値へ視点を移す最もシンプルな方法は，「2つのスキル図」を再び参照することです。

　私たちがよく参加者に勧めるのは，価値に基づくホームワークについて話し合うことです。はじめのうちは2人組や3〜4人の小グループで話し合ってもらいます。また，それに先立って，トレーナーは，グループ内のどのくらいの参加者が価値に基づく行為を意識的に選択できたのかを大まかに把握しておくとよいでしょう。たとえば，「ちょっと興味があるのでお尋ねします。先週，価値に基づく行為を明確にしました。それに注意深く取り組めたという人はどれくらいいますか？　1つの行為でもいいですよ」などと尋ねるのです。参加者に手を挙げてもらって，これに答えてもらってもよいでしょう。もしグループ全員が，少なくとも1つの価値に基づく行為を行っていたら，何人が明確にした行為の2つあるいは3つすべてに取り組んだかについて，トレーナーは尋ねることもできます。トレーナーはホームワークについて尋ねるとき，常に評価せずに興味を持って接するべきです。ここでの目標は，セッション外で練習する時間を取ることに，参加者がどのような課題を抱えているかを把握すること，そして，参加者が取り組んだどのような練習に対しても，適切なレベルで労をねぎらうことです。

　第1セッションで，ホームワークの準備をしました（周囲の人や外的環境などに，行動を起こす手がかりを設置するよう勧めました）。そのとき適切に気をつけてさえいれば，どのグループでも，参加者の大半が前の週に目的を持って価値に沿った行為に取り組んだ可能性は十分にあります。しかし賢明なのは，すべての参加者がホームワークを行っているとは限らないと，あえて想定しておくことです。ホームワークのふり返りを行うときは，それがホームワーク完遂のいかんにかかわらず役立つようにするべきです。2人組や小グループで話し合ってもらうとき，参加者に次の点を考察しディスカッションするよう言うとよいでしょう。

- 3つの価値に基づく行為を実行することは，簡単だったか，それとも困難だったか。
- 価値に基づく行為を実行することによって，あるいは実行しなかったこ

とによって，どのような結果がもたらされたか。その結果は参加者自身や周囲の人にどんな影響を及ぼしたか。
- 今週，価値に基づく行為をしようとしたとき，どのような内的な障壁（役に立たない考えや感情，衝動，気分）に実際に邪魔されそうになったか。
- 今週，価値に基づく行為をしようとしたとき，どのような外的な障壁に邪魔されそうになったか。
- 行動するうえでのガイドとして価値をうまく使っていくということに関して，全般的にどのような印象を持ったか。

　参加者が自分たちの体験をある程度話し合った後，全体グループに戻ってもらいましょう。通常，トレーナーはある質問をすることによって，グループのより深い気づきを引き出すことができます。たとえば次のような質問です。「このホームワークの感想を発表したい人はいませんか？」あるいは「ちょっと聞かせてほしいのですが，この価値に基づく行為のホームワークはどのように設定しましたか？」次に，トレーナーは数人の参加者の体験をまとめて，いくつかの問いかけをしてもよいでしょう。そうすることで，この行動プロセスの重要な特徴を繰り返し伝えることができます。
　いきいきとした感覚や動機づけや目的は，価値に沿った行動活性化から引き出され，向上します。トレーナーは，それらに関するどのような表現も，見つけ強化することを目指すべきです。私たちは心理的柔軟性の向上をねらいとしているわけですが，トレーナーのその姿勢は，特に次のようなときに役立ちます。それは，参加者が，価値に基づく行為をやり遂げられるという見込みを持ったときです。たとえ，その時点で参加者があまりそう感じていなかったとしても，その姿勢は役に立ちます。これらの成果を強調することによって，トレーナーが訴えかけるのは，役に立たない今の内的状態が，価値に基づく行為への重大な障壁になるとは限らないということです。同じように，一瞬の思考や，感情，他のことをするように駆り立てる衝動によって，価値に基づく行為が「乗っ取られた」と参加者は報告するかもしれません。その場合は，この報告を利用して，次の点を強調してもよいかもしれません。

第 6 章　第 2 セッション：内的な障壁から価値に基づく行為へと解きほぐす　133

それは，行為への障壁として機能している内的状態には，しばしば巧妙な力があるということです。そして，私たちの行動に影響するものについてより自覚的になるということは，大きなメリットであるということです。

　次のやりとりは，ある一人の参加者（私たちは彼女をポピーと呼びます）とのものです。彼女は，価値に基づく行為のひとつを，泳ぎに行くことだと明確にしました。ポピーはその週に泳ぎに行き，この価値ある行動が，エクササイズに起因するものだと考えました。そして，彼女はいくつかの有益な観察をし，トレーナーがそれを取り上げました。

参加者：皆さん，遠慮なく言わせてね。このエクササイズは，私が腰を上げるのにすごく役立ったわ！

トレーナー：［大きな声で笑って］ポピー，ここではいくら遠慮なく言ってもいいんですよ。あなたが何を言いたいのか，もう少し聞かせてもらえますか？

参加者：いいわ。これまで，私はフィットネスのために泳ぎに行っていたの。本当は，もっと泳ぎに行きたいのよ。数年前は競泳をしていたんだもの。もう一度，真剣にトレーニングしてみたいの。本当にそう思っているのに，先延ばしにしてしまうの。外的な障壁はそんなに多くはないのよ。でも，プールに行く煩わしさを考えはじめると，すぐ先延ばしを始めるの。たとえば，駐車場所を見つけること，水着に着替えてまた服を着ること，塩素の臭いを取るために髪を洗わないといけないこと。どれを考えても先延ばしを始めてしまうの。ここに書きとめたことを見ると，ぜんぜん役に立たないような気がするわ。でも，前回のセッション直後の火曜日の夜，私は玄関のドアに付箋紙を貼りつけたの。そこに書いたのは，「泳ぎに行く」，それだけ。翌日，私は泳ぎに行ったわ。このとき，泳いだ後にどのくらい気分がよかったか，それを思い出そうとしたわ。そう思い出し続けることが，私には必要だと思うの。だって，私が立ち上がって泳ぎに行くとき，それを思い出すと，私は一歩を踏み出しやすくなるから。

トレーナー：ありがとう，ポピー。価値に基づく行為をするために，あなた

は付箋紙を使ったんですね。お見事です！　このちょっとした作戦はシンプルに見えますが，たいてい，びっくりするほど効果があります［このとき，トレーナーはグループ全体に働きかけている］。他の人たちもポピーの体験に共感できますか？　私たちは，価値に基づく行為を選ぶことができますし，いつもそうなるようにできるかもしれません。さて，厄介なことに，一方で私たち人間は，あまり役に立たない考えや感情も持っています。それらは，何かを実行することをやめさせてしまうことがあります。それが意味するのは，私たちの行為への障壁を**内側**に持っているということです。ポピーの例はまさにぴったりでした。というのは，彼女はいくつかの役に立たない考えに気づき，それでもなお，泳ぎに行くという価値に基づく行為を実行したからです。一言で言えば，それこそが，2つのスキルを活かして，皆さんにもっとやってほしいことです。ひとつは，内側にあるものに気づくスキルです。行為をそれに合わせる必要はありません。もうひとつは，価値が日々の行為を次第に力強く導くようにするスキルです。

　皆さんも価値に基づく行為のホームワークをしましたが，同じような体験をしましたか。それとも，まったく違いましたか。2人組でそのようなことを話し合ったところはありませんか？

　価値に基づく行為のエクササイズは，体験が促進されるように作られています。ポピーの例を使うと，そのことを具体的に説明できます。私たちの観点から見て特に役立つことは，泳ぎに行った後の気持ちを鮮明に味わったと，ポピーが報告していることです。エクササイズをするときは価値ある行為を**注意深く**実行するように（価値を生活に適用したとき，何が起きるかに注意するよう），ポピーは明示されました。そのため，彼女はこの潜在的に重要な強化子に触れる準備を十分にしていたと考えられます[35]。

　さらにポピーの例が示唆しているのは，彼女が内的出来事についてさらなる気づきを得たことです。彼女は内的出来事によって，泳ぎに行くという価値ある行為を，危うく「上書き」されそうに，あるいは「ハイジャック」されそうになりました。さらに，これらの体験はおそらく，ポピーがこの先同

じように行動する可能性を高めることに機能するでしょう。つまり，そこにたどり着くことや，駐車場所を見つけること，髪を洗うことなどの煩わしさについてあれこれとどうしようもなく悩んでしまったとしても，そうしながらも彼女が泳ぎに行くということです。また，ポピーのエクササイズ中の体験は，概してポジティブでした。このことは，彼女が人生の他の領域で活動するときに，価値をガイド役として考え，用いることを後押しするかもしれません。

　もちろん，ポピーの例のように，すべての参加者が洞察的な（そして，潜在的に強化的な）体験をするとは限らないでしょう。とはいえ大抵は，どのグループも少なくとも数人が価値に基づく行為を行い，なにかしらの結果によって強化されています（そこで得られる「結果」とは，単に，以前からしようと思っていたことをやってみたときに得られる何かと，同じくらいシンプルでありふれたものであってよいのです）。また，もし価値に基づく行為が前の週に行われていなかったとしても，このホームワークをふり返り，話し合いの場を持つことは，何が私たちの行動に影響を及ぼしているかということに，参加者に気づいてもらううえで，役立つでしょう。

　基本的にこのプログラムでは，ホームワークのふり返りを組み立てやすくするために，あえてマインドフルネスと価値に基づく行為を別々に練習しています。次のステップでは，プログラムの原理をさらに示しますが，その原理は第2セッションの中心テーマに関わってきます。参加者はその原理を知ることによって，2つのコア・スキルを関連づけやすくなります。覚えているかと思いますが，第1セッションでこのプロセスを始めたとき，「2枚の紙テクニック」をときどき使いました。それはシンプルですが効果的なスキルでした。次の節では，所々で，ACT の「バスの乗客」メタファーを説明します。同じ基本的な原理を伝えるときに，このメタファーが役に立つでしょう。

「バスの乗客」メタファー

　「バスの乗客」メタファーは，ACT の中で最もよく知られた技法のひとつ

です。それは，ACT について書かれた最初の本に登場します（文献 67, 68 の p.250-251）。それ以来，後に続く多くの ACT のテキストに何らかの形で記述されてきました。このイメージは，働く人々に向けて ACT に基づくトレーニングを伝えるときにも有用であると，私たちは考えます。そして，トレーニングの原理を示し，マインドフルネスと価値に基づく行為の機能的関連を説明するときにも，このイメージを用います。

　ホームワークをふり返った後，「バスの乗客」メタファーを始めるために，トレーナーは次のように言ってもよいでしょう。

トレーナー：皆さんにこのトレーニングの基本的な原理を知ってもらいたいのですが，ちょっと面白い方法で説明しましょう。マインドフルネスのスキルと，価値に基づく行為のスキルとの間には重要な関連があります。特に，この点が明らかになるようにお話しします［このときトレーナーは，「2 つのスキル図」の中にある矢を示す］。不思議に思われるかもしれませんが，このことを知るいちばんの近道は，ある物語を読んでみることです。ある運転手がバスを走らせています。そのバスには，たくさんの乗客が乗っています［トレーナーは大きな挿し絵を示す。一人の運転手が，「モンスター」で満員になったバスを走らせている絵（**図 6.1** 参照）。各参加者には，同じ絵の縮小コピーを渡す］。これを見てください。

　皆さんは，このバスの運転手です。これを人生のバスとしましょう。便利なバスの便には，いろいろな客が乗っています。想像してみてください。この乗客はすべて，あなたの考えや感情，何かしたい衝動です。私たち人間が体験する，内的なもののほとんどが乗っています。あなたは運転手として，自分のバスの行き先を選んでもかまいません。エンジンをかけ，ハンドルを握ってもかまいません。ある乗客はとても協力的かもしれません。彼らは行き先に賛成してあなたが運転手として良い仕事をしていると言ってくれるでしょう。別の乗客は，あまり協力的ではないかもしれません。バスの行き先に異議を唱え，バスを止めろとか，行き先を変えろなどと言うでしょう。そして，また別の乗客はとても意

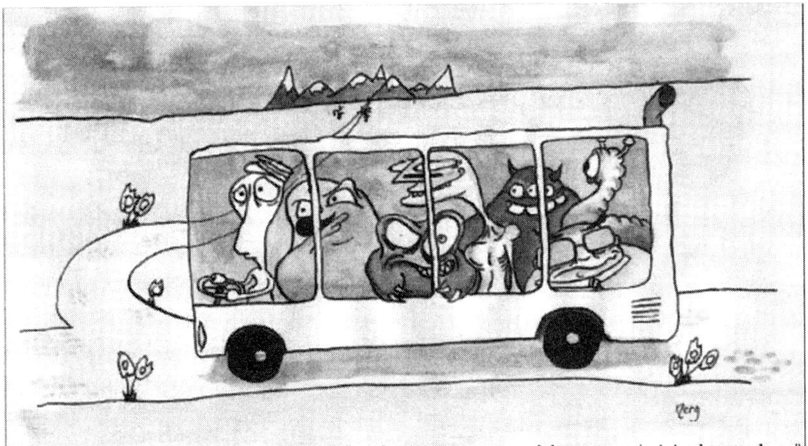

第6章　第2セッション：内的な障壁から価値に基づく行為へと解きほぐす　137

図6.1　バスの乗客

地悪かもしれません。あなたを批判するかもしれませんし，くだらない運転手だと言うかもしれません。何もかもうまくいかないと予告するかもしれません。人間はどうしても，こういう状態になってしまいます。つまり，私たちは皆，何らかの乗客をバスに乗せていて，乗客は運転手に構ってほしいと思っています。乗客は私たちに耳を傾けてほしいし，彼らが指示する方向にバスを走らせてほしいと思っています。そして，ここが大切なのですが，乗客が運転手に影響を与えているということに，人は気づきにくいものなのです。そのため，それらが行為にどのように影響しているかについて，私たちはあまり気がつきません。このセッションで，たくさんのマインドフルネス・エクササイズを行いました。そのエクササイズは，皆さんが乗客にもっと気づけるようになるよう意図されています。つまり，エクササイズを通して皆さんは，少し距離を置いて，乗客が何者であるかを見極められるようになるでしょう。また，乗客が何を言い出しても，あなたは自分自身の選んだ方向に従うことができるようになってきます。

　次に進む前に，皆さんにお聞きしたいことがあります。このバスの物

語は，人間の状態を表していると言いました。皆さんはこの物語をどのようにイメージしましたか［*トレーナーはグループから，いくつかの意見を引き出す*］。

　わかりました。では，ひとつ質問をします。私たちの乗客の何人かが，私たちのウェルビーイングや行動に良くない影響を与えていたとします。そのことに，運転手である私たちが気づいたとき，車を道端に寄せて，後部席へ行き，彼らをバスから降ろそうとしますか？

参加者 1：うーん，悩みますね。あなたが言うように，彼らは私たちの一部であり，人間の一部なんですよね。

トレーナー：そうです。こういうものを持つことは人間の体験の一部です。確かに，私のバスにはあまり役に立たない乗客がたくさん乗っています。たぶん，皆さんにもそういうときがあるでしょう。

参加者 2：それに，たとえ彼らのうち何人かをバスから降ろすことができたとしても，次の停留所で，もっとたくさんの何かが乗ろうと待っていて，バスはいっぱいになるじゃないですか。

トレーナー：面白いですね。物語に重要な点を加えてくれましたね［*トレーナーは次に進む前に，グループからいくつかのコメントを引き出す*］。

トレーナー：たくさんの心理学の研究からわかったことですが，好ましくない乗客と闘おうとすることは，私たち人間にとってあまり効果的な方法ではありません。彼らと闘うと，つまり，彼らをバスから降ろそうとすると，なんと，好ましくない乗客は弱くなるどころか強くなります。奇妙なことですが，私たちが気にしたり力を注ごうとしたりすればするほど，彼らは大きくなるのです。基本的に，彼らと闘うことは貴重なエネルギーを消費することです。そのエネルギーがあれば，私たちは進みたい方向へバスを走らせることができるでしょう。

　おかしなことがあります。乗客の何人かは，不愉快で役に立たないかもしれません。ですが，彼らがバスに乗っていても，実際はたいしたことではありません。一日の終わりに彼らをちゃんと見てみると，最も役に立たない乗客でさえ，単なる思考と感情でしかないのです。彼らが私たちに命じることを，そのとおりに行う**必要**はありません。確かに，彼

らはあちこちの座席によじ登ったりするかもしれませんし，騒がしくするかもしれません。バスの中を動き回り，前の方へのろのろと歩いてきて，私たちに醜い姿を見せるかもしれません。とはいえ，彼らがすることは，せいぜいそれくらいです。彼らに嚙まれるよりガミガミ言われる方が辛いと，皆さんは言うかもしれませんがね。

　私たちはほとんどのワークショップで，バスのメタファーを使っています。画像を見せ，それに伴う話し合いをすることによってメタファーを説明します。しかしながら，グループで ACT を伝える利点のひとつは，もしそのときのグループや文脈に役立つようであれば，体を使ってその種のメタファーを示すことができる点です。たとえば，参加者には乗客を演じてもらうとよいでしょう。乗客には，「心配」「自信喪失」「不安」「失敗恐怖」「ダメな自分」「めんどくさい」「時間がない」などがいます。Tシャツの前や背中に役を印字し，それを参加者に着てもらうのもよいでしょう。部屋の中に椅子を置き，バスの座席のように配置します。トレーナーは，参加者に立ったり座ったりするよう指示します。参加者は自分の役に沿って，事態を表現します。次に，参加者は運転手（もしできれば，小道具としておもちゃのハンドルを使います）の前に交代で座ります。そして，乗客の言うことが，どのようにバスの運行や進行方向に影響を及ぼすのかを体験します。

　バスの物語を描写したり演じたりする代わりに，ACTにヒントを得たこの種のメタファーを，アニメで示すのもよいでしょう。ここでは2つのアニメをお勧めします。ひとつは，「ボートの上の悪魔」です。このアニメはジョー・オリバーによって作られました。http://contextualpsychology.org/demons_on_boat で入手できます。もうひとつは「内なるハイジャック犯との闘い」です。これはインターネット上のhttp://www.youtube.com/watch?v=NdaCEO4WtDU から入手できます。もし，トレーニング室で視聴覚装置が使えるのであれば，アニメ映画を上映するなど，様々な形でこれを伝えることができます。

バスのメタファーの色々な使い道

　バス（もしくは，ボートの上の悪魔）のメタファーには，大きな強みがあります。強みのひとつは，メタファーを使うと，ACTのコア・プロセスがすべて明らかになることです。たとえば，先の抜粋で，トレーナーは心理的内容を「モノ化」する（ある思考をバスの乗客と描写する）ことによって，脱フュージョンを促進しようとしました。さらに，同じやりとりのなかで，トレーナーは体験の回避を防ごうとしました。トレーナーはこれを行うとき，次のような方法を用いました。つまり，なぜ私たち人間は望まない思考や感情をバスからあっさり降ろしてしまえないのか，それを参加者に考えさせました。そして，乗客をコントロールしようとすることは，それほど効果的な方法ではないことを示唆しました。また，運転手の選んだ行き先について触れ，バスを進め動かすことは制御できることかもしれないと言及しました。そのようにメタファーを用いると，行動的な意味での，価値の重要な機能が，自然と明らかになります。

　その導入の後，トレーナーと参加者はバスのメタファーを定期的に引用します。たとえば，価値に基づく行為への内的な障壁はもはや，バスの中の「役に立たない乗客」と呼ばれるだけになるかもしれません。脱フュージョン・スキルとアクセプタンス・スキルを向上させるために考案された介入があるのですが，次の章では，その介入を導入する準備を整えるために，どのようにメタファーを拡げて用いるのかを示します。

パート2：内的な障壁から価値に基づく行為へと解きほぐす

　第2セッションの中心部分には，重要なエクササイズがいくつかあります。このエクササイズの第一の目的は，参加者が脱フュージョン・スキルとマインドフルネス・スキルを上達させることです。脱フュージョンとアクセプタンスは，「2つのスキル図」(p.33) のマインドフルネスの部分で知ることができます。

　「バスの乗客」のメタファーを用いる目的のひとつは，この次のトレーニングに向けて，基本的な知識と原理を示すことです。特に，次の重要なメッセージを伝えるために，トレーナーはメタファーを用います。

- バスの運転手は，その人の思考や感情である乗客とは，異なった存在です。
- 乗客の何人かは，運転手の行動に役に立たない影響を及ぼします。言い換えると，運転手がその人の価値ある方向へバスを走らせようとするのを，彼らは邪魔するかもしれません。
- 役に立たない乗客を降ろそうともがくことは，おそらく成功しません。
- 乗客は時折，運転手の行為に対して，一見するとわかりにくい形で影響を与えます。つまり，乗客への気づきを向上させることが重要だということです。

　バスのメタファーを説明する最終段階になると，トレーナーは，達成目標である2つのコア・スキル（マインドフルネスと価値に基づく行為）を関連づけます。そして，役に立たない乗客たちから私たちが自由になるために，

次の一連のエクササイズがどのように工夫されているかについて，トレーナーは手短かに説明するとよいでしょう。

トレーナー：いいですか。皆さんがこのセッションで学んできたスキルは，乗客をバスから降ろすためのものではありません。彼らを静かにさせるためのものでもありません。そうではなく，マインドフルネス・スキルを向上させると，最も役に立たない乗客についてでさえ，私たちはまったく新しい見方をすることができます。乗客たちと闘ったり，注意を払わずに彼らに私たちのすることに口を出させたりするのではありません。私たちが今日学んでいるのは，私たち自身を彼らから少し**自由**にする方法です。これができると，今度は，バスの運転手の能力が向上します。つまり，乗客が何をしても，運転手はバスを価値ある方向へ進ませることができるようになります。

　ここでトレーナーは役に立たない思考や感情から，私たち自身を自由にすることについて話をしますが，この時点では，参加者が私たちの意図することをわかっているとは期待しません。バスのメタファーのところで，私たちは次のように示唆したにすぎないのです。その示唆した内容とは，乗客を闘いに巻き込んだり，私たちのすることに口出しさせたりするのではない，乗客への関わり方が他にあるということでした。脱フュージョン・スキルとマインドフルネス・スキルがどのように体験されるかは，今から導入するエクササイズにおいて明らかになるでしょう。

　この次のトレーニングは，次の説明をすることから始めます。それは，どうすれば人は役に立たない思考から自由になれるのかということと，そうしなければ，役に立たない**思考**は，価値に基づく行為への内的な障壁として機能する（認知的フュージョンとも言います）ということです。その次に，私たちは体験的エクササイズ（体を使ったエクササイズ）に入ります。そのエクササイズは，参加者が気分や感情に対して，よりマインドフルで判断することのない気づきを向上させられるよう工夫されています。

思考の障壁から自由になる（脱フュージョン）

　脱フュージョン・エクササイズは，人を本質的に鍛えるトレーニングです。これが鍛えられると，人は役に立たない思考にあまり真剣に取り合わなくなりますし，思考のプロセスを進めることに注意を向けられるようになります。そして，思考が必ずしも行為を支配するわけではないということを体験的に学びます[56]。重要なことですが，ACT が促しているのは，参加者がいつも**すべての思考内容から抜け出す**ことではありません。そうすることは，重要ではないし，おそらく役に立たないでしょう。むしろ，ACT の脱フュージョン方略が最も大切にしているのは，価値に基づく行為を妨げる思考を，参加者が見分けてうまく付き合えるようになることです。これが，トレーニングのなかで，役に立たない思考について話し合ったときに，私たちが意図していたことです。したがって，このトレーニングで用いられた脱フュージョン・エクササイズは，独立して用いられるものではありません。それは，最終的には，参加者が日々の行動パターンを価値とより一致させることに，役立つよう意図されたテクニックとして提示されます。

　私たちは，脱フュージョンを明示的に目標としたトレーニング段階に入ろうとしています。とはいえ，このプロセスは，すでにプログラム開始時からトレーナーによって培われてきていました。たとえば，はじめからトレーナーは「マインド」という言葉を口にしてきました。マインドとは，頭の中でおしゃべりをする側であって，それに気づき意識している自分とは別の存在なのです。こういった脱フュージョン的な言葉は，考えている人と，考えそのものとの間に，健康な心理的距離を作り出せるよう意図されています。

　同様に，この第 2 セッションの開始時に用いられたマインドフルネスの練習は，参加者に頭の中で展開する思考のプロセスに気づくように促し（同時に巻き込まれないようにして），脱フュージョンを進めます。こういったメタ認知の練習について，次のように説明してもよいでしょう。「この練習をすると，参加者に気づきが生じたとき，思考を単なる**思考**として，ちらりと見るのに役立ちます」というように。前述のように，「バスの乗客」メタフ

ァーは，私的出来事を客観視することを通して（つまり，まるでそれがバスの後ろにいるアニメのモンスターであるかのように，役に立たない思考や自己批判的な思考について話し合うことによって），思考と距離をとる機能も持っています。

　第 2 セッションで，私たちはいくつかのエクササイズを導入します。これは，脱フュージョンの促進をより明確に目指しています。私たちは一連の脱フュージョン技法を用いますが，それは，参加者があらゆる心の中の会話について，内省することから始めます。参加者が気づくのは，心の中の会話が自分を制限していることや，あるいは個人の価値に基づく行為を効果的に行ったり価値と一貫した行為に専念したりすることから，何らかの方法でやめさせられることです。このエクササイズの一環として，マインドが役に立たないおしゃべりをしているとき，参加者が各テーマ（複数のテーマ）を特定できるようにします。そして，そうした結果，マインドがあまり役に立たなそうなとき，つまり，マインドが価値ある行為を効果的に遂行するのを「ハイジャック」する恐れのあるとき，私たちは，参加者がマインドにふさわしいラベルやニックネームを見つけられるよう促します。この方法は，本プログラムではグループ形式に提供されていますが，もともとは，面接室内で個別形式で提供される ACT の技法に由来します（文献 92, 121, 135 を参照）。このエクササイズの中で，参加者に役に立たない思考を特定してもらい，そのうち最も役に立たないものを選んでもらいます。そして，その思考を体験する楽しいエクササイズに参加者を誘います。いわば，有名なアニメや映画やテレビキャラクターの声で話されているようなエクササイズです。このような技法を用いることで，参加者はあまり真剣にその思考をとらえなくなるという効果があります。そうしたことによって，行動に対して，役に立たない指示を出したり，自動的に制御したりする思考の影響力を弱めることになります。

　トレーニングの第 2 セッションで，脱フュージョンを健康的な程度まで向上させるためには，たいていこのエクササイズで十分だと私たちは考えています。しかし，私たちは読者に，いくつか代わりになる脱フュージョン技法も提供します。私たちは職場でプログラムをする際，ときどきその技法を用

います。そこでは，認知的内容がフュージョン（融合）している状態と，思考とその思考を持つ人との間にある程度の健康な心理的距離を持った状態の違いについて，実演してみせます。また，脱フュージョンを目的とした，一般的な種類のマインドフルネス・エクササイズについても，私たちは要約します。そのエクササイズによって，参加者は思考が流れはじめたときに，刻々と動く思考の流れを「観察」することができます。

脱フュージョンの用語

　これらの技法について記述する前に，記しておくべきことがあります。フュージョンと脱フュージョンの体験上の相違について理解するために，ACTで用いられるいくつかの用語について触れておきます。この章全体に示されているように，役に立たない思考から「解きほぐす（untangling）」という用語を私たちは習慣的に使います。それは脱フュージョンのプロセスを指しています。この同じプロセスについて他の言い方をすると，「私たちの思考と感情から，いくらか健康な心理的距離を得る」，そして，「乗客に会うために心理的に一歩下がって，乗客が実際には何者であるかを見る」になります。

　さらに，ACTでは思考を「買う」ことと思考を「持つ」ことについて区別しており，このような区別は有益です[67]。思考を「買う」ことはフュージョンを意味します。その心理的文脈において，個人は特定の思考に頑なに執着していて，それに強く影響されています。一方，思考を「持つ」ことは，自分の内的体験に対してより距離をとる姿勢を言います。それは基本的に，自分はこの瞬間に思考を体験していると，人間が思い出すことによって示唆されます。同じく，ACTは脱フュージョンを体験しているのがどのような状態なのかを表しています。脱フュージョンを体験しているとき，その人は自分の思考内容を見ています。反対にそうではないとき，人はその思考内容から世界を見たり，思考内容を通して世界を見たりしています。

脱フュージョンへの導入

　トレーナーにとって役立つのは，参加者が脱フュージョンのテーマへ入るのに備えて，短い心理教育的な導入をすることです。この導入の目的は，人間のマインドが，次のことに非常に優れていることを伝えることです。つまり，マインドが優れているのは，比較すること，判断すること，評価すること，批評すること，問題解決をすること，うまくいかないかもしれないことすべてを嫌うことなどです。このような心理教育的な導入は，マインドが否定的内容に対して持つ傾向をノーマライズするのに役立ちます[56, 68]。

トレーナー：これまで話し合ってきたように，もっと幸せで健康になろうとするときや，効果的に生活しようとするとき，それが邪魔されることがあります。最も強力な障壁のいくつかは，心の中にあります。心の中にある障壁とは，私たち自身の思考や気分，感情です。私たち人間は，外の世界にだけ対処しているのではありません。この興味深い内なる世界にも対処しています。内なる世界は，私たちの行動に影響を与えますし，ときには巧妙なやり方で影響を及ぼしてきます。

　　たとえば，人間のマインドについて考えてみましょう。人間のマインドはすばらしい道具です。その道具によって，私たち種族はこの惑星全体をまたたくまに占領しました。よく言われるように，たいていマインドは私たちを危険から遠ざけようとします。マインドはいつもあらゆる物事について予測をします。それによって，間違ったり，危険を見逃したり，他の人と同じようにできているかどうかについて心配したりすることができます。研究からわかることですが，まさにこの性質のせいで，人間の思考の大半はネガティブなのです。私たちの社会は，しばしば，このことが問題であるとみなします。だからこそセルフ・ヘルプに関する書棚は，そんな本であふれています。それらの本は，もっとポジティブに考えなさい！　と私たちに囁きます。しかし，現実は違います。人間のマインドは，設計されたとおりに正確に仕事をしているだけなのです。マインドがそうすることによって，私たちはトラブルから遠ざかっ

ていられます。それに，他の人と比べて，どのくらいよくやっているかを常に判断できます。現代世界で私たち人間は，困難に直面します。マインドがとても便利なので，私たちはマインドがくれる結果にこだわりすぎてしまいます。しばしば思考はどこからともなく飛び出してきて，私たちの行動を完全に支配します。思考に話しかけられると，私たちはどうしてよいかわからなくなってしまうことがあります。この瞬間，私たちは自分が意識を持った人間であることを完全に忘れてしまいます。私たちは，思考を体験している側なのに！

　これがマインドフルネス・スキルの入り口です。役に立たないのに，人間はいつも思考にこだわってしまいます。それゆえ，数千年の間，人々はマインドフルネスを実践してきました。マインドフルネスは，新しい技法や仕掛けといったものではありません。ここで皆さんが学ぼうとしているものは，何千年も前から存在します。もし私たちが思考にもっとマインドフルに意識を向けられるようになったら，自分が思考に飲み込まれるかどうかを選ぶことができます。今体験している思考のうち，どのくらいの思考に行動への指図を許すべきかについて，もっと選ぶことができます。それを，私は皆さんにお見せしたいのです。私は2つの技法を用意しています。この技法のねらいは，思考にもっとマインドフルになれるようになることです。

役に立たない思考をつかまえ，マインドにラベルを貼る

　脱フュージョンを進めていくうえで，大切なことがあります。それは，セッション中に参加者が，自分のあらゆる思考内容を省みる機会を持つことです。その思考内容は，価値に方向づけられた行動活性化を妨げるものとして，気づかないうちに機能しているかもしれません。役に立たない思考内容を内省しやすくするために，参加者に配付資料4を渡します（「価値に基づく行為に対する思考の障壁を解決する」の資料です）。この資料の冒頭に記載されているとおり，参加者はあらゆる「思考の障壁」を記録するよう勧められます。潜在しているどんな思考も，人々が価値に方向づけられた行為に取り

組むのを邪魔する可能性があります。
　ここで重要なのは、これらの思考が真実かどうか、あるいは有効かどうか、正確かどうかではありません。そうではなく、このエクササイズが目指しているのは、ある思考がどのくらい**機能**しているのか（もっと正確に言うと、ある思考がどのくらい価値に基づく行動を邪魔するか）について、気づきを喚起することです。トレーナーはこのエクササイズを進めるとき、再びバスのメタファーをうまく活用してもよいでしょう。たとえば次のように説明することもできます。「この課題は『思考という名の乗客』を特定するもので、その乗客はバスの進行方向と運行に、最も望ましくない影響を与えます」というようにです。
　人々のより厄介な思考内容がノーマライズされるために、トレーナーはボードやフリップチャートを用いて、同様の吹き出しエクササイズを行うべきです。グループに伝えるとよいのは、役に立たない思考が、必ずしも最も「否定的な」思考とは限らないということです。たとえば、「また明日にしよう」といった日々の思考は、とりたてて厄介なようには見えません。しかし、その瞬間にフュージョンが起きていると、そのような思考は、価値に基づいた仕事や人生目標を追求する際、それをうまく進めようとすることに対して、役に立たない影響を及ぼすことがあります。
　先に述べられているように、この脱フュージョン・エクササイズへは補足ステップがあります。参加者には、まず、役に立たない思考内容に共通するテーマを探してもらいます。そして、見つかったものが特に役に立たないと思える場合、マインドにラベルやニックネームをつけてもらいます。私たちトレーナーはごく気軽な調子で、これをエクササイズに付け加えます。そのとき、次のようなことを言います。

トレーナー：あまり役に立たない思考に対して、あなたがもっとマインドフルに注意を向けるために、ひとつの方法があります。それは、あなたがマインドに何かラベルやニックネームをつけることです。そうすることで、役に立たないものがあなたを誘惑してきたとき、あなたはそれに気づくことができます。では、ボードに書いた、私の例を見てください。

これは，最もよくある役に立たないマインドのおしゃべりを題材にしています［*トレーナーは，自分の思考吹き出しエクササイズを示す*］。私はマインドを「慎重さん」と呼びたいと思います。ある思考は，私が価値に基づく行為を実行するのを，邪魔しようとします。このような思考に注意を向けたとき，私はその思考が存在することに気づきます。そして独り言を言います。「ああ，懐かしい。また会いましたね，慎重さん。またいつもの手口を使うんですか？!」これは少し変な感じがするかもしれませんね。でも，この方法は驚くほど役に立ちます。思考や，思考が及ぼす影響に，注意を払い続けることができます。皆さんは別に，マインドを「○○さん」と名づけなくてもかまいません。マインドを物で呼んでもいいでしょう。たとえばこうです。もしあなたのマインドが心配するのを好むなら，マインドは「心配マシン」になるかもしれません。すると，意識に注意を向けた瞬間こうなります。「ほら，私の心配マシンがまたやってくるぞ！」

　わかりますか？　私たちは，役に立たない考えをどこかへ追いやろうとしているのではありません。追いやることは重要ではありません。そうではなく，人間のマインドは思考を追いやるようプログラミングされている，単にそれだけのことです。私たちが目指すものは２つです。１つ目は，心で起きていることに少しずつ注意を向けられるようになることです。２つ目は，役に立たない考えが出てきても，それらに邪魔されずに，心で起きていることに注意を向けられるようになることです。価値と一致する活動を効率的に行うと，あまり邪魔されずにすみます。

どこかの段階で参加者にしてもらうと有益なことは，エクササイズでの体験を２人組で話し合い，マインドにつけたラベルを披露し合うことです。トレーナーがボードにひとつの例を出すと，参加者は役に立たない認知的内容を，グループの他のメンバーと共有したいと思うことがあります。この方法を用いると，ノーマライジングが進行しやすくなります。なぜなら，他の人も自分と同じように，効率的に行動することに思考が悪影響を及ぼしてくるのを体験していることを，参加者が学ぶからです。しかしながら，強制的に

披露させられたと，参加者が感じないようにするために，トレーナーは次の点を繰り返しておいて損はないでしょう。それは，公開したくない特定の思考やラベルがあれば，それを披露しなくてもかまわないという点です。主要な目的は，マインドの「産物」を内省することがどういうことについて，ひととおり話し合うこと，そして，役に立たない思考が捕まえにくいのか，容易に接近できるのかについて，ひととおり話し合うことです。

参加者は配付資料に思考内容を記録しますが，このプロセスは脱フュージョンそれ自体を向上させるでしょう。エクササイズは，参加者が思考内容から距離を置くように，かつ，思考内容がページ上の「そこにある」のを見るように自然と促します。マインドにラベルをつけると，役に立たないマインドのおしゃべりに注意を向けたり，それを具体化したりできるので，脱フュージョンのプロセスはより進みやすくなります。

参加者が2人組や小グループでエクササイズの体験を話し合った後，トレーナーは全員に呼びかけて全体グループに戻ってもらうとよいでしょう。そして，「では，このエクササイズについて皆さんは何に気づき，どんな話し合いをしましたか？」というように，大まかな質問をしてもよいでしょう。次に，一例を挙げます。これはエクササイズに関して役立つ内省をした例です。併せて，トレーナーの応答も挙げます。

トレーナー：さて，皆さんはこのエクササイズをして，何か気づいたことはありますか？

参加者：本当に，色んなことがはっきりとしました。他の人はどうかわかりませんが，私はこれまで，頭の中で何が起こっているかについて，立ち止まって考えることがほとんどありませんでした。

トレーナー：そうですね。でも，それは普通のことです。私たちは人生において，自分の思考がどのように作動しているのかに，まったく気づいていません。ご存じのように，私たちがここでしていることの多くは，起きている物事にもっと気づくようになることに関係しています。あなたは，何かテーマがあるのに気づきましたか？　そのテーマは，役に立たない思考の乗客の中に潜んでいます。もしかしたら，あなたは自分のマ

インドにラベルをつけたのではないですか？

参加者：[笑いながら] そのとおりです。デイブに話したところなんですが，私はマインドを「先延ばしさん」と名づけました。私のマインドが好むのは，「明日やればいいよ」と私自身に囁くことです。マインドは私を事態から離しておき，結局，私にもっと多くのストレスをもたらします。案の定，事態は山積みになってしまいます。

トレーナー：すばらしい考察ですね！ 先延ばしさんとは，面白い。スー，発表してくれてありがとう。そうすると，今やあなたは名前を持っていますね。その名前があると，マインドが何か話しかけてきたとき，あなたはそれに気づきやすくなるでしょう。他の人はどうでしょうか。あまり役に立たないマインドに，何かテーマを見つけましたか？ ラベルやニックネームをつけたら，テーマが見つかったかもしれませんね。同じようなことが私にもありました。「間違えているかもしれないよ」と，マインドが私に囁いてきたとき，私はそれに「慎重さん」と名づけました。

アニメ声テクニック

　先述したエクササイズや話し合いに続いて，私たちはひとつのエクササイズを導入します。その技法は，参加者が役に立たない思考のひとつを，いつもと違った場面で体験するのを促進します。最初は，アニメのキャラクターによって話されているかのようにして，次に，映画やテレビのキャラクターによって話されているかのようにします[55, 65]。思考の吹き出しのエクササイズをしたとき，参加者は役に立たない思考を明確にしました。このエクササイズで，参加者には，そのうち最も役に立たなそうな思考に注目してもらいます。しばらくの間，参加者にその思考に意識を向けておいてもらいます。そして，その影響にただ意識を向けてもらいます。次の段階で，私たちは参加者に一枚のリストを渡します。そのリストには，変わった声や面白い声をした，有名なアニメのキャラクターが載っています。たとえば，ドラえもん，クレヨンしんちゃん，ゲゲゲの鬼太郎に出てくる目玉のおやじなどです（代

わりに，別の有名なアニメのキャラクターを参加者が選んでもよいでしょう）。それから，参加者に目を閉じてもらい，しばらく役に立たない思考を体験してもらいます。この間，参加者は，選んだアニメのキャラクターの声で話している思考に，「耳を傾け」ます。その後，参加者は目を開け，再び元の姿をした思考を見て，あらゆる影響に注意を向けます。エクササイズの終わりには，グループ全体でディスカッションをしますが，場合によっては，全体討議の前に，参加者に2人組になってもらってこのエクササイズで体験したことを話し合ってもらってもよいでしょう。

この脱フュージョンのワークをした後によくあることですが，役に立たない認知的内容や厄介な認知的内容との関係がすぐに変化したと，参加者が報告することがあります。たとえば，ある報告には，以前に比べて思考をそれほど真面目に受け取らなくなったとあります。別の報告には，思考が意味や脅威，影響力を失ったとあります。この種のふざけた音声エクササイズには，グループに一定のユーモアを生む傾向があります。ユーモアはしばしば脱フュージョンの機能をもたらします。なぜなら，以前はむしろ不愉快に思いながら配付資料に向かったのに，自分がその思考を笑っていると参加者が気づくからです。話し合うときに，トレーナーが繰り返すべきことがあります。それは，私たちはそのような思考の頻度をゼロにしようとしたり，減らそうとしたりしているのではないということです。そうではなく，私たちが示そうとしているのは，そのような思考が不意に現れたとき，それに反応する方法や関連づける方法を変えられるということです。

この数年にわたって，私たちは，実に様々な脱フュージョン技法を用いて実験してきました。職場プログラムで脱フュージョンを説明し促進するのに，最も効率的で有効なエクササイズのなかで，これが比較的扱いやすいエクササイズの組み合わせだとわかりました。脱フュージョンはやや混乱させるプロセスでありうると言っても，過言ではありません。ACTがセラピー場面において一対一で提供される場合，クライエントの心理的柔軟性を高めるうえで，そのような混乱自体をセラピーに利用するのはよいかもしれません。しかし，短期トレーニング・プログラムにおいては，混乱は心理的柔軟性を高めることを妨げたり，逆効果になったりするかもしれません。先述したエ

クササイズを用いることには利点があります。利点のひとつは，そのエクササイズを行うことによって，参加者が脱フュージョンの「要点を理解」し，重要な ACT プロセスの基本的機能をすばやく把握しやすくなることです。さらに言うと，実際に参加者らが報告するのですが，彼らは役に立たない思考に影響されそうになっていると気づいたとき，セッション外でもアニメ声テクニックを使うそうです。もうひとつの利点は，その汎用性です。たとえば，私たちは第2セッションでこのアニメ声テクニックを重点的に適用します。私たちは気づかないうちに，ある思考によって価値に基づく行為を実行するのを妨げられることがあります。そういった思考にアニメ声テクニックを用いました。そして，第3セッションでエクササイズを繰り返すこともあります。このとき，参加者に，心配や自己批判思考のような他の種類の認知的な素材を使って，同じテクニックを練習するよう勧めます。

フュージョン／脱フュージョンの実演，あなたの思考を観察するエクササイズ

　私たちが上記の脱フュージョンの練習を好むかどうかにかかわらず，重要なことがあります。それは，これまでに ACT のグループでうまくいった，他のいくつかのエクササイズを考慮しておくことです。最初のエクササイズで，トレーナーは参加者に実演してもらいます。その実演では，役に立たない思考内容から「自分自身を解放する」ということが何を意味しているのかを示します。ここで私たちはひとつの技法を使います。それは Harris[56]が述べた技法を作り変えたものです。参加者には，1つか2つ以上の役に立たない思考を，透明なシートにかなり大きい字で書いてもらいます（そのシートは，OHP シートと呼ばれ，パワーポイント（PowerPoint®）が発売される以前，ある時期に大学講師によって用いられていたものです。透明なシートが使えない場合は，真っ白な用紙を使うとちょうどよいでしょう）。もし，参加者がシートの大部分を思考で埋められないときは，シートのあちこちに色々な大きさでただ「思考」という単語を書いてもらいます（万一，参加者が特定の思考内容を発表したくないときは，ただ「思考」という単語をシー

トのあちこちに数回書いてもらうとよいでしょう）。

　思考にフュージョンされるのがどういった体験なのかを説明するために，参加者に次のようにしてもらいます。まず，思考の透明シートを両手でしっかりと持ってもらいます。そして，鼻にほとんど触れるぐらいまで，顔にシートを近づけてもらいます（トレーナーは，見本を示すために同時にエクササイズをします）。シートを通して世界をよく見てもらいます。そして，思考を通してお互いをよく見てもらいます。この体験がどのようなものかを説明してほしいと，トレーナーは参加者に言います。思考に強い力で巻き込まれるときに，配慮することがありますが，そのいくつかについてトレーナーは次のように強調してもよいでしょう。

- ここから眺めると，私たちは単に思考を持っているということになかなか気づくことができません。私たちはマインドフルな気づきを欠いているようです。
- その思考に巻き込まれはじめると，思考は自動的に私たちの行動に影響を及ぼすでしょう。
- 他の人々とつながることや，私たちを取り巻く世界に効果的に働きかけることは，ずっと難しくなるでしょう。
- 価値に基づくゴールや行為は，私たちを取り巻く世界で繰り広げられていますが，私たちはそれを追求する多くの機会を逃すかもしれません。
- ここから眺めるとき，私たちはこれらの思考の中**から**，あるいは，これらの思考を**通して**世界を見ています。

　その後，トレーナーは次のことを参加者に提案するとよいでしょう。思考の透明シートを顔から徐々に離してもらいます。そして，シートを軽くぴんと張り，少し距離を置いて持ってもらいます。すると，思考内容はよりはっきりと見えるでしょうし，人々はもはやシートに書かれているどの思考にも巻き込まれることはありません。2つの視界にどんな違いがあるのかについて，参加者に注目し，説明してもらいます。

　次に，トレーナーが示唆するとよいのは，思考へのマインドフルな気づき

を向上させるといったことが，どういったことなのかについてです。つまり，ある程度の健康的な心理的距離を取ることによって，思考がどんな状態であるかを観察することができます。トレーナーは「これが私たちの知っている，最も健康な心理的距離です」と提示してもよいかもしれません。この新たな視点から見ると，この瞬間に，思考を体験していることに気づくことができますし，周りの世界により意識を向けられるようにもなります。まだ思考はそこらにたくさんあり，それらは，今は思考として意識されているにすぎません。ACTで言うところの，マインドフルな気づきを向上させることによって，私たちは常に思考から世界を見たり，思考を通して世界を見たりするのではなく，より頻繁に思考を見ることが可能になります。

　参加者には，この動作を数回行うよう勧めるとよいでしょう。つまり，思考から，あるいは思考を通して見ている彼ら自身を描写するために，思考の透明シートを顔の前に持ってもらいます。そして，思考を見ている彼ら自身を描写するために，少し離したところでそれを持ちます。重要なのは，注意深く意識を向けることによって，人は行為をより柔軟に選ぶことができ，行為をより制御することができるようになるということです。言い換えると，思考から脱フュージョンしたとき，人はこれらの特定の思考に行動を導かせることも，そうさせないことも選ぶことができるのです。

　この実演の最終段階で，トレーナーは参加者に声をかけて，思考の透明シートを膝の上にポンと置いてもらいます。この最後の動作が意図しているのは，役に立たない思考に対してさえ，自ら進んで体験するようになることです。つまり，それらを単に存在させておくことが，可能なだけの距離を取るということです[56, 67]。また，「その人の思考を軽く持つ」とき，そこにはほとんど努力も闘いも伴いません。このことにも参加者に気づいてもらいましょう。私たちトレーナーがこのエクササイズを組み込んでいるのは，次のことを明らかにするためです。それは，思考から自由になることは，思考を遠くへ押しやろうとすることや，思考を取り除こうとすることを意味するのではないということです。そして，それどころか，私たちがここで作業している目的は，たとえ運の悪いことに，思考がどれだけ不適切なものや役に立たないものだったとしても，思考へのよりメタ認知的な意識を向上させること

です。

スクリーンに思考を映すエクササイズ

　思考のプロセスが展開するとき，それに注意を向けるよう参加者に求めることによって，マインドフルネス・エクササイズは脱フュージョンを促進させます。目的は，この観点と，より一般的な思考内容に包み込まれる体験との違いについて体験的な感覚を得ることです。これらの練習に含まれているのは，それぞれの思考が意識を通り過ぎるのを観察することです。それはまるで，思考が一枚の葉っぱの上に置かれ，ゆっくりと流れを下っていくように，あるいは思考が雲の上に乗っていて，空を横切っていくのを想像するかのように観察することです[67, 65, 135]。参加者によっては，この練習に必要なイメージを浮かべることに苦戦するかもしれません。そこで，私たちはしばしば第2セッションにおいて，同じような「思考を観察する」エクササイズを導入することがあります。そのエクササイズでは，まるで真っ白なスクリーンの上に，次々と思考が映し出されるかのように，思考を観察するよう参加者に求めます。それは，彼らが映画の観衆であることにどこか似ています。

　このエクササイズを行う前に，トレーナーはこれがどういったエクササイズであるかについて，参加者に正しく説明します。具体的にいうと，私たちが参加者に伝えるのは，このエクササイズでは参加者に思考を数分間観察してほしいということです。つまり，一定の距離を取って，関心を持ちつつも冷静な観察者という姿勢で，思考が通り過ぎるのを見るということです。それはまるで，真っ白な意識のスクリーンの上に，思考が映し出されているさまに似ています。参加者には，次のことが起こりうると説明します。つまり，これをやってみると，参加者には彼らが思考内容に「引き込まれる」のがわかるだろうこと，そして，観察者の視点を失うだろうことです。このエクササイズの重要な点は，人の思考に関連する2つのモードを意識することに，参加者を慣れさせることです。

　エクササイズを始めるとき，トレーナーはまず参加者に目を閉じてもらい，そして身体感覚へ意識を向けてもらいます（たいていマインドフルネスの練

習へ導入します）。数分間，身体への意識を向けた後，教示は次のように進みます。

トレーナー：今，私が皆さんにしてほしいことを言います。思考を判断しない観察者としての視点を持ってください。思考が現れたとき，それを観察する練習をします。真っ白なスクリーンの上に，つまりあなたの意識に，思考が次々と映し出されているように観察します［……］。ある思考は言葉の姿をして現れるかもしれません。ある思考はイメージの姿をして現れるかもしれません。そして，ある思考はくっきりと，ある思考はぼんやりと現れるかもしれません。どんな思考もコントロールしようとする必要はありません。ただゆったりと座って，マインドがあなたにどんなものを差し出してきても，それにただ注意を向けます［……］。ここでの目的は，思考が意識のなかを行ったり来たりしているとき，それをただ「思考」としてちらりと見ることです［……］。ときどき，皆さんは思考の内容に引き込まれるかもしれませんし，観察者としての視点を失うかもしれません。そうなったときは，ほんの1分ほどかけて，何が起きたかを認識すればいいでしょう。そして，スクリーンに映し出されている，次の思考に目を向けてください［……］。絶え間ないマインドの活動に意識を向ける練習をすること，それは，あなたの思考がスクリーンに映し出されていることに似ています［……］。さらに，エクササイズそれ自体に関する，いくつかの思考に気づくかもしれません。それは単に，マインドがあなたに与えた次なる思考です［……］。知らない間に，思考がときどき静かになっていることに気づくかもしれません。そうなってもかまいません。静かになったことに気づいたら，もう一度観察者の役割を取ってください。そして，行き来する思考に意識を向けてください［……］。ただ思考が意識の中を行き来するとき，いくつかの思考を**思考として**ちらりと見てください［……］。ここでの目的は，思考が漂うということがどういうことなのか，その感覚を得ることです。そして，観察者としての視点を取るということがどういうことなのか，つまり，ただ思考が行き来するのをただ見るということがどうい

うことなのか，その感覚を得ることです［……］。

　このエクササイズは5分程度で終わるでしょう。参加者がしばしば報告するのは，この種の思考観察練習が，呼吸や身体のマインドフルネス・エクササイズに比べて複雑であるということです。それにもかかわらず，この短い練習は大抵，望ましい効果があります。また，参加者がエクササイズの大半で，思考の中をふらふら漂っていたと感じているときでさえ，彼らはいつも，わずかな瞬間に思考プロセスを垣間見ていて，2つの体験の違いを認識しています。何人かの参加者は，この思考のマインドフルネス・エクササイズが特に効果的だと考えます。そして，呼吸と身体へのマインドフルな気づきを高めるエクササイズと同じくらい，このエクササイズを練習するよう動機づけられるでしょう。

　エクササイズの報告を受けるときに，フュージョン／脱フュージョンを説明した透明シートの実演に関連づけてもよいかもしれません。特に，思考を見ることと，思考から見ることの区別について関連づけるとよいでしょう。重要なのは，参加者に次のことを繰り返し言うことです。それは，この種の練習の目的は，厄介な思考を減らしたり，消したり，変容したりすることではないということです。そうではなく，この練習の目的は，私たちが思考の囁きの中に入ってしまったり，思考が私たちの活動に口出ししたりすることを許さず，思考をただ**思考として見る**能力を高めることにあります。また，思考にマインドフルな気づきを向けることは，練習によって向上するスキルであると，参加者に思い出してもらってもよいでしょう。このスキルに関して役立つポイントは，**いつでもどんな思考でも**，観察者になることによって，このスキルを上達させられるということです！　言い換えると，脱フュージョンを向上させるために，役に立たない思考や否定的な思考が現れるのを待つ必要はないのです。

　ここで伝えたいのは，私たちは思考全般に対してより注意を向けることによって，このスキルを養うことができるということです。そして，その次に，役に立たない思考が，価値に基づく行為への障壁として機能する範囲を縮小させるために，そのスキルを適用しはじめることができるということです。

気分と感情のマインドフルネス

　次のトレーニング部分のねらいは，参加者の体験的なアクセプタンスのスキルを向上させることです。もう一度言う価値のあることですが，これらのプロセスは独立して目標が定められているわけではありません。脱フュージョンとアクセプタンスは，ACTのモデルにおいて機能的に関連しています。その理由は，価値に基づく行為を妨げる内的な障壁に気づくことと，その障壁から自由になることという同じテーマのもとに，脱フュージョンとアクセプタンスを構成することが有用であると私たちは考えているからです。次に，これはより広い目的につながっていきます。つまり，脱フュージョンとアクセプタンスは，人々が自ら選んだ価値を，ゴールや日々の行為へのガイドとして徐々に顕在化させるという目的のために，組み込まれていきます。

「モノ化」エクササイズ

　「モノ化」エクササイズは，ACTに基づくトレーニングの中で，最も重要なマインドフルネスの練習のひとつだと，私たちは考えます。もともとこのエクササイズはゲシュタルト療法の流れから持ち込まれ，ACTの最初の本の中で紹介されています（文献67のp.170-171，あるいは文献68のp.286-287を参照してください）。私たちの職場プログラムが数年にわたって発展するなかで，私たちはこの練習にますます注目し，重きを置くようになりました。「モノ化」エクササイズは，多くのACTのプロセスを発展させる可能性があります（「今，この瞬間」に接触する，アクセプタンス，文脈としての自己）。それにもかかわらず，私たちは多くの場合，この練習を，参加者が感情的なアクセプタンス・スキルを養うことを助けるために用います。「モノ化」エクササイズは，先述された脱フュージョン・エクササイズと同様に，マインドフルネスのスキル訓練を促進させる要素として提示されます。また，一瞬の感情や気分が，価値に触発された行動への内的な障壁として機能するときに，その程度を小さくする方法として，「モノ化」エクササイズは提示されます。

今からここで説明するエクササイズの教示からわかるように，「モノ化」する練習には明確な目標があります。それは，人と，その人の感情や感覚や気分（すべて，あるいはいずれか）との間に，ある程度の心理的距離を確立することです。このエクササイズのための指導には，2つの段階があります。まず，参加者は次のことを尋ねられます。尋ねられるのは，やや厄介な感情を進んで引き出し，打ち明けるかどうか，そして，現れたどの気持ちも，体のどこかに起きる一群の身体感覚として進んで気づきを向けるかどうかについてです。次に，参加者は，エクササイズを行い，まるで感情や感覚が「そこにある」具体的事象であるかのように想像することによって，練習中に体験した感情や感覚を**客体化**するよう促されます。

「モノ化」エクササイズの説明

このエクササイズを行う前に，参加者に何をしてほしいかを説明します。ここに短いやりとりの一例があります。

トレーナー：これまで私たちは，マインドフルネス・エクササイズを練習してきました。そのなかで皆さんには，練習中に生じたどんな思考や感情にも気づきを向けてもらいました。この次のエクササイズでは，ほんの少しですが，実際に感情を扱う必要があります。ですので，このエクササイズのはじめに皆さんにしてほしいことは，人生でほんの少しストレスに感じた状況や人や，出来事について考えてみることです。重要な生活の問題でなくてかまいません。皆さんを最近悩ませているちょっとしたことや，それについて考えたときに，皆さんの体に何かの感情や反応を起こさせるような事柄や人物で十分です。ではまずはじめに，ほんの少しストレスに感じた，あるいは，そこそこストレスに感じた出来事や状況や人について，少しの間考えてみてほしいのです。皆さんにはこのエクササイズの間，そのことを進んで考えてみてほしいのです［トレーナーは先を続ける前に，参加者に考える時間を与える］。

皆さん，なにかしら思いつきましたか？ ……すばらしい。では，こ

の練習で私が皆さんにお願いしたいことを先に説明しておきましょう。私は皆さんに，目を閉じて，いつものように座り，皆さんが選んだストレスに感じる出来事や状況について考えてほしいといったことを言います。それから，注意深く意識を向けるスキルを使ってみましょうといったことを言います。そうしたら皆さんは，**皆さんの体に生じたものに**，実際に注意を向けてください。特に，体のあらゆる反応に注意を向けてください。それは，あらゆる気分や感情を，体のどこかの身体感覚として意識するということです。それから，私は皆さんに次のように言います。現れたものを遠くへ追いやったり，なにか違うものに感じるようにしてみたりするのではなく，現れたどんなものにも注意を払ってください。そして，あたかも物理的対象に気づくかのように，感情や感覚をイメージしてほしいと言います。ちょっと試してみませんか？

　［トレーナーは参加者を実際のエクササイズに誘導する］

トレーナー：背筋を伸ばして座ってください。胸を張って，でもあまり力を入れすぎないで*［トレーナーがやってみせる］*。肩の力と顎の力を抜きましょう。軽く目を閉じて，ここで椅子に座っている，あなたの体の感覚と，体の位置に意識を向けていきます……姿勢を意識して……肩の上にある頭の位置を意識して……では，あなたの全身を通り抜けるすべての感覚にまで意識を広げましょう……頭からつま先まで……この瞬間，ここで椅子に座っている体の全体にしっかりと意識を向けて……今度は，意識を狭めます。息を吸ったり吐いたりしているお腹を意識して……息をするときの身体感覚に注意を向けて……もしあなたのマインドが他の方へ逸れたら，そのたびに意識を今のお腹の感覚に戻します……

　ストレスに感じた出来事や状況，人物について考えてみましょう。それは，先ほどこのエクササイズのために皆さんが選んだものです。少しの間，困難でストレスのかかる状況について，皆さん自身が考えるようにしてみましょう……まさに，マインドの中の「そこへと向かう」のです……まさにその状況にあなた自身を置いてみましょう……これをすると，皆さんは体に起きた，あらゆる変化に気づくようになります……こ

の出来事や状況について考えたとき，何かいつもと違う反応が体に起きたのがわかりましたか？……もし反応や感情に気づいたら，それを**身体の感覚**として意識するようにしましょう……あなたはこの感情や感覚を体のどこで体験していますか？　その位置を正確に意識するようにしてください……もしできそうなら感覚の周辺に想像上の線を引くとよいでしょう。そうすると，それが体のどこで生じているのか，正確な位置を確認することができます……たとえ感覚や感情が嫌なものだとしても，ただしばらく，それが**まさに**どんなものなのかに気づきを向けます。つまり，身体の感覚として気づきます。それを追い払ったり，それと闘ったりしなくてもよいのです……自分の感情や感覚に温かい好奇心を向けましょう。まるで，初めてこんな出会い方をしたといったように……

　先ほどこのエクササイズのために，あなたがストレスに思う出来事や状況を選んでもらいました。それについて，引き続き考えていてください。想像してみましょう。今，皆さんの感覚や感情は物理的な「モノ」になっています。それは皆さんから抜け出したものです。そして，今それは，皆さんの前にある机の上にあります……この感覚や感情がもし本当に物理的な「モノ」**だとしたら**，それはどんな形をしているでしょう？……どんな姿をしているでしょう？……感情はどんな色をしていますか？……感情や感覚がモノだとしたら，それはどんな手触りでしょう？……そのモノが動くとしたら，どのくらいの速さで動きそうですか？……重さはどのくらいありそうですか？……この感情や感覚が物理的な性質を持っているとします。しばらくそれを想像しましょう……皆さんがこのように一歩後ろに下がるとしたら，この感覚や感情はどう見えますか？……［少し間を置いて］では，感情のほうに戻りましょう。それは皆さんの体から出てきたものなので，体に**戻しましょう**……そしてもう一度，少し時間をかけて，あなたの体験した感覚が体のどこにあるのか，正確な位置を確認しましょう……その場所は体のどこなのか，正確にわかりますか？……それが**何なのか**はっきりとわかりますか？……感情をただ身体感覚として体験しましょう，それ以上でもそれ以下でもなく，ただ身体の感覚として……もう一度，体験している感情の周

辺に想像上の線を引いて，それが皆さんの体のどこにあるかを確認しましょう……

　さあ，意識をお腹へ戻しましょう。息を吸ったり吐いたりして，今のお腹の感覚や動きに意識を向けましょう……次に，意識の範囲を，お腹の感覚から体全体の感覚に広げましょう。再びこの瞬間，全身にしっかりと意識を向けましょう……もうすぐエクササイズを終えます。その前に，今日，感情や感覚にマインドフルになる練習をしたことに対し，自分を褒めてあげましょう……そして，この部屋に戻る用意をしてください……皆さんはこの部屋のどのあたりに座っていますか？　思い出してください……そして，皆さんが目を開けたとき，何が見えるか想像してください……準備ができたらいつでも……目を開けて，この部屋に戻ってきてください……

「モノ化」エクササイズについてフィードバックを受ける

　大抵の場合，参加者はこの練習中に洞察的な体験をしています。参加者のなかには，あまりよくわからなかったとか，何も起きなかったとか報告する人がいるかもしれません。トレーナーはその報告に対して，これもまた一般的な体験だと認めるべきです。そして，参加者に思い出してもらうべきことは，彼らが自宅でくつろいでいるときにも，同じエクササイズを再び行うことができるということです。

　エクササイズ後の話し合いを始めるために，トレーナーは次のように言ってもよいでしょう。

トレーナー：感情と感覚にマインドフルになる練習に参加してくれてありがとう。ちょっと厄介なことや，少しストレスに感じることについて考えたときのことですが，どなたか体に現れた反応に気づきませんでしたか？……それから，ひょっとしたら，その体験が何か物体の形をとったのを「見」ませんでしたか？
参加者：そんな体験をしましたよ。私は仕事のことで腹を立てているのです

が，それについて考えはじめると，やはり腹が立ちました。

トレーナー：パム，いい体験をしましたね。体のどのあたりに怒りがあると気づきましたか？

参加者：あちこちにありました……ただ，ほとんどは胸のここにありました。私は胸のここに燃えるような感覚や，沸き立つような感覚を覚えました [参加者は，気分を感じた場所を示している]。熱いものが爆発するようでした。それから，それは喉の方にじわじわと広がり，顔が熱くなったような感じがしました……顔が真っ赤に火照ったようでしたよ！

トレーナー：すばらしい。あなたは感情をまさに身体の感覚として気づいたようですね。私はあなたに，この感情や感覚を物理的なモノとして想像してほしいと言いました。そのとき，感情や感覚は何かの形をしていましたか？

参加者：不思議な体験でした。だって，それはいかにも，私が体験している気分を表していたんですから。私は高速で回転する火の玉を想像しました。それは溶岩のようでした。つまり，ほら，火山の映画とか，太陽を接写した映画で観ているようでしたよ。ギュッと詰まっていて，小さくて，強烈な火の玉でした。

トレーナー：それは興味深い。他に何か気づいたことはありますか？

参加者：あなたがそれを体に戻すよう言ったとき，私は「そりゃないよ」と思ったんだ！　だって，私はそれを遠くに離しておきたかったんだから [他の参加者はそのとおりだと，声を出して笑ったり頷いたりする]。

トレーナー：そうですよね。一番，評判の悪い指示ですね！　それを戻したらどんな感じがしましたか？

参加者：結局，それも悪くなかった気がします。あなたは，私たちに再びお腹に意識を向けるように言いましたが，最後まで私はそれを感じていました。今もまだ，それをこのあたりに感じることができます [パムは，感覚が生じた体の場所を指す] ……いくらかは残っているみたいです。

トレーナー：うってつけの体験ですね。パム，興味深い体験を発表してくれてありがとう。とても役立ちます。とにかく気分や感情にさらにマインドフルになりましょう。それが本当はどんなものなのかに注意を向けて，

体の中に意識を向けましょう。たとえ感情の存在が不愉快だったとしても，それと闘わないで。それを体験している体の場所に，ただ注意を向けてください。他の人はどうでしょう。ストレスに感じるようなことを考えたとき，体の反応に気づいた人はいますか？

　注目に値するのは，このエクササイズでのパムの体験に対して，トレーナーがどのように反応するかです。パムは不愉快だと思った内的状態を説明し，トレーナーは穏やかではありますが，確実に肯定的なコメントで反応します。たとえば，「すばらしい」「興味深い」「それはすごい」というようにです。文字で読むと，それらのコメントは，トレーナーに共感性が欠如していると伝わるかもしれません！　しかし，この種のトレーニングの文脈で用いると，これらの反応は納得のいくものです。トレーナーが寛容な態度で目指しているのは，進んで体験する姿勢を育むことです。価値を積極的に追求するなかで生じる厄介な私的出来事に対しても，進んで体験することを目指しています。トレーナーが肯定的反応を向けているのは，体験されている感情の内容や，感情の傾向に対してではありません。つまり，トレーナーは，「すばらしい，怒りを感じてくれてよかった！」とパムに言っているのではないということです。そうではなく，パムが感情的資源をエクササイズの一環として関連づけた方法に対して，トレーナーは感謝の意を表したのです。このトレーナーの反応の仕方はトレーニング全体のテーマと一貫しています。ゆえに，パムには，そのことがトレーナーの言及しているのが後者のことであると直感的に伝わるのです。

　エクササイズによって，参加者はある感情を具体的なモノとしてイメージするように後押しされます。そのエクササイズの一部で，参加者の体験を集約するとき，トレーナーは，何らかの感情を抱いている参加者と，その参加者の感情そのものとの間に培われている距離について，言及してもよいかもしれません。大抵の場合，視覚的に実演することは言葉だけの説明よりもうまく作用します。それゆえこのときに，体験した感情を描写するために，トレーナーはわかりやすくジェスチャーを使ってもよいでしょう。トレーナーは自分の顔全体を覆うように，両手を挙げたままにします。この姿勢は，私

たちがたびたび感情の内容に巻き込まれたり混乱したりするさまを示しています。それから，トレーナーは次のことを説明します。それは，「モノ化」エクササイズによって，ある程度の「健康的な心理的距離」を養うことができるということです。心理的距離とは，この感情をここで体験していると意識している人と，感情そのものとの距離のことです。両手（すなわち感情）を，心地よい距離まで顔から徐々に離すことによって，トレーナーはこの距離を説明します。感情はまだそこにあります（トレーナーは指をひらひらと動かします）。ただし，今や人は，感情に対する異なった観点を，つまり，よりマインドフルな観点を持っています。今や人は感情をありのままに受け入れているので（体のどこかに広がった身体感覚の一群です），感情がその人の行動に知らない間に影響を及ぼすことや，望ましくない影響を及ぼすことは起こりにくくなります。繰り返しになりますが，「モノ化」エクササイズによって，不快な感情内容を抑制したり，変容したりしようとしているのではありません。そうではなく，参加者に，感情的資源に対するよりマインドフルで受容的な観点を身につけてもらおうとしているのです。

　この後，グループは，価値をさらに明確にする作業に入りますが，その前にしておくとトレーナーにとって有益なことがあります。それは，マインドフルネスとアクセプタンスの練習が終わったところで，その練習について簡単にまとめるよう提案することです。私たちはこのセクションで，たくさんの体験的エクササイズを導入してきました。とはいえ，それらは，マインドフルネス・スキルを訓練する部分に組み込まれています。ある方法を用いれば，よりはっきりと注意を払うことができ，そして，より具体的に，内的な障壁から価値に基づく行為へと解きほぐすことができます。思考や感情にもっと気づくということは，それを可能にする基本的なスキルとして起用されてきました。これらのエクササイズを体系化し，学習を統合するために，トレーナーは「2つのスキル図」についてもう一度言及するとよいでしょう。それに加えて（あるいは代わりに），「2枚の紙テクニック」を使って，参加者に次のことを思い出してもらってもよいでしょう。つまり，参加者は行為の主な指針として価値を選びましたが，その価値を使う能力を向上させることが，これらのエクササイズが最終的に目指していることです。

第2セッションにおいて「2枚の紙テクニック」を用いたとき，トレーナーは次の点を強調してもよいでしょう。それは，様々な役に立たない思考や感情，気分，感覚が**そこに存在した**としても，自分にとって価値のある行動に専念できる能力が向上するように，このスキルが計画されているという点です。別の言い方をすれば，マインドフルネスと価値に基づくスキルを組み合わせることによって，私たちは価値に従って行動することができます。たとえ，マインドがそうしない理由を囁いてくるときや，私たちがあまりそうしたくないと思っているときでさえそうです。このように，乗客がバスの運行や進行に，役に立たない影響を及ぼす傾向は弱められます。

パート3：価値に基づくゴールと行為
──ホームワークの計画と準備

　第2セッションの最終段階では，参加者にその人の価値を明確にしてもらい，価値に基づく一連のゴールと行為を明確にしてもらいます。このときに，第1セッションで使った配付資料と同じものを使います（各セッションで，参加者に持ち帰って取り組んでもらうように，配付資料のコピーをたくさん置いておきます）。価値に基づく一連のエクササイズに，この3つのステップが含まれています。

1. 少なくとも人生の2つの領域における価値を明確にします（できれば第1セッションで明確にされた価値とは，異なる領域が望ましいです）。
2. いくつかの適切な短期的ゴール，中期的ゴール，長期的ゴールを設定します。ゴールを設定することによって，1つか2つの価値を生活に取り入れやすくなるでしょう。特に，参加者は4つの短期的な価値に基づくゴールを設定するよう勧められ，次の4週間にそのゴールを達成するように動機づけられます（これがホームワークの一部です）。
3. さらに3つの価値に基づく行為を選びます。それは翌週までしっかりと意識して実行できるものがよいでしょう。

　第2セッションのどこかで，20から30分間，参加者に自分の価値について，自分でよく考えてもらいます。いくつかのヒントとなるキーワードから，1～2つの価値をつかんでもらいます。そして，価値と一致したゴールと，価値と一致した行為を明確にしてもらいます。参加者は第2セッションから第3セッションまでの練習期間に，ホームワークをするよう勧められますが，

以下に述べるように，ゴールと行為を明確にするこの作業は，当然ながらそのホームワークへと引き継がれます。

価値を明確にする

　さらに価値を明確にしてもらうために，トレーナーは再度，価値のプロセスの特徴とその潜在的な利点について，短く概要を示すとよいでしょう。参加者には彼らの上位５つの価値について，見直してもらってもよいかもしれません。その価値は，第１セッションに述べられた，カード並べ替えエクササイズで明確にしたものです。前節に述べられたように，参加者は価値に関して，より長い言葉で文章にするよう促されます。そこには，彼らが長い目で見て行動に最も示したいと思う，個人の特性や強みを詳しく述べます。それから，もっと少ない単語数で，できれば３から５の単語で，価値の「ヒントとなる」言葉を特定するよう促されます。

　おそらく，価値のエクササイズで最もよくある混乱は，価値とゴールの混同についてでしょう。ゆえに，トレーナーにとってときに有益なことは，いくつか例を示すことや，ボードや用紙に自分の価値を使って，ゴールと行為を計画するプロセスを経ることです。示された実例を参照するとき，トレーナーは，この行動プロセスの最も重要な側面を強調し続けるとよいでしょう。次のメッセージを伝えることは有益です。それは，**その人自身によって選ばれた**ときにこそ，価値は効果があり，力を与えてくれるということです。もし，他の人がそう要求しているから，あるいは誰かがそう期待しているからという理由で，価値がその人の「しないといけない」と思ったことを反映しているとき，価値はその人にとってあまり有意義ではありませんし，やる気を与えてくれません。また，トレーナーは，参加者に１つの例を見せてもよいでしょう。その例で示すのは，十分に組み立てられたゴールや行為に関する記述です。ゴールと行為は，人生に価値を取り入れるように作られるべきです。また，理想的に言うと，それらは期限が決まっているもの，状況に依存しているもの，具体的なものが望まれます[65]。このことに関して後のページでもう少し述べますが，それは，価値を明らかにすることから，価値に基

づくゴールと行為の計画を立てることへと移行する用意が，参加者に整ってからのことです。

さらにトレーナーに勧めるのは，トレーニングのこの段階において，価値の追求に関する参加者の期待を高めるために，対策を講じることです。たとえば，「四六時中いつでも価値に沿い続けていられる人などだれもいない」ということをグループ全体に伝えておくことは有用でしょう（仮に，そういった問題がすでにグループに上がっていなかったとしてもです）。どちらかというと，価値に基づく行為のスキルを養うことのねらいは，参加者が日々の行為の指針として，徐々に価値に注目するようになること，そして人生のゴールがいくつかの包括的な目的と関連していて，それは個人にとって有意義なものであると再確認することです。このプロセスの一部に含まれているのは，いつ人が価値づけられた方向から逸れたのかを意識するのを学ぶこと，そして，自己批判に巻き込まれるのではなく，逸れたとしてもいつも価値づけられた方向に舵を取り直すのがうまくなることです[92]。ACT の開発者のひとりである Kelly Wilson は，価値のある生活を，価値ある行動的方角へ向かう「たくさんの穏やかな報いのある一生」と言いました（文献 132 の p.133）。このように期待を高めることによって，確実に防げることがあります。それは，参加者が彼らの価値によって「重圧」を感じてしまわないこと，そして，ある価値と一致する行為を実行したと気づいたとたんに，彼らが価値のプロセスに見切りをつけてしまわないことです。期待されるのは，柔軟で，いつも適用可能で，力を与えてくれる行動指針として，参加者が価値を体験するようになることです（いかに私たちが行動すべきか，あるいは行動すべきではないかに関する，一連の厳格な規則や「戒律」としてではありません[56]）。

参加者は第 1 セッションの途中やその後で，人生のある領域に注目し，価値を明確にしました。先述したように，もし参加者が別の人生の領域で価値を明確にできれば，それは有益なことです。しかし，これをなすべきこととして，規定する必要はありません。ある参加者にとって等しく有用なのは，別の機会を利用して，最初のセッションで検討したのと同じ価値を明確にして宣言することです（同じ人生の領域にある別の価値でもかまいません）。

異なる人生の領域を越えて，価値ある活動を拡げることは，ひとつの望ましい結果です。しかし，この段階で優先することは，参加者が1つか2つの意欲を高める価値と出合うこと，そして，セッションの外で行動的な指針として価値を使うことがどういうことかについて，参加者が意識するようになることです。

価値をゴールと行為に置き換える

　グループの全員が少なくともひとつは価値を明確にしたとトレーナーが感じたら，参加者には1つか2つの価値を，一連のゴールや行為に置き換えてもらいます（第5章で示された，配付資料2の「価値-ゴール-行為ワークシート」をもう一度使います）。伝えるべき主なメッセージは，次のことです。それは，その人の価値を人生に持ち込むためには，価値を特定のゴールや行為に置き換える必要があるということです。

　この第2段階では，もう少し時間をかけて，有効なゴールを設定するプロセスについて強調します（第1セッションではこのプロセスを飛ばしました。それは，参加者が1つの価値を，すぐに起こせる3つの行為に確実に置き換えられるようにするためでした）。重要なアドバイスは，ゴールと行為が価値と一致しているか，十分に具体的か，達成可能か，行動的なものか，時間制限があるかを確かめることです。このプロセスを後押しするために，ゴール設定のために広く用いられている「SMART」の頭文字について，トレーナーは話をしてもよいでしょう。この頭文字が促進するゴールは，具体的で（Specific），測定可能で（Mesurable）あるいは有意義で（Meaningful），達成可能で（Achivable），現実的で（Realistic），時間制限がある（Time-bound）ゴールです。すぐに起こせる行為が十分に具体的になっているかを確認するために，私たちは行動活性化から引用した技法を取り入れています。その技法を用いることによって，参加者にそれぞれの価値に基づく行為について詳しく説明してもらいやすくなります。行為の詳細は，**誰が（who）**（あるいは**誰と〔whom〕**），**何を（what）**，**どこで（where）**，**いつ（when）**するのかです。それはシンプルな**5W**という頭文字で覚えられま

す[80]。

　参加者によっては，セッションの時間内でできるのは，1つの価値に対して，ゴールと行為を計画するプロセスをかろうじて完成する程度かもしれません。しかし，これは問題ではありません。なぜなら，トレーナーが重きを置くのは，参加者自身がこの作業プロセスをしっかりと理解することだからです。このポイントを理解できれば，参加者は同じエクササイズを自力で完成させ，さらなる価値を明確にし，一連のゴールと行為を明確にするでしょう。先述したように，参加者を圧倒させないために，ささいなものから始めることが賢明だと言えるでしょう。

　配付資料5「価値−ゴール−行為マップ」は，視覚的なやり方で，この作業プロセスの本質を伝えます。このマップ（地図）の中で，価値は，曲がりくねってページの中央を対角線上に走る線によって表されます。価値の線がくねくねと曲がっていますが，これにはわけがあります。というのは，価値ある方向を積極的に追求することが，必ずしもまっすぐな道だとは限らないということを，曲がった線は例示しているのです。ときどき人は引き返したり，回り道をしたりしなければならないかもしれません。しかし，後戻りして，行為とゴールのより広範なパターンをゆっくり眺めると，追求する大体の方向が容易にわかります。地図上にある長方形の箱は，参加者が個人の価値ある行為を記録するためのものです。それぞれの箱には，価値の道に沿った，それぞれの小さなステップを書くとよいでしょう。何も書いていない「巻物」は，進む過程で，目指したい価値に基づくゴールを参加者が記録するためのものです。参加者にはこの地図を，彼らが選んだ時間領域に分割してもらいます。たとえば，ページに等間隔に書かれた3本の垂線は，4つの区分を作り出しますし，それは次の4週間を表して（示して）います。

　地図は，関連する多くの特質を伝えるために使うことができます。価値は重要な特質です。というのは，価値は基本方針であり，その方針が有意義で目的的なゴールを作り出し，より即座に起こせる行為を発生させる基盤となります。ひとつの価値が十分に明確になったら，具体的で到達可能なゴールを設定します。それによって，人は価値ある方向へと活動を始め，それを続けるでしょう。根底にある価値に導かれるおかげで，行為（およびある期間

に起きた，価値に関連する多様な行為のパターン）はより大きな意味と目的を持つでしょう。このとき，行為が大きいか小さいか，楽しいか不愉快か，簡単か難しいかどうかは関係ありません。最も重要なのは，ACT の介入に合わせて，価値を追求するプロセスを進むことです。このように，ゴール達成は最終的な目的とはみなされません。むしろゴール達成は，価値ある人生の方向を追求するときに生じる，楽しい副産物としてみなされます[35]。別の言い方をすると，ACT の観点から見た価値とは，目的地に着くことよりも旅すること自体を必要としているのです。

　これらの価値に基づく行為の地図を，1枚か2枚以上，作成します。ただ，すべての参加者が地図を完成させなくてもかまいません。人によっては，練習中の行動スキルを絵で概観することを好みます。私たちは行為の地図を，そういった人々に役立つかもしれない選択肢のひとつとして示します。参加者の中には，この時点で価値に関する視覚的な説明がなされることによって，すべて「合点がいく」ようです。

ホームワーク

　第4章で述べましたが，トレーニング・セッションの第2回と第3回の間を数週間あけるように，私たちはこのプログラムを計画しました。この期間が設けられたねらいは，最終回に参加して，あらゆる進歩を話し合い集約する前に，2つのスキルを毎日の生活に移行しはじめる機会を，参加者に与えるためです。

　上述した価値に基づく行為のエクササイズは，第2セッションと第3セッションとの間に行ったホームワークを話し合うことに，自然と入っていくよう工夫されています。最初のホームワークは，価値に基づく行為のエクササイズを繰り返すことです。参加者は，そのエクササイズを第1セッションの後にするように言われていました。参加者が促されていた具体的な内容は，次の1週間で，3つの価値に基づく行為をマインドフルに実行することです。これらの行為は，前回のエクササイズで明確にされたものの中から，参加者によって選ばれるべきです。

配付資料6「ホームワーク（第2セッションから第3セッションまでの間に完了すること）」に示すように，以前と同じような方法で，この練習について説明します。つまり，個人の価値に基づく行為を，マインドフルに実行することを強調します。特に，参加者には，価値に基づく行為を実行する前や，実行しているとき，実行した後に，何が起きるかに意識を向けてもらいます。そして，あらゆる内的な障壁を意識してもらいます。内的な障壁は，役に立たない思考や感情，感覚，衝動，気分などの姿をして現れます。ゆえに，たとえ価値に導かれた行為を予定どおりに実行でき**なかったとしても**，参加者は行動に影響を及ぼす私的出来事を意識するよう促されます。これによって，行為を実行してもしなくても，どちらの場合でも，提案されたホームワークはメリットをもたらす性質を持ちます。もし参加者が価値に基づく行為を実際に行えば，体験やそのプロセスの結果を意識するよう促されます。もし参加者が行為をできなかったら，それは別の有益な機会となります。つまり，そのときホームワークは，価値に基づく行動に役に立たない影響を及ぼしている，数人の「乗客」に気づく機会となります。

2つ目に勧められるホームワークは，価値に引き出された4つの短期的ゴールを達成することです。そのゴールは，うまくいっていればすでに，以前にゴール設定をした配付資料に（おそらく，章のはじめに示された価値に基づく行為マップにも），記録されています。これらの具体的な推奨内容に加えて，参加者に続けるよう促すべきことがあります。それは，自力でこれらのエクササイズの各段階に取り組むこと，配付資料に詳述されている，5つの領域について価値の宣言内容を組み立てること，主な価値を思い出させる単語を特定すること，すべての価値を具体的なゴールや行為に移行することです。そのために効果的なのは，価値に基づくゴールと行為を計画する配付資料を，空欄のままどっさりと参加者に渡しておくことです。

ここで私たちは，もっと日常的なマインドフルネス技法について，参加者にアドバイスします。これらの技法には，役に立つ練習が含まれています。それは，よりマインドフルに食べること，飲むこと，歩くこと，運転すること，その他の毎日の活動をすること，そして，一日中たびたび身体にマインドフルに注意を向けることです。

3つ目のホームワークは，参加者が誘導型マインドフルネス・エクササイズの練習を続けることです。参加者に対する具体的なアドバイスは，最終セッションの前の1週間に，少なくとも3回，2つの「コア」エクササイズのうち1つを練習するということです。加えて，私たちが参加者に勧めるのは，セッション外で，アニメ声テクニックと「モノ化」エクササイズを練習すること，そして，様々な日々の活動にマインドフルに意識を向けることです。

これらのエクササイズについて話し合う際，トレーナーにとって役立つことは，マインドフルネスの練習の重要な特徴のうち，いくつかを繰り返すことです。この要約に含めるとよい注意点があります。それは，エクササイズが，厄介な思考や感情を変容したり，回避したりすることをねらいとはしていないということです。さらに，要約の中で，たとえある練習が愉快ではないとわかったとしても，また，変化や効果に気づいても気づかなくても，参加者に練習を続けるよう励ましてもよいかもしれません。マインドフルネスは「心理的な筋肉」であるということ，言い換えると，マインドフルネスは練習を繰り返すことによって自然と鍛えられるということを，トレーナーはもう一度説明します。

環境に手がかりを設置する

第1セッションと同じく，ホームワークのために手がかりを設置するように，参加者は促されます。その目的は，ある種の感覚的な合図を持つことです。合図は，価値に導かれた行為を誘発し，マインドフルネスの練習を実行することを，いつも思い出させてくれるでしょう。同じ一連の資源が利用できます。トレーナーはここでいくつかの提案をしてもよいでしょう。たとえば，次のような案があります。色つきのキーホルダーに，価値を思い出す言葉やゴールや行為を書いて，それをその人の鍵に装着します。練習するのを思い出すように，携帯電話や浴室の鏡に小さなステッカーを貼ります。シリコンの腕輪を1つはめて，次の数週間，行動のためのわかりやすい手がかりとして，価値を使うことを頻繁に思い出せるようにします。もし時間があるなら，2人組になってもらい，第3セッションまでに達成したいと思う，価

値と一致したゴールを達成するということを宣言してもらいます。また，どのような手がかりを使うつもりかについて発表してもらってもよいでしょう。

セッションを終える

トレーナーはセッションを終えるとき，参加者が様々なエクササイズに積極的に取り組んでくれたことについて，心からお礼を言います。そして，進展していることに対して，感謝の気持ちを述べます。参加者がトレーニングの要素を体系化するのを手助けするために，トレーナーはもう一度，「2つのスキル図」に触れるとよいでしょう。今から第3セッションまでの期間，参加者がこれらのスキルを日常生活で試すよう促さなければいけません。最後にトレーナーは，第3セッションに戻ってくることの重要性を強調してもよいでしょう。第3セッションで焦点が当てられるのは，同じ2つのスキルをさらに向上させることと，トレーニング終了後にもそれを発展し続けることを確実にすることです。

第2セッションのまとめ

このプログラムの第2セッションには，脱フュージョンとアクセプタンスのいくつかの重要な介入が含まれていました。その介入は，ACTのマインドフルネスのプロセスと，価値に基づく行為のプロセスが，どのように関連しているかを明らかにするのに役立ちます。私たちは本章に，様々な介入の選択肢を入れました。セッションでは，これらの方略すべてを網羅しなくてもかまいません。事実，多くのものを詰め込みすぎることは，参加者を圧倒するだけでしょう。たとえ，このワークに使える時間が，最長で3時間あったとしてもそうなるでしょう。最も重要なことは，セッションを通して首尾一貫したテーマを生み出すように，中心的な介入を進めることです。だからこそ，私たちはこのセッションで，内的な障壁から価値に基づく行為へと解きほぐせる手段として，脱フュージョンのスキルと，アクセプタンスのスキルを提案するのです。第2セッションを終えるまでに，参加者には少なくと

も二組のやってみたい行動的価値を明確にしてほしいと，私たちは思っています。その次に，ホームワークを設定します。ホームワークを設定する際，参加者に次のことが促されるようにします。それは，参加者が次の数週間，日々の行為を導くよりわかりやすい指針として価値を使い，その体験を探求するようにすることです。

第7章

第3セッション：
マインドフルネスと価値に基づく
行為のスキルを揺るぎないものにする

　この介入プロトコルの最後となる第3セッションは，「ブースター（増幅器）」として特徴づけられるでしょう。第4章の「プログラムの全体像」で説明したように，最終セッションを行うタイミングを変えても，従業員がこのような種類のトレーニングから得る精神的健康度，行動的機能，心理的柔軟性の全体的な改善にほとんど影響はない，ということがわかっています。私たちの経験では，第2セッションと第3セッションとの間で間隔が最も長かったのは3カ月です。また同じトレーニングを，1カ月，6週間，2カ月，といったさらに短い間隔で提供することに成功してきており，参加者のプログラムでの体験において大きな影響は今までみられていません。

　最終セッションにはいくつかの役立つ機能があります。介入のこの段階までには，参加者の多くはすでにマインドフルネスと価値に基づく行為のスキルをともに順調に身につけてきているでしょうから，第3セッションはその成長を強めてさらに伸ばしていき，参加者がそれらのスキルを生活の中の様々な場面に活用できるように促すための機会となるでしょう。同様に，第2セッションの後に，このトレーニングの目的との体験的な接点を失ってしまった参加者に対しては，最終セッションは大抵の場合，ACTのコア・プロセスと再び接するためのちょうどよい機会となります。

　第3セッションは主として，すでに紹介されてきた，基礎的なマインドフ

ルネス訓練，「モノ化」エクササイズ，脱フュージョンのエクササイズ，思考のマインドフルネス，価値に基づくゴールと行為の計画などをさらに練習するための機会としてデザインされています。参加者は通常，この頃にはプログラムの基本的な原理になじんできているので，第3セッションは体験的な練習の最後の「（薬の）一服」を提供する意味合いで行うことが多いです。したがって，第3セッションではトレーナーが講義のように説明する場面は少なくなることが普通です。代わりにこのセッションは，一連の体験的な練習を，人目を引くように構造化しているツールである「2枚の紙テクニック」，「バスの乗客」のメタファー，「2つのスキル図」と結び付けて行うように構成されています。この章では，最終セッションで用いられるかもしれないその他のACTの介入オプション（たとえばミルク・エクササイズ，マインドを散歩に連れていく）についても紹介します。

トレーニングのステップ	鍵となる介入
パート1	
トレーニングに戻ってきた参加者を迎え入れる	2つのスキル図
マインドフルネス練習の開始	身体と呼吸のマインドフルネス
ホームワークのふり返り	ペア，グループでの話し合い
価値の一致度を評価する	過去2週間における，価値に一致した行為と，そうでない行為を個別にふり返る
パート2	
思考と感情のマインドフルネス	雲の上に思考を乗せるエクササイズ，「モノ化」エクササイズ，レジリエンスのある「観察者」の視点に接触する
パート3	
価値に基づくゴールと行為のプラン作成	短期，中期，長期の，価値に基づくゴールを設定するエクササイズ，価値に基づく行為のマップ
練習を続けるためのアドバイス	ホームワーク用の配付資料，価値ある人生を築くための最善のヒント
トレーニングについての最後の個別的なふり返り	

第７章　第３セッション：マインドフルネスと価値に基づく行為のスキルを揺るぎないものにする

パート１：練習の開始とホームワークのふり返り

　第３セッションは，参加者がトレーニングに戻ってきたことをトレーナーが温かく迎えることから始めます。トレーナーは参加者に「２つのスキル図」を示し，図で説明されている２つの相互に関連するスキルを思い出してもらうようにします。また，この最終セッションの重要かつ全体的なねらいを伝えてもよいでしょう。

トレーナー：皆さんが最終セッションに戻ってこられたことをうれしく思います。このセッションはとても重要です。なぜなら，このトレーニングに参加してきたことで皆さんに起きてきた様々な影響についてふり返る機会となるからです。このセッションが，２つのスキルを皆さんの日々の生活の中に，さらに組み入れていくためのお役に立てるとうれしいです。今日は鍵となるエクササイズをもう一度いくつかやってみたいと思います。また，トレーニングが終わってもこれらのスキルを使い続けるのに役立つような方策をいくつか話し合ってもよいでしょう。

身体と呼吸のマインドフルネス

　冒頭の導入に続いて，トレーナーは参加者に身体と呼吸のマインドフルネスの練習をするように指導します。私たちは第２セッションのはじめに使われたエクササイズ（身体のマインドフルな気づきを深める，呼吸するたびのお腹の感覚と動きへ気づきを向ける，それらに取り組んでいるときの思考と感情の浮き沈みに気づいてそのままにしておく）をよく使います。この練習に続いて，参加者にエクササイズでの体験を共有したり，最近の数週間での

練習をふり返るように言ったりする場合もあります。

　この最後のセッションでは，もっと短いマインドフルネス訓練を参加者に教えることが役立つと感じています。これは1〜2分（またはそれ以下）ででき，「いつでもどこでも」取り組める練習です。この短いエクササイズは，マインドフルネス・ストレス低減法（MBSR）とマインドフルネス認知療法（MBCT）のプログラム（たとえば文献29，113）にみられる3分間呼吸空間法（three-minute breathing space）を元に作られたものです。私たちはそのエクササイズを「3ステップでできるマインドフルな気づき」と呼び，参加者に次のように言います（私たちは通常この最終セッションで一度そのエクササイズを練習し，これらの指示内容を配付資料として渡します）。

ステップ1：自分自身を自動操縦から取り出し，「今，この瞬間」に触れる

　自分の状態を確認するために少し時間を取ります。あなたは今どんな気分ですか？　今，あなたの体で体験している感覚は何ですか？　今，あなたが考えていることは何ですか？

ステップ2：呼吸に注意を集中する

　あなたの体の感覚と，呼吸のたびに浮き沈みするお腹の動きに注意を向けます。

ステップ3：気づきを体全体に広げる

　気づきの範囲をひろげることで，あなたの全身のいたるところで生じているすべての感覚に気づいてください。今，ここでのあなたの体全体の感覚を強く抱いてください。

ホームワークのふり返り

　第2セッションで行ったように，トレーナーはホームワークとして示したマインドフルネスと価値に基づく行為を参加者にふり返るように促してください。最後のセッションでは，この時に最近の数週間のトレーニングに結びつけてどんなふうに進捗してきたかといった，より全体的な内容が話し合われる形になることが多いです。この局面で注目に値するような，かつ「ACTに一致した」恩恵があったことを報告する参加者がいることもまれではありません。そのような参加者は，マインドフルネスと価値に基づく行動活性化プロセスを毎日の生活の中に取り入れる要点がわかっているからです。私たちはまず，価値の方向に沿ったゴールと行為に取り組んだ体験をふり返る前に，セッション外で行ったマインドフルネス練習の程度に焦点を当てることから始めます。

マインドフルネスのホームワークのふり返り

　このふり返りは，セッション内でのマインドフルネス練習の後の話し合いから自然と広がることがよくあります。参加者の多くは，ガイド付きマインドフルネス・エクササイズを週に2〜3回行ったり，現在の瞬間に触れるために，短いマインドフルネス・エクササイズをより頻繁に用いたりといった習慣が，第3セッションまでに身についてきていると報告するでしょう。練習を続けた結果いくつかの恩恵を得たことに気づいたと報告する参加者もよくいます。第3セッションで最もよく報告される変化は，望ましくない内的出来事への「反応」が減ったというものです。参加者がそういった体験をグループの皆と共有する機会は有益です。グループの中には，ほとんど練習していない（またはまったくしていない）者がいる場合があり，その体験を聞いて，練習を行うために時間を作る価値があるものだと思ってもらえるからです。

　トレーナーのするべきことは，参加者が取り組んできたインフォーマル，

またはフォーマルなマインドフルネス練習を強化することと，参加者が報告した練習によって得た恩恵をじっくり検討することです。すでに述べたように，グループからあげられてきた参加者の体験例を活かすことが有用です。これにより，マインドフルネス・スキルの主な特徴と機能を繰り返して説明することができます。また，トレーナーはトレーニングが終わった後も，練習を続けることの重要性を強調して伝えるべきです。そうすることで，参加者はマインドフルネス・スキルを日常生活の中で練習し，使い続けることに希望が持てるようになります。これは参加者がすでに何らかの恩恵に気づいているかどうか，そして楽しんで練習しているかどうかにかかわりません。またトレーナーは，この機会にマインドフルネスを深める他の方法を参加者に思い出させることもできるでしょう。それは例えば，一日のうち何度も現在の瞬間への気づきを活性化させるために，自身の日常の行為にもっと気づくようになることや，前述の3ステップのエクササイズを使う習慣を身につけることなどです。

価値に基づく行為のホームワークのふり返り

　価値に基づく行為のホームワークのふり返りのために，トレーナーは最初に参加者に2人組を作ってもらい，以下に示す5つのふり返りポイントについて話し合うように言います。これらは第2セッションで同様の目的で用いられたポイントと似ています。今回の話し合いでは，行為だけでなく価値に基づくゴールにも広げられます。同様に，価値に基づくゴールと行為の内的な障壁にもっぱら重点が置かれ，参加者はこれまでの4週間における価値づけのプロセスのこれらの側面についてふり返るように促されます。

- 第2セッションであなたが自身で定めた4つの価値に基づくゴールを達成することができたかどうか。
- 価値に基づくゴールと行為を追求することの容易さ／難しさ。
- 価値に基づく行為をした，あるいはしなかったことによるあらゆる結果——あなた自身，あるいはその他の方へのどんな影響も検討してくださ

い。
- 過去4週間を通して，価値に基づくゴールと行為の妨げになりそうになった，あるいは実際に障害になった，あらゆる内的な障壁（役に立たない考え，感情，衝動，気分）。
- 人生におけるゴールと日々の行為のガイドとして，行動的な価値を意図的に使うこの練習についての，あなたの全体的な感想。

参加者たちがこれらのポイントについてふり返り終わったとみられたら，トレーナーは全体的なグループ・ディスカッションに持っていき，次のような質問をします。「さて，私は皆さんがゴールと行為のためのより優れたガイドとして個人的な価値を用いた体験を知りたく思います。皆さんはこれまでの4週間を通してどういうことに気づきましたか？」。ここでどんな話題が出るかは決して正確には予測できませんが，最後のセッションで参加者は次のようなタイプの体験を報告することが多いです。

- 困難な内的状態に対してそれほど反応的にならなかった。
- 後回しにしたり先延ばしにしたりしていた行為に取りかかるためのやる気が高まった。
- 以前は意図的に避けていた行為に，より取り組めた。
- 特定の人生における領域と行為について個人的な重要性がより明確になった。

ここで紹介する例は，参加者（「ソフィア」）が第3セッションで報告した行動の変化です。この変化は彼女の生活の中で他の人も気づいたものです。下記に引用したものは会話のすべてではありませんが，その代わりに困難な状況でソフィアが示した，見かけからもわかるような心理的に柔軟な反応の部分を取り上げました。ソフィアが最近結婚式に参加したときに，ある親戚とのつらい関わり合いがあり，その間どんなふうに彼女が反応したのか話しています。

参加者：彼女が自分でしたことを言ったとき，私の隣にいた夫が縮み上がっていたのを感じました。私の内面はいつも通りの反応で，心底怒りで煮えくり返っていました，誰でもそうなると思いますが。でも，いつもと違ってうまくいきました。キレてしまってその日一日が台無しになるようなことがなかったんです。怒りが自分を乗っ取ってしまわないようにできました。そこに座ったまま少し落ち着いて，その人がしたことによって私の内面にどういう影響があったかということに気づきを向け，彼女と口論するようなことはしなかったのです。私は何も言えず，うなずくことすらできませんでしたが，ただ彼女の方に目を向けました。：それから話題を変えて，そのホテルがどんなに素敵だったかのようなことを言ったんです……すごくおかしかったことに，夫が口をぽかんと開けて私を見つめていたんですよ！ 彼は信じられなかったんでしょうね，私がいつもみたいに激怒してその後ずっと取り乱すようなことをしなかったのが。だから，このトレーニングに参加しているからよって彼に言ってやりました！

トレーナー：ソフィア，あなたの体験を共有してくれてありがとう。最終セッションでこういった話が聞けるのはなんて素晴らしいことでしょう！ 私が大事だと思うのは，あなたが怒りで煮えくり返っていることにご自身で気づかれて，それにもかかわらずその時，その怒りに従わないことを選んだとおっしゃったことです。マインドフルネスと価値に基づく行為スキルをうまく組み合わせて使っていたようですね。

この会話の抜粋を紹介した理由は，トレーニングを円滑なものにするうえでよくみられる重要な課題が示されているからです。グループでの話し合いの間，参加者がこれらのスキルを用いてきた状況について，背景にある事細かな点をたくさん話すことがよくあります。トレーナーがすべきことは，参加者が話してくれたことの中から，ある程度の心理的柔軟性を示す要素を見分けることにあります。上記の例で見たように，トレーナーはその参加者の心理的に柔軟な反応を強化する一方で，同時に，その参加者の話の中の特定の部分にグループの他の参加者たちの注意を引きつけることができます。

最終セッションでは，トレーニングによって体験の回避がうまく低減したというコメントもよく聞きます。下記の2つのコメントは別々の参加者からのものですが，よく考えてみてください。どちらの場合も，参加者は不安を生じさせそうな見込みがあるために以前は避けていた行為について話していました。

「またコーヒーを飲みはじめたんだよ」
「初めてボーイフレンドと長い間一緒に映画館で映画を観られたんです」

価値の一致度を評価する

価値のワークで重要な点のひとつは，参加者の最近の行動パターンが価値と一致していたか，または一致していなかったかについてよくふり返ってもらうことです。ACTの価値のエクササイズと評定尺度は，通常参加者に次のような評価をしてもらいます。

1. 現在の生活の中で重きを置いている特定の価値の重要性（1～10点で）
2. 先週あるいは過去数週間において，その価値に沿ってきたことがどれくらい達成できて，価値と一致していたか（たとえば文献133）

価値の重要性と一致度との間に大きな食い違いがあるということは，特定の価値や生活領域がほったらかしにされていることを示しています。

私たちの職場プログラムの最終セッションでは，これと似たような方法を用います。配付資料7「価値の一致度を評価する」は，Kirk Strosahl と Patricia Robinson のうつのための ACT ワークブック[121]で作られた資料から修正して作成されたものです。彼らのオリジナルの配付資料を元に，私たちのトレーニングで使われる言葉になるように，また他の価値エクササイズにある5つの人生領域に焦点を広げるために少し修正を加えました。

私たちはとりわけこのエクササイズを好みます。なぜなら，価値の一致度の数字による単純な自己評価に勝るものであり，価値と最も一致していた，

およびその価値とあまり一致していなかった特定の行為パターンについて考え，記録させるように促すことができるからです。このアプローチは参加者にとって，どの行為が自身の価値の役に立つか，また役に立たないかへの気づきを高めるために有用です。ACT の視点からみると，個人的な価値と行動との食い違いに気づくこと自体によって，参加者はより重要な価値との一致に向かい歩みはじめる可能性があるからです[35]。

注目すべきは，このエクササイズは参加者にとって完了することが必ずしも簡単な，あるいは気が安らぐものではない，ということです。配付資料に記入する間に，自身の価値と行動とがある程度一致していたことに気づき，満足感を覚える参加者もいるでしょう。しかしながら，エクササイズを行うことで，多くの習慣的な行動パターンが個人的に選ばれた価値と一致しない，という事実に直面する参加者もいます。大切な個人的価値と一致していないことをするのに多くの時間を費やしたと気づいて，悲しく，驚き，がっかりしたといった感情を参加者が報告することは，まれではありません。

したがって，このエクササイズをファシリテートするときのトレーナーの役割は，そのような体験をノーマライズすることにあります。私たち独自のアプローチでは，参加者が抱いている価値に基づく生活への期待をさらに扱うためのエクササイズを用いてきました。私たちは，いつでも価値と一致していられるような者はいない，という点を繰り返し指摘します。もっと正確に言えば，トレーニングの目的は日々の生活の中で価値をガイドとして用いることがだんだんとできるようになることにあります。トレーナーは参加者に対し，価値づけることについて，いきいきと，有意義な，目的のある人生を生きるための方法として捉えるように促してもよいでしょう——つまり，結果としてではなく，継続するプロセスとしての人生を生きるということです。

トレーナー自身も，参加者たちと一緒にエクササイズに取り組むことが推奨されます。エクササイズの終わりには，トレーナーは自分が記入した用紙を参加者に見せて，価値とあまり一致しない行為パターンに気がつくことは普通である（そして実に有益）であることを示してもよいでしょう。トレーナーは，私たちの日々の行為が自身の価値の役に立っていることにもっと気

づくようになると恩恵が得られる，ということを強調することができます．そのことに気づくにつれ，人は時間と手間をかけてだんだんと，個人的な価値に基づいた行為パターンを広げていき，その一方で価値とあまり一致しない行為パターンを減らしていくことができるようになります．

　私たちは，第3セッションでこの価値の一致度の評価を行うことで，価値に基づく行為とゴールのホームワークのふり返りを，最もうまくまとめられると感じてきました．ふり返りの終わり頃に，前回のセッション中とそれ以降に，参加者が定義し取り組んでいる価値を1つか2つ評価するように促します．トレーナーは，そのエクササイズが何のためにあるのか明確に示してもよいでしょう．その特有の目的とは，個人的に選ばれた価値と一致している，また一致していない行動パターンにもっと気づけるようになることです．より広範な目的としては，日々の行為へのガイドとして価値をより目立たせる機会をだんだんと増やすことにあります．

　価値の一致度を評価する別のツールとして，Bull's-eye エクササイズがあります．これは参加者がどれくらい価値と一致してこられたかを視覚的に把握するのに役立ちます（自分で標的に印をつけるようになっている）[91]．Bull's-eye には Harris[55] が作成したバージョンもあります．こちらは人生のそれぞれの領域における価値が同じ図の中で表示されて見られるので，便利なツールです．

◆ トラブルシューティング ◆

　価値のワークの際には，参加者が価値と矛盾していることや，相反することを考えているという問題がよく生じます。それは，生活がすでに他の要求事や活動でいっぱいになっているときに，生活の中にすべての価値を持ち込もうとすることが難しいことを表しています。これに取り組むための様々な方法を，ACT の専門家たちは検討してきました（特に，McKay, Forsyth, Eifert[95]による，価値の対立の乗り越え方についての本を読むことをお勧めします）。私たちの推奨する回答は，参加者に重要性に基づいて価値を順位づけさせないようにし，価値はおそらく等しく重要でありうるという前提で取り組んでもらう，というものです。価値に基づく生活を築くコツは，仕事や家庭のように，ある期間は優先せざるをえない特定の人生領域があったとしても，他の価値について少しずつでも行為を重ねる機会を，巧みにかつ柔軟に見つけ出すことです。最も重要なのは行為の大きさではなく，価値との一致度がどの程度数えられるかということだと，参加者に気づかせることが有用です。

パート２：思考と感情のマインドフルネス

　ホームワークのふり返りに続いて，トレーナーは ACT のマインドフルネスとアクセプタンスのプロセスに焦点を移します。本セッションのこのパートでは，アクセプタンスと脱フュージョン・スキルを繰り返し練習し，強固なものにするためのエクササイズと，絶えず変わり続ける内的体験への，レジリエンスがあり安定した「観察者」としての視点，つまり文脈としての自己を際立たせるための練習を一緒に行います。これまでのセッションで参加者に説明してきたように，これらのプロセスは心理的なスキルとして高めていくことができ，個人的な価値に基づいたゴールと行為に従って生活していく際に障壁となる，役に立たない思考や気分，感情の度合いを弱めるために使えることを述べます。

　トレーナーは通常，本セッションにおける次の局面の理由づけを示すために，「２枚の紙テクニック」を使います。

トレーナー：［2枚の紙テクニックを使う。1枚の紙には「**価値**」という言葉が書かれており，もう1枚には，「**『役に立たない』思考／気分／感情**」の言葉が書かれている］それでは，私たちがここで行っていることをもう一度よく確認してみましょう。基本的に，このトレーニングは全体としてこれを行うためのスキルを身につけるように作られていて［トレーナーは「価値」の紙をさらに前に動かす］，個人的に選ばれた価値は，ゴールと日々の行為を方向づけるものとして，だんだんとその役割が高まっていきます。私たちは，自分の役に立たない思考や感情を絶対に取り除くことはできません。私たちにできるのは，価値に基づく行為パターンを拡大していく際に，強力な内的な障壁となりうる役に立たな

い思考と気分，そして感情へのマインドフルな気づきを高めていくことです。基本的にこれらのスキルによって私たちは，たとえ様々な困難や本当に役に立たない思考や感情，気分を体験していても，価値に基づく行為をとれるようになるのです。それでは今日もこの前のように，マインドフルネス・エクササイズをいくつか練習してみましょう。このエクササイズを練習していけば，こうした内的な障壁が現れても，そのもつれをちょっとほどけるようになっていきます。

この最後のセッションでは，私たちは通常，ACTの中核である**ウィリングネス**のイメージを明らかにするために「2枚の紙テクニック」を示します[56, 68]。Hayesら[68]は，ACTの視点からのウィリングネスを「不快な思考や感情，記憶，感覚，あるいは恐怖状況に自分をさらすための，価値に基づく選択」と定義しています (p.276)。言い換えれば，ウィリングネスとは個人的な価値に基づく行為パターンをだんだんと継続的に広げていく人間の傾向であり，たとえその行為によりたくさんの困難，または不快な思考や気分，その他の内的状態に直面することになってもそうする，という状態を指しています。それがある種の消極的な受容，あるいは「笑って我慢する」ような忍耐を指しているのではないことを，ここで説明しておくことが重要です[68]。それどころか，行動的ウィリングネスと心理的アクセプタンスは，活発で力を与えるプロセスとしてみられるべきです。たとえば，これらのプロセスにより，人が価値に基づいたゴールを追求する際に，次々に現れる不安に対し，マインドフルで，脱フュージョンされた，判断しない方法で関わりながら，不安を生じさせる状況に足を踏み入れられるようになるのです。

　グループ介入でこの行動的プロセスを伝えるときに，私たちはそのような専門用語は使いません。代わりに，「2枚の紙テクニック」を使いながら，これらのスキルは価値に基づく生活を送るプロセスの中で，どんな内的体験が生じても進んで受け入れていけるようになるためのものであることを説明します。この最終セッションにおいて，参加者がこのアプローチが備えている自由と可能性を理解することがよくあります。もし困難な内的状態が，もはや価値に基づくゴールと行為を追求する際の大きな障壁とならないのであ

れば，その人にとってもっと多くの行動が選択できるようになるからです。

気分と感情のマインドフルネス

　この部分では，トレーナーはまず第2セッションで紹介された，「モノ化」エクササイズを用います（第6章をご参照ください）。このエクササイズにより，本トレーニングは参加者に困難な感情的体験をコントロールしたり，変えたり，避けたりさせるためのものではなく，感情の中身についてもっとマインドフルな方法で親しみを感じるようにさせるためのものである，というメッセージを伝えやすくなります。第2セッションと同じように，エクササイズではまず，少しストレスを感じて感情や身体的反応を引き起こしたような出来事や状況，人物について参加者に思い出してもらいます。そして，現れた気分や感情について，すべて身体で起きている感覚として気づくように参加者に促します。ここでは，不快な気分や感覚であってもなるべく判断しない心構えを保ち続けることが重要です。また，感情的な体験に対して，それがまるで「モノ」であるかのように感じてみるようにいいます。これにより，感じる主体と感情との間に，ある程度の健康的な心理的距離が生まれます。ここで以前にやったように，体験を皆で共有するために参加者から感想を話してもらい，トレーナーはこうしたタイプの練習の機能について簡単に要約して説明します。

思考のマインドフルネス

　このエクササイズでも，また同じ基本的な理由づけ，すなわち内的な障壁のもつれを解きほぐすのに役立つスキルを身につける，といった説明を繰り返します。このエクササイズは，前回のセッションで行った，脱フュージョンのワークをさらに進めるように作られています。「モノ化」エクササイズは，気分と感情へのマインドフルな気づきを深めるための特定のテクニックでしたが，今度のエクササイズは思考へのマインドフルな気づきを身につける方法になります。ここでは，私たちはよく別の瞑想エクササイズ（空を横

切っていく雲の上に思考を乗せて眺めるように観察する）も行います。これはスクリーンに思考を映すエクササイズと同じ機能を持っています。

雲の上に思考を乗せるエクササイズには2つの目的があります。

1. 参加者が，思考をただの**思考として**ちらりと見て，その瞬間に現在進行中のプロセスとして，自身の考えを観察する
2. 参加者が，思考を観察している状態と，思考の内容にのめり込んでいる状態の間での変化について体験的に感じる

このエクササイズは長く行う必要はありません（たいてい5分の練習で十分です）。そして練習のために前置きを説明しておくことが重要です。エクササイズが何を引き起こして，どういう結果になるか（すなわち，参加者はよく思考内容に入り込んでしまったり，観察者の視点と体験の流れを見失ってしまったりするということ）を説明します。まず，身体への気づきのエクササイズを教示してから以下のように続けます。ここでは，Zettle（文献135のp.146）による「雲の上の思考を眺める」エクササイズから借りてきた教示をわずかに修正して用いています。

トレーナー：さて，気持ちよく暖かい日を想像してください。気温はちょうど皆さん自身が好きなくらいです。広々とした野原で心地よさそうに仰向けになって，青空を静かに流れていく柔らかな白い雲を見ている情景を想像してください。あなたの意識の外から流れ込んでくるような，ご自身の思考の観察者の役割になっていると想像してみてください。どんな思考もコントロールしようとする必要はなく，あなたのマインドが何げなく生じさせるどんなことでも，ただくつろいで観察してください［……］。横になったままで，あなたのマインドが生じさせる思考がどれも，雲の上に乗りゆっくり青空を流れていくように想像してください［……］。自分の思考が現れては消えるのをちらりと見てみましょう。それぞれの思考は雲の上に乗って，空を流れていきます［……］。ときどき，おそらくは思考の中に入りこんでしまい，エクササイズの流れを見

失ってしまうでしょう．それは当然のことです．そうした状態になったらいつでも，ただ単に少し視点を引き，野原に横になっている姿勢に戻り，雲の上に乗っている思考の次がやってくるのを眺めてください．ただただ思考の流れが雲の上に乗って行きかうような様を観察します［……］．エクササイズのことを考えてしまったときは，それらの思考も雲の上に置き，空を漂うのをただ眺めてください［……］．いとも簡単に思考の中に入り込んでいってしまい，現れては消える自分の思考の観察者となっている感覚を見失ってしまうことに気づいてください［……］．

エクササイズの終わり頃に，身体の感覚および呼吸とともに動くお腹に，2〜3分間注意を向けるように言い，最終的に気づきを全身の感覚に広げていくように指示します．エクササイズが終わったら，参加者にペアか少人数のグループを作り，体験を共有するように言います．それから，グループ全体から2〜3個の例を聞きだし，検討します．次の引用では，このエクササイズによって生じる様々な体験に，どう対応したらよいかをトレーナーは示しています．

トレーナー：どなたか，思考の流れを観察する体験について共有してもよいという方はいらっしゃいますか？

参加者1：身体で起きていることに注目するのと比べて，ちょっとやりにくかったです．時々は雲の上に思考を乗せられましたが，「あれ，あいつは思考だっけ？」「それは思考かな？」というようにすぐに考えはじめてしまいました．まるでちょっとしたマインドの竜巻みたいです！ それからこのように思ったのです……，ほとんどお告げみたいでしたが……，あなたが何か言った後——そこでまあ，ちょっと待て，これらは全部自分の思考じゃないか，自分はすべての思考を観察しているよ！と．

トレーナー：すばらしいことです，ダニエル．教えてくれてありがとうございます．エクササイズの一環としてあなたが説明してくれた思考の観察法はよいものだと思います．思考にマインドフルになるのはやりにくい

ものですが，あなたはまさにエクササイズで求められていることをやり遂げていると感じます。他に，どなたかやりにくさを感じた方はいらっしゃいますか？

参加者2：私は，ここに座って雲と空の映画を観ているように感じました。私はこのやり方をとても気に入っています。雲の上に思考が現れたときは，ちょっと驚きました。はじめは，私が呼吸をしているやり方についての考えを見ていたのです。それから，理由はわかりませんが，スーパーで手に入れるような長持ちする買い物袋について考えました！　そして，その買い物袋のうちの1個のイメージを自分の小さな雲の上に乗せました！　その考えがどこから来たのか自分でもわかりません……おそらく，先日買い物袋のことについて何かで読んでいたのかもしれません。

トレーナー：その，少し後ろに下がって思考を見るワークはすばらしいですね。今教えていただいた，ここまるで映画を観ているように眺める，という方法は良いと思います。思考の内容の中にいつもくるまっているのではなく，思考が意識に出たり入ったりしてくるままに眺めるという方法ですね。マインドは，ちょうど「思考製造マシン」みたいなもので，一日中，ありとあらゆる種類の事柄が噴出してくる感じのものなのです。

　空を流れる雲のイメージによく反応する参加者は多いですが，そのイメージ内容がなおさら難しいと感じる参加者もいます。雲と空をイメージすることに悪戦苦闘していたので，思考の流れの気配の大半をとらえられなかったと報告する参加者もよくいます。こうした場合の答えとして，そのようなエクササイズは努力が必要だというより，単にやりにくいだけだということを説明します。これは，私たちが思考の内容にのめり込んでしまう傾向を持っているためです。また，この観察者の視点は，日頃の練習によって強めることができることも説明します。もし参加者が雲と空をイメージするのに明らかに苦戦しているようであれば，トレーナーは，他のマインドフルネス練習の方を使うように教えることもできます。たとえば，身体と呼吸への気づきを深めながら，思考に気づきそのままにしておく方法や，第2セッションで紹介した，スクリーンに映った思考を眺める，といったもっと易しい方法が

あります。

　思考へのマインドフルな気づきを深めることは難しいのにもかかわらず，大抵これまでのマインドフルネス・ワークが参加者にとって基礎訓練となっていて，このエクササイズで効果を実感できるようです。実際，前に述べたように，参加者の中には「思考を眺める」エクササイズを好み，日頃の練習として続ける者もいるでしょう。

レジリエンスのある「観察者」の視点を強調する

　私たちがまだ直接的には対象としていないACTプロセスが1つあります。それは文脈としての自己です。第2章で述べたように，文脈としての自己（「観察者としての自己」とも呼ばれます）とは，自己の超越的な感覚のようなものに接する私たちの能力のことであり，絶えず流動している内的体験の安定的な観察者ともいえます[67]。言ってみれば，観察している自己とは，意識の「空間」や「場所」のことであり，私たちヒトはそこから自身の体験に気づいているといえます。本プログラムのこの時点までは，私たちはこのACTプロセスをはっきりと深めることはしてきませんでした。けれども，これまでの全3セッションで行ってきたマインドフルネス練習を使って，どのようにこのプロセスを利用可能になるのか知ることは難しくありません。たとえば，すでに述べた雲の上に思考を乗せるエクササイズによって，参加者は思考の流れをいくらか公平に観察できるようになり，その視点は常に利用可能なものだとわかる可能性があります。実際のところ，ほとんどのマインドフルネス・エクササイズは，この自己の感覚を観察することを深められるように，少し変えたり拡張したりすることが簡単にできます。絶えず変わりゆく思考や感情から一歩離れて眺めてみることができるのだと，気づくようにただ参加者に促すだけなのです（「あなたの思考の観察者になっているこの視点に立てる，ということに気づいてください」）。思考，感情，感覚は常に変化し続けていますが，観察者としての自己は私たちの心理的体験において，不変かつ変化しない側面です。

　私たちの職場向けプログラムの中では，観察者としての自己について説明

する際に，自分自身の非常に「レジリエンスのある」視点や側面であると教えてきました。この視点がレジリエンスのあるものだというのは，ネガティブな，または不快な思考や感情，気分，感覚から決して脅かされたり傷つけられたりしないからです。このプロセスについては，参加者が過度に分析しようとする危険が常にあります。したがって，他のマインドフルネス練習の終わりの際に，観察者としての自己の取扱説明を付け加えることが有用だと感じています。実際，第3セッションで，観察者としての自己という考え方を用いて，これまで紹介してきた様々なマインドフルネス・エクササイズを継続的に練習することによって，この視点が徐々に強められてきたことを説明します。この視点について，第2セッションで脱フュージョンを説明するために用いた透明シート・エクササイズを再びとりあげて，物理的に表現してもよいかもしれません。思考と感情へのマインドフルな気づきを深めることによって，私たちの流動的な内的出来事の観察者としての役割を担うことがもっと自然にできるようになるということを説明してもよいでしょう。

　また，ACTの瞑想エクササイズ（観察者のエクササイズ）の中の短縮版のひとつもよく使います。これはレジリエンスのある自己感覚に体験的に触れやすくすることに特化して作られています（文献67；68のp.233-237）。このエクササイズは単発で行うこともできますし，他のいくつかの瞑想練習の終わりに基本的な説明を追加することも可能です（たとえば本セッションの最初のものです）。私たちは，それを拡張マインドフルネス・エクササイズとして用います。これによって，参加者は身体，呼吸，感情，そして思考に気づきを向けられるようになり，これらの体験の側面の観察者としての立場をとれるようになります。ここで，この視点を深めるために使う説明の例を示しましょう。（これらの説明のいくつかはHarris[55]によって開発された観察者のエクササイズを修正して用いています）。

トレーナー：[*身体感覚へのマインドフルな気づきを深めることから始まるエクササイズから続けて*] さて，皆さんご自身の身体に気づくにつれて，ここでは2つの状況が同様に起こっていることに気がつくと思います。すべての感覚とともに身体があり；そしてそこに**皆さん**，つまりあなた

の身体を意識している観察者がいるということです。皆さんの身体は変化し続けています。赤ちゃんとして始まり，皆さんが成長していくにつれ，身体はこれからも変わり続けていくでしょう。しかし，身体は変化するものの，ご自身の身体を観察するあなたの一部は変わらず存在し続けます。あなたの身体があり，そして**あなた**がそこにいます。ご自身の身体の観察者としてです。少し時間をとって，皆さんの身体感覚の観察者になっている視点があることに気づいてみましょう……。

これらの基本的な教示はこの後，身体の内側で感じる現在の感情を観察することに広げられ，最終的には思考の流れを観察することに広げられます。エクササイズの終わりに，トレーナーは以下のようにまとめます。

トレーナー：つまり，皆さんはご自身の身体や感情，思考のみがあるのではなく，それ以上の存在なのです。これらのことは皆さんの人生の中身であり，その一方で絶え間なく変わるこれらの体験を，意識的に観察しているあなたがいます。

いつものように，練習の体験を参加者同士で話し合ってもらい，感想を述べてもらってもよいでしょう。もしこれまでに観察者としての自己の説明をしていない場合，これまでに深められてきたレジリエンスのある視点であることを単に指摘し，何か新しいことを紹介しているのではないことが伝わるように強調します。こうしたタイプのエクササイズの理由づけは，以前と同様です。すなわち，参加者がスキルを身につけて，個人的に価値づけられたゴールと行為に，いきいきと着実に取り組もうとする際に現れる内的な障壁から，自分自身を解きほぐすことに使えるようになるためのエクササイズなのです。

第3セッションのためのオプション

ここで紹介している最終セッションでは様々なマインドフルネス練習に重

点を置いています。しかし，他にもいくつか代わりの介入オプションがあります。これ以上瞑想のワークを行うのはやり過ぎだと感じたり，グループの参加者の何人かが，目を閉じて行う練習の際に眠ってしまったりするようであれば，違った技法を検討するべきでしょう。前の章で説明した脱フュージョンのためのアニメ声技法を，この最終セッションで繰り返して教えることがよくあります。このセッションでは，前に扱ったものとは別のタイプの認知的な要素を使って練習するように言います。たとえば，心配や自己批判的な内的会話などです。次に，これまで長年にわたり私たちが職場向けプログラムで使ってきて，うまくいった他の脱フュージョン介入方略の概要を2つ紹介します。1つは，ACTのよく知られた「ミルク，ミルク，ミルク」の単語を繰り返すエクササイズを拡張したものです。もう1つは「マインドを散歩に連れていく」エクササイズを使います（どちらのエクササイズも文献67, 68の中で紹介されています）。

　言葉を素早く繰り返して言うことで，言葉の直の性質が浮き彫りになります（例，言葉の音）。またその一方で，言葉の間接的な性質（言葉の字義通りの意味）がノイズに変わります[65]。ACTのこのエクササイズで伝統的に使われている単語は「ミルク」ですが，他の単語でも同じような効果が期待できるでしょう。まず参加者に「ミルク」と1回言ってもらって，その単語がマインドにもたらした意味を報告してもらい，現実のミルクが持つ性質をいくつか思い浮かべてもらいます（例，「ミルクがどんな味やにおいか思い浮かべてください」）。それから，参加者に「ミルク」という単語を1分間ほどはっきりと，かなり早く繰り返し言ってもらいます。このエクササイズをグループで行うと，たいてい望ましい効果があります。すなわち，単語を繰り返し言った後，参加者はよくその単語の意味が消失することに気づきます（もしそうした声が上がらなかったら，トレーナーはグループに単語の意味に何が起きたか尋ねてもよいでしょう）。トレーナーは，言葉（私たちが自分自身に向けて言うことも含めて）はいつも意味を持っている一方で，それらは結局のところただの単語と音であると指摘するのもよいと思います。

　このエクササイズをより個人に関連づけたものにするために，ミルク・エクササイズの後に次のようなことを行う場合もあります。参加者に，役に立

たない思考を1～2語で書き留めて，それらを付箋紙に書き込み，部屋の中心に置いた不透明のボウルのような容器（「脱フュージョン・ボウル」といいます）の中に，その付箋紙を匿名で折り畳んで入れてもらうといった方法です。トレーナーも同じようにします。次に，トレーナーはそこから2～3枚の付箋紙を取り出して，それぞれに書いてある単語（や言葉）を何度も繰り返し言ってもらうようにグループに指導します。できたら，それぞれ違うスピードで言ってもらうとよいでしょう。これはある程度楽しい雰囲気で展開する場合が多いですが，そのプロセスの中で，参加者が傷つけられたりからかわれたりするような気分を感じさせないように，注意して実施する必要があります。このエクササイズを行うときはいつも最初に，どのようなことが行われるのかを説明し，ボウルの中に思考を書いた付箋を入れるのは完全に任意であることを明確にしておきます。また，この練習はトレーニングを行う集団の人数が少ないときのみ（3～4名くらい）に行うことが多いです。また，それに加えてその集団が十分に熱心でまとまりがあると感じることも必要です。

　グループで行うのに適した（そして，脱フュージョンを促進する）別のエクササイズは，「マインドを散歩に連れていく」エクササイズです（文献67；68のp.259）。このエクササイズでは，まず参加者に2人か3人組になってもらいます。1人が人間の役割になり，他の参加者は人間のマインド役を演じます。それから，人間とマインドは数分間外を散歩してきます。人間役は方向を選びます。その際，第1セッションで配られた小型コンパスを使うように促してもよいかもしれません（特定の方向へ進むことを感じ取るため）。マインドの方は，まさにマインドがすること（予測，評価，比較，判断，問題解決，心配，励ましなどをほとんど絶え間なく次々と続いて言うこと）をするように指示します。マインドのおしゃべりは役に立たないものがよいです（人間が行く方向に疑問を投げかけたり，次の角を曲がった所にあるかもしれないものについて心配したりするなど）。人間にはマインドの絶え間ないおしゃべりにマインドフルになるようにし，それに引き込まれたり返事をしたりしないように指示します。そして自身で選んだ方向に向けて，ただ一歩一歩進み続けることをするように言います。5分後に，参加者は役割を交

代し，他の参加者が人間の役をとれるようにします。このエクササイズは，マインドフルに歩くことと組み合わせると有効かもしれません（これは，歩いているときの自身の身体の感覚と，周りにあるものに同時に気を配りその間にも後ろの方でマインドが絶え間なくおしゃべりしていることに気づき続けるといったものです）。このエクササイズの一環として，マインドのおしゃべりがまるで後ろの方から聞こえてくるラジオの音であるかのように感じてみるようにも言います。

パート3：価値に基づくゴールと行為に向かって進んでいくための計画の立て方とヒント

　さて，ついに最終セッションの最後の段階に入りました。ここで，参加者になるべく今まで取り組んできていない別の人生領域の価値について，目を向けてもらうように促します。以前に説明したのと同じやり方で，まず参加者に価値を記述してもらい，その記述から価値を思い出すためのごくわずかな鍵となる言葉に要約するように言います。次に，参加者に価値-ゴール-行為ワークシート（第5章参照）にその価値を記入するように促します。このシートによって，参加者は一連の価値に沿ったゴールと価値に基づく3つの行為を共にとらえられるようになり，次の週にかけて生活の中に価値を持ち込んでいけるようになるのです。

　このエクササイズを円滑に進めるために，トレーナーは価値に基づく行為の主な特徴をいくつか伝えるための，最後の機会としてこの場を利用してもよいでしょう。そうすることで，参加者は価値とゴールの区別をしっかり理解できるようになり，記述された価値が個人的に選択されており動機づける性質を確かに持つものになるでしょう。また，トレーナーは効果的なゴールの設定と行為の計画の主な特徴を改めて説明し，参加者が具体的で，状況や期限が定まったゴールおよび行為をあげられるように促してもよいかもしれません。第2セッションと第3セッションとの間隔が長く空いていた場合は，第1セッションで説明した価値カード並べ替えエクササイズを再び行うことで，この全体のプロセスを始めても差し支えないでしょう。もし参加者の何人かがまだ自身の価値を明確にすることに苦労していたら，これはとりわけ役立ちます。

価値に基づく行為のパターンを広げるためのヒント

　この時点で，トレーナーは「価値に基づいた人生の旅はまだ始まったばかりです！」と伝えます。参加者にとってのこれからの目的は，人生の様々な領域にわたる価値に基づく行為が，だんだんと広がっていくようにそのパターンを作りはじめることです。この目的を達成するために，すでに進められてきた取り組みを維持，拡張させるための「選りすぐりのヒント」をいくつか示すことが有用です（ヒントのうちのいくつかは Dahl らの文献 35 を参考に作られました。また，ヒントは配付資料にも記載しています）。

価値を明確にし続けよう

　価値を明確にすることは，一度きりのエクササイズではありません；プログラムの配付資料を利用して，あなたの人生のすべての領域において，最も大切な価値を構築し明確にし続けましょう。

価値に目を光らせておこう

　あなたのマインドの中で価値を目立ったままにさせておく方法を見つけましょう；そうしておかないと，私たちは価値を自然に忘れてしまいがちです。

価値に基づく一日を送ろう

　時々は，特定の価値に沿って一日中過ごしてみてください；日常の決まりきった流れの中で，価値に沿った一連の小さな行為をとる機会を見つけましょう。あなたがこれをするときに何が起こるかに気づいてください。

時には大胆に行動してみよう

　時々は，あなたの価値に沿って心地よい場所の外に出るような行為をとってみましょう；そうしたときに姿を見せた乗客（マインド）に気づいてみてください。

役に立たない思考や感情があっても価値に基づく行為をとろう

効果的で一貫した行為をとるうえで，自分の思考や感情は必ずしも障壁になるわけではないことに気づいてください。

いつでも自分の価値に沿い直せることを知ろう

四六時中，価値に一致しているようにはできません！ 価値に沿うことから逸れてしまったと気づいたら，ただ価値に沿い直して，次にとりうる価値に沿った一歩を見つけてください。自身の価値からプレッシャーを感じないようにしましょう。価値をいきいきとして有意義な指針として用いましょう。

練習を続けるためのアドバイス

配付資料8，ホームワーク3の説明をします：この最終セッション用のホームワーク配付資料でも，以前のホームワークからのエクササイズをそのまま繰り返して行うことが書かれています（次の週にかけて価値に基づく3つの行為をマインドフルに実行する）。そして価値に基づく行為プロセス全体をもう一度自分でシートに記入してみるように勧めます（価値が十分に明確になっているか確認する；より具体的な価値に基づくゴールと行為をいくつも作成する；価値に基づく行為が習慣となるまでリマインダーを使い続ける）。

これらの提案のための理由づけとして，価値に基づく生活を少しずつ実践していけば，それが徐々に習慣となることを説明します。習慣とは，個人的な価値に影響を受けた行動が増加するとともに，予測できずおそらく役に立たない内的な状態に影響された行動が減少するにつれて，自発的で自然に発生するものです。

この最後のホームワークの配付資料には，今後マインドフルネス練習を続けていくための別のアドバイスも書かれています。もしまだ推奨文献リストを配付していなければ，ここでACTとマインドフルネスのセルフヘルプ本のリストを配ります。

プログラムのまとめ

　セッションを終える前に，「2つのスキル図」を示すことで，このプログラムの原点に立ち戻ることが有用です。これらのコア・スキルを組み合わせて身につけることで，心理的健康や行動的有効性，生活満足度などが改善することが研究によって明らかにされてきていることを伝えてもよいでしょう。トレーナーは，これらは心理的かつ行動的な**スキル**であり，練習して活用される必要があることを強調してください。最後にもう一度，トレーナーは最終的な目標，つまり生活上のゴールと日々の行動の指針となる，個人的に選ばれた価値への注目を高めることについて触れてもよいでしょう。これは価値を明確にし，マインドフルネス・スキルを身につけて，価値に基づく行為の妨げとなる内的な障壁のもつれを解く能力を伸ばすことでできるようになります。

最後の個別のふり返り

　プログラムを締めくくるためのひとつの方法は，参加者全員に以下のことについて共有する時間を十分に残しておくことです。

1. これまでのトレーニングによって仕事や家庭での生活において生じた影響は何か
2. トレーニングで学んだことを日々の生活の中でどう活かすか
3. これらのスキルをどの人生領域で用いるか

　これらの3点はホワイトボードかフリップチャートに板書するとよいでしょう。私たちの経験では，プログラム終了の場面において広範囲にわたる様々な反応を目にしてきました。ありがとうもさようならも言わずに，立ち上がって急いで出ていくだけの者もいます。一方，トレーニングが終わりを迎えたことや，トレーニングによってわかったことを噛みしめて，目に見え

るほどに感動している者もいれば，トレーナーのそばまできて参加させてもらえたことにお礼を述べる者もいるでしょう。

第3セッションのまとめ

　第3セッションは，学んだスキルを安定的なものにできるようにデザインされています。できれば，参加者がこれらのスキルを高め続け，価値に基づく行為のパターンをだんだん広げていけるような段階に持っていきたいと思います。第3セッションは，トレーナーにとっても特に楽しめる体験になる場合が多いです。なぜなら，参加者が大抵トレーニングの基本的な原理をよく理解していて，セッションがどんな感じで進むかもうわかってきているからです。そのため，トレーナーはあまり多く話さない方がよく，参加者が主なエクササイズを練習し，2つのコア・スキルを日常生活で使えるようにする準備のための機会作りに集中した方がよいのです。

第8章

ACTトレーナーの態度とスキル

　本章では，効果的でかつACTと一貫した方法によって，本プログラムを提供できるようになるために，トレーナーに必要とされる態度やスキルについて検討していきます。この本で解説している様々な介入法は，ACT関連の学術論文で紹介されているものですが，ACTを支える原理と一致しない形で容易に用いられてしまう可能性があります。こうした誤用は，相互に関係するプロセスが組み合わさって心理的柔軟性をもたらすということについて，トレーナーの私的かつ個人的な体験が不十分である場合に生じるようです。このように，ACTのアプローチの習得における大部分は，自身の人生にACTのプロセスを適用させること，さらには，職場でACTに基づくトレーニング・プログラムを提供する際に展開されるすべての相互作用や挑戦にも，ACTのプロセスを適用させることを含んでいるのです。

　ACTのアプローチに関する多くの書籍には，ACTの治療上の態度に関する章が含まれています（例として，文献6，56，68，92を参照）。こうした手引きは主に，ACTを個別形式のセラピーに適用する場合に向けられたものですが，ACTを集団で提供する際にも同じような関係性の態度が求められます[41]。この科学的手法をどこでだれに対して適用するかにかかわらず，ACTは，参加者とセラピストの両者にとって，力強く感動的な体験となる可能性を秘めています。ACTで伝えられる多くのメッセージは，文化によって獲得されたもの[訳注1]に対抗していきます。そのプロセスは，参加者が価値に基づ

訳注1）変容のアジェンダや体験の回避を意味する。

く人生を積極的に追求するなかで，最も困難な私的体験にさえ心を開くことを励ますことによってもたらされます。

このように，最も基本的なレベルにおいて，効果的なACTトレーナーに求められる特徴は以下のとおりです。

- ACTの6つの相互作用プロセスに対して，私的で体験的でかつ個人的な理解があること。
- トレーニング・グループの全参加者との間に，温かで慈悲深く（compassionate），平等で，開かれた，互いを尊重し合うような関係性を生み出す能力とウィリングネスを有していること。

この2つの特徴は，ACTのコア・プロセスに個人的に精通することによって，自分自身や人間性に対する慈悲（compassion）の成長が自然な形で促される点と関連しています。ACTの実践家は「専門家」というよりもむしろ，同じ一人の人間としての役割を担っているのです。つまり，トレーナーは，参加者の能力が個人的に価値を置く行動パターンに取り組むことを妨げている，という思考と言語の罠にはまっていることに気づくかもしれません。こうしたACTのアプローチの側面は，トレーニング・グループの中で，温かく効果的な作業同盟を生み出すために利用することができます。

本章では，6つのコア・プロセスの各々を参加者に適用するのと同様に，トレーナーに対して（そしてトレーニング室内でのすべての相互作用に対して）適用する方法に焦点を当てながら，こうした問題について概説していきます。また，ACTを実施するうえで，参加者とトレーナーが対等であることの効果についても検討していきます。それは，トレーナーがトレーニングのグループメンバーと「同じ船に乗っている」という態度を取っているときにもたらされる効果です。本章の最後には，エビデンスに基づくACTトレーナー養成方略（ACT-train-the-trainer-initiative）の全体像についても提供します。これは，スウェーデンで開発されたもので，従来の臨床実践では扱われてこなかった多くの人々に対して，ACTアプローチを段階的に行うことを助けるものです。

トレーナーへの心理的柔軟性モデルの適用

　第2章では，人間の機能の大部分（全部ではないとしても）に適用すると考えられている，心理的柔軟性に関するACTの統合モデルを紹介しました（図2.1〔p.23〕を参照）。このモデルは，参加者の心理的健康や行動の有効性を高めるだけでなく，トレーナーの進行上の態度やスキルの有効性をも高めます。この本で紹介しているトレーニングが目指す最終的なゴールは，従業員の心理的柔軟性を高めることです。しかし，心理的柔軟性はそうした望ましい効果をもたらすだけでなく，本トレーニングの文脈をも提供してくれます。ACTのアプローチを用いるトレーナーは，このモデルに基づく6つのコア・プロセスに注目し，モデリングを行い，強化することに熟達するよう努めてください。次の節では，トレーナー自身の心理やトレーニング室で展開される相互作用に対して，6つのプロセスをどのように適用すればよいのかに関して具体例を示します。説明をわかりやすくするため，各プロセスを別々に説明していきますが，これらのプロセスは，実践上，密接に相互に関連し合っているということを忘れないようにしてください。

「今，この瞬間」との接触とマインドフルネス

　人生は，いつも今，ここで営まれているものです。つまり，この瞬間以外に，直接的に体験できるものはないのです。過去を思い返したり，将来の計画を立てたりする能力は，人間にとって必要不可欠で，ほとんどの場合，非常に役に立つものです。私たち人間にとって困難が生じるのは，未来や過去に過度に没頭しているとき，おそらくは心配や反すうにふけり，今ここで人生が与えてくれる自然な随伴性との接触を失っているときなのです。ACTは，過去や未来について考えることを排除するのではなく，むしろ，人々がより柔軟になるのを助ける必要があることを示唆しています。それは，現在への集中が最もうまく機能するときに現在に留まり，計画が最もうまく機能するときに未来に留まり，回想が最もうまく機能するときに過去に留まる，

といった具合です．現在に集中することはとりわけ重要です．なぜなら，そこは，新しい学びが生まれる場であり，周囲の環境からもたらされる価値に沿った機会を発見できる場となるからです[92]．

　あなたがACTトレーナーとして，比較的初心者であっても熟練者であっても，常に改善する余地はあります．トレーナーとして心理学的に現在に留まることを学んでいけば，与えられた状況の中で，実際に目の前のグループに生じていることへの感受性を磨くことができるでしょう（より良いポジションになるように自身の行動を状況に応じて調節することができるでしょう）．あなたが今ここにいるときには，内的出来事や外的出来事に気づき，それらを利用することができます．たとえば，トレーナーであるあなたが眠気を感じる，もしくはセッションが活気がなく退屈だと感じはじめたとき，グループのメンバーも同じように感じている可能性があります．そのようなとき，ペースや声のトーンを変えたり，体験的エクササイズを導入してグループで確認したり，休憩を取ることが役に立つかもしれません．トレーナーが今この瞬間との接触を失っているとき，おそらく，次にどの介入を行おうかという考えで混乱しているようなときには，トレーニング場面において，自分の内外で展開している体験に気づくことがより難しくなってしまうのです．

　本プログラムでは，今この瞬間における体験への気づきを促進するために，マインドフルネスというよく知られた方法を実施することになっています．こうした練習の多くは，セッション構造に形式的に組み込まれています．たとえば，セッション2や3のはじめに，呼吸や身体の訓練としてマインドフルネスが促進されることがあります．しかしながら，マインドフルネスの練習は，トレーナーがセッションの自然な流れの中で，グループの注意を今この瞬間へと移行させるスキルを磨くうえでも役立ちます．たとえば，トレーニングがやや論理的すぎたり，「饒舌に」なりすぎたりした場合，トレーナーは一息ついて，次のように言うこともできるでしょう．

トレーナー：皆さんはどうかはわかりませんが，私自身はこの概念的な話に
　　少し迷子になりかけているようです．しばらく一息ついてから，自分の

感覚に戻ることにしましょう。では，今この瞬間に，椅子に座っているあなたの身体の感覚に注意を向けてください……そして，少しの間，この部屋の中で，今この瞬間に聞こえている，あらゆる音に気づいてください……部屋の外から聞こえてくるあらゆる音に注意を向けましょう。

参加者は，セッション外でもマインドフルネスのエクササイズを練習することを求められているため，トレーナーもまた同じ量の練習に取り組むことが重要です。そうすることで，参加者が自宅での練習についてふり返る際に，トレーナーは自分自身の体験を共有することができます。もしあなたが自身に対しても同じようにしていなければ，忙しいスケジュールの中にスキル訓練を組み込むことがいかに難しいかを簡単に忘れてしまうことになるでしょう！

アクセプタンス

アクセプタンスは，おそらく最も容易に誤解されてしまうACTのプロセスであると思われます。ACTの立場で言うアクセプタンスとは，受動的な我慢やあきらめ，放棄を表しているのではありません。アクセプタンスをセラピーで扱う際，参加者に伝えるうえで鍵となる特徴は，変化しうる，もしくは変化させるべきことがある一方で，受け入れる方が賢明な場合がある，ということです。外的な環境には，度合に影響を与えることができるものがたくさんあります。たとえば，仕事関連のストレッサーを特定して緩和したり，仕事量を変えるよう申し出る，人生を豊かにしない人間関係を改善する（もしくは終わりにする）よう働きかける，などがあるでしょう。さらに，アクセプタンスに対して開かれている程度を，最も良い形で適用させることができる体験が他にもあります。それは，感情や思考，記憶，感覚などといった，通常は皮膚の内側で生じるものです。

トレーナーの主な課題のひとつに，プログラムを通して，アクセプタンスの手本を示す，というものがあります。この点に関しては，いくつかの鍵となる介入が特に役立ちます。そのよい例が「モノ化」エクササイズです。こ

のエクササイズでは，私たちは望まない内的状態を変化させたり，取り除こうとしているのではない，というメッセージが明確に伝えられます。この種の課題を説得力を持って行うためには，トレーナーは価値に基づく行動に取り組む際に生じる困難な感情に対して，ウィリングネスの態度の手本を示さなくてはなりません。もしトレーナーが体験的に回避をしている状態であれば，体験の回避をしているという事実がトレーニングの中で明示されてしまうことになるでしょう。それは，多くの場合，明確ではないけれども役立たない形で明らかになります。たとえば，参加者の発言によって，トレーナーが個人的に体験したくない感情が喚起された場合，トレーナーはすぐに話題を変えて，方向性を探したり，参加者に「助け舟を出そうとする」ことがあるかもしれません。そのようなときは，部屋の中で生じている感情に気づくためにしばらく休憩をとることがより有効な選択となるでしょう。

　アクセプタンスが他のコア・プロセス（特に価値の領域）とどのように関連しているかについてトレーナーが理解しておくことも重要です。アクセプタンスは，それ自体のために涵養していくものというよりもむしろ，揺れ動く感情や気分が（もしくはそれらを避けることが），価値に基づく行為の強力な障壁として機能しないようにするための方略なのです。

文脈としての自己

　このプロセスは，多くの点で，トレーニング・スキルと関連しています。文脈としての自己は，心の理論や共感，慈悲，セルフ・コンパッション，アクセプタンス，脱フュージョンなどの多くの異なる体験をすることを可能にしたり，促進させたりすることができます。トレーナーとして，参加者の視点に立つ能力は，非常に有用なスキルです。観察者としての自己との接触に内在している「私／ここ／今（I/here/now）」という視点と接触することで，他者に対してもそうした視点を適用できるという認識を得ることができます。

　文脈としての自己がトレーナーにとって障害となるのは，「効果的なトレーナー」としての概念化された自己と過度に結びついている（もしくはフュージョンしている）ときです。たとえば，「私はここではトレーナーであり，

専門家である。私はすべての質問に答えるべきであり，参加者が持っていないものを提供するためにここにいるのだ」といった思考とフュージョンしてしまうこともあるかもしれません。トレーナーがグループメンバーの役に立つように自らの行動を調節しようとせず，代わりに，特定の概念化された自己を防御したり，強化する，回避するとき，こうした過度な結びつきがトレーニングにネガティブな影響を与えてしまうのです。

私たちは，トレーナーとしての役割を担っているのは事実ですが，トレーナーというのは，私たちが人生の中で担っている多くの役割のひとつであることも事実です。柔軟な視点獲得を通して，私たちはトレーナーとしての役割を担っているだけでなく，人生の困難に苦しむ同じ一人の人間であるということを認識することで，より本来のありのままの姿でいることができます。そして，彼らが単なる「参加者」ではなくそれ以上のものである，という事実に対して開かれていれば，私たちは多くの利益を得ることができるでしょう。参加者を効果的に見るためのポイントは，自らが望む未来への鍵を持った，無限で，有能で，意思を持った人間として，参加者を捉えることかもしれません。

脱フュージョン

個人的に脱フュージョンのスキルを磨くことは，様々な点でトレーナーの手助けとなります。脱フュージョンによって，トレーナーは自身の思考内容の不毛な罠にはまることなく，参加者の思考の字義的な事実や内容よりも機能の方に焦点を当て続けることができます。ACT では参加者が語ることが字義的に事実か否かは問題にしません。それよりも通常，私たちは，その文脈の中で，参加者にとってそれが**機能的**に語っていることや信じていることの方に注目するのです。自分自身や参加者の「言語化（langaging）」の機能分析をし続けることは，通常，ACT のコツをつかむためのひとつの方略となります。なぜなら，私たちの行動もまた，理由づけに影響を受けており，私たちが影響を受けている特定の「言語化」の機能に注目するようには，ほとんど訓練されてきていないからです。

同様のことはトレーナーの役割にも当てはまります。たとえあなたが世界中のすべてのACT本を読破し，グループに伝える内容がACTと一致した意味で100%真実であったとしても，そのこと自体は最も重要なことではありません。最も重要なことは，何度も繰り返すようですが**機能**なのです。つまり，参加者が人生のスキルを向上させ，自らが望む人生とより合致する形で生きられるように手助けができているか，ということなのです。もしそうできていないのなら，今こそ，より柔軟になり，コア・プロセスの間をダンスし，グループに合った別の方法を検討する必要があるでしょう。

　ACTでは，トレーナーが参加者と議論すること，強要すること，説得することを避けることが強く推奨されています。なぜなら，ACTでは，自分らしくあることを（自分自身で）選択し，自身の体験を教師として，行動してほしいと考えているからです。また，他者を援助するうえで，説得しようとすることはたいてい有効ではないからです。この点において，ACTは動機づけ面接（motivational interviewing：MI）[100]と似ています。ACTとMIは両者とも「文脈的CBT（認知行動療法）」と考えることができます[70]。ACTとMIに共通する特徴は，どちらもが行動に焦点を当てており，また，支持的で共感的な関係性の文脈においてクライエントに変化が生じる，としている点です[99]。MIとACTはどちらも自主性を重んじ，人は行動変容を起こすのに必要な能力を十分持っている，とみなしています。この他に共通している特徴としては，MIは言語の機能に非常に関心を持っているという点です。MIでは，クライエントのために，「コミットメント言語（commitment language）」を引き出そうとします。なぜなら，それが行動変容を直接的に予測するためです。MIでは，喫煙者に喫煙の危険性に関する事実を説得するように，「事実」についてクライエントを納得させることには注目していません。注目するのは**機能**なのです。つまり，クライエントに利益をもたらすような行動変容を生み出す過程で，トレーナーとクライエントがどのように最も効果的に言語を使用できるか，に注目しているのです。もしあなたがMIのトレーニングを受けていたとしたら，ACTトレーナーという役割でそれらのスキルを活かすことができるでしょう。

　トレーニング・プロトコル（第5～7章）で示したように，脱フュージョン

を促進することはしばしば挑戦的なことであり，まずは参加者が混乱しているプロセスを見つけ出すことが必要になります。このプロトコルの中には，いくつかの構成化された脱フュージョン・テクニックが含まれていますが（セッション2を参照），セッションの最中に適切なタイミングで脱フュージョンをクライエントにモデリングしてもらう方法があります。たとえば，参加者に強要したり，説得しないように気をつけるための初期のポイントとして，トレーナーは次のようなことを言うことで手本を見せることもできるかもしれません。

トレーナー：私は，このエクササイズがどのように作用するかについて，皆さんを説得しようと急き立てる思考の塊を持っていることに気づいています。しかし，そうした思考に従って行動することが，そのスキルを伝えるのに最も効果的でない，ということも経験上，わかっています。

ここでトレーナーは，脱フュージョンを促進するために，思考に「私は〜を持っている」を付けることを手本として示し，思考に従って必ずしも行動するのではなく，思考を思考として気づく態度を伝えてもいるのです。

価　値

トレーナーが自らの価値を明確にしている場合，それらの価値は，多くの細かい行動を通して，輝きを増すものになるでしょう。たとえば，「寛大で奉仕的な態度であること」として要約された価値に沿うことを選択しているトレーナーを想像してみてください。この価値を心理的に現在にとどめておくことによって，トレーナーは適切なタイミングで個人的な例を共有しようと思い出すかもしれないし，トレーニング室がちょうどよい光の加減やレイアウトであるとか，自身がセッションに向けて十分に準備を整えられているか，ということを確かめることを思い出すかもしれません。

つまり，価値の手本を示すひとつの方法は，最初に，あなたの意図や目的をグループ間で共有することです。それは，参加者がトレーニングのために

自らの時間を割いてくれていることに感謝の意を示すことや，あなた自身の目的に向けた，明確なコミットメントを行うことを含んでいます。たとえば，「今日ここへお越しくださったことに本当に感謝しております。しなければならないこともたくさんあったでしょうが，このセッションを優先してくださいました。私の目的は，この3回のセッションを通して，あなた方の時間を大いに価値あるものにするために全力を尽くすことです」と言うこともできるでしょう。

そして，トレーナーは，トレーニング中に自らの価値に度々立ち戻ることができるのです。価値の内省は次のような形で行われるでしょう。「私は今日の仕事がどのような形であってほしいと思っているか？ なぜ私は人と関わる仕事を始め，他者を助けることを始めたのか？ 私はこのグループに何を与え，共有したいと思っているのか？ このグループと共に取り組んでいる仕事からどのような効果を期待しているのか？」

コミットされた行為

個人的に選択された価値に沿った行為パターンをより大きく広げていけるように手助けするなかで，最終的にはACTの全プロセスが整理されていきます。トレーナーのトレーニングと関連した価値に基づく行為のコミットメントには，状況に合わせた行動の維持と変化が当然伴ってきます。それゆえに，トレーナーとして自らが大切にしたいものに触れておくことは，人生に根本的な価値をもたらしうる特定の行為パターンを明確にし，それを追求する習慣を，参加者に伝えるための最も効果的な方法となるでしょう。

自己開示

先に述べたように，適切にちょうどよいタイミングで自己開示を行うことは，ACTに基づく介入において重要な役割を果たします。自己開示は，ノーマライゼーションのプロセスを助け，しばしばトレーナーと参加者の関係性を等しくする効果をもたらします。トレーナーは，（参加者が求められて

いるように）自らの価値を共有し，セッションの中で徹底した価値に基づく行為を公にコミットメントすることによって，様々な場面で個人的な例を提供することができます。価値に沿った行為を行う際に内的な障壁として体験されてきた（そしておそらく今もなお体験されている）役に立たない思考の例を共有することはトレーナーにとって助けとなります。先に述べたように，トレーナーがこの瞬間に体験している内的な体験に気づいていることを開示することも有益な場合があります。これは，トレーナーがマインドフルネスや脱フュージョン，アクセプタンスなどのプログラムを通して養いたいスキルの手本を示す際に有効な方法です。

ユーモア

　ユーモアは，ACTに基づくトレーニングにとって驚くほどに有効なツールとなります。ユーモアはACTの作業の全側面と関連しています。私たちのセッションは，人のQOL（生活の質）に影響を与えるような深刻な問題について扱うこともありますが，多くの笑いやくだらない冗談，友情（仲間意識）によっても特徴づけられています。ある自己関連の思考によって問題を抱えている人が，脱フュージョンの作業の一環として奇妙な声で繰り返しその思考を叫んだり，透明なシートに太字で書かれた思考からグループを見た後に，くすくす笑い出すのは実にすばらしい瞬間です。

　もちろん，ユーモアは注意して使用する必要があり，トレーナー自身の個人的な話し方のスタイルや，トレーニングが提供される組織文化に合う形で適用されるべきです。私たちは通常，トレーニングを快活な調子で実施していますが，未だに判断を誤ったと感じる瞬間はあります。そうした場合，おそらくより深刻で承認的な反応が求められるときに，参加者の発言に快活な反応をしてしまっているのです。トレーナーが自己を卑下するようなユーモアを使用することは，通常，安全な選択でしょう。トレーナーもまたグループと向き合うなかで，同じ課題や人生の挑戦に取り組んでおり，ときに誤りのある人間なのだ，ということを示すことにも役立つのです。

ACT トレーナー養成プログラム

　いくつかの ACT のエクササイズをすでに体験している読者のために，非常に成功をおさめているトレーナー養成方略に焦点を当てたいと思います。これは，Fredrik Livheim を第一人者として，2008 年からスウェーデンにて実施されてきました。このアプローチを用いて 400 名以上の新しい ACT トレーナーが輩出され，彼らの ACT 介入に対してスーパーバイズが実施されてきました。現在，トレーナーの大半は，毎年，定期的に何千人もの人々に対して ACT のワークショップを実施しています。

　トレーナー養成プログラムは，通常，4 日以上をかけて実施され，1 学期以上にわたって展開されていきます。特に有効性が明らかになっているプログラムの特徴は，トレーナーが最初の ACT ワークショップに参加するのと同時に，そのコースを進行するよう求められる点です。そうすることで，トレーナーはワークショップを実施しながら学ぶことができるのです。ポジティブな効果をもたらす ACT の介入を，たった 4 日間で ACT に馴染みがないトレーナーが伝えられるようになるのか疑問に思うことは妥当なことでしょう。このことを検証するため，私たちは（これまでのところ）スウェーデンにおいて 5 つの無作為化比較試験を実施しました。ACT には比較的馴染みがないものの，4 日間のトレーニングを受けたトレーナーによって ACT に基づくトレーニングが実施され，そのトレーニングを受けた参加者における効果を測定しました（文献 24 を参照）。

　これらの研究結果は，非常に有望なものになっています。この新しいトレーナー集団によって実施された ACT のワークショップは，進行役が 4 日間のトレーニングしか受けていなかったとしても，多くの有益な効果をもたらしてきました。効果量は，Flaxman と Bond が ACT を実施したときに得ら

れた効果と同程度です[15, 24, 44]。私たちは，心理学者としての資格を十分に有している者や心理学の修士レベルの学生によってACTが実施されたときと差が生じるかどうかについても検証しました。その結果，ACTのワークショップが修士レベルの学生によって実施されたときと同等の効果が得られることが明らかになっています（文献24または文献85を参照）。

トレーナー養成のために必要な体験

ACTアプローチに対するアドヒアランスを高め，介入の質を確かなものにするために，トレーナーを養成する指導者はACT一般に高いスキルを有し，集団にACTを実施した経験を兼ね備えておくことを強く推奨します。スウェーデンでは，トレーナーを養成する新たな指導者の育成も行っています。先述した推奨は，そうした経験に基づくものです。

トレーナーの教育レベル

ACTを実践するトレーナーは，心理学や行動科学に基づく健康の科目と関連した基礎的な学位を有していることが推奨されます。現在までにトレーニングを受け終えた人の全員は，CBTにおける広範囲のトレーニングを受け，少なくとも心理学の修士号を有していました。

ACTの実践経験

もしあなたが他のトレーナーを育成しはじめたのであれば，あなた自身が広範囲にわたってACTを体験していることが言うまでもなく極めて重要です。あなたは，自らが育成している専門家に対して情報や体験を伝えるために，ACTのコア・プロセスやACT研究，ACTと関係フレーム理論（RFT）の関連性などに対して徹底的に精通している必要があります。こうした体験がないと，各々のテクニックやメタファー，エクササイズを柔軟に意図をもって使用することができず，ACTが別々のテクニックのパッケー

ジとなってしまうでしょう。トレーナーの指導者として，自らが働こうとしている領域における研究をアップデートしておくことは重要なことです。ACT の研究は，急速に発展しています。この本を執筆している時点では，60 以上もの ACT の効果研究が査読付きの学術雑誌に掲載されています（そのうちの 30 は無作為化比較試験によるものです）。

　これからトレーナーになろうとする人々を育成するためには，どのくらいの ACT の経験が必要なのかについて，正確に提案することは困難です。大ざっぱに言えば，インストラクターの役割を担う前に，以下のことをしておくことが望ましいでしょう。それは，①少なくとも 10 回以上は集団形式での ACT ワークショップを進行していること，② ACT トレーナーとして認められた人による体験型の ACT ワークショップに 4 回以上参加していること，③新人トレーナーを養成した経験のあるインストラクターと共に，特定の ACT の介入に関するトレーニングに 2 回以上参加していること，④ Luoma ら[92]の『ACT をまなぶ』[訳注2]や Hayes ら[68]の『アクセプタンス＆コミットメント・セラピー（ACT）第 2 版』[訳注3]などの ACT に関連する書籍に目を通していること，⑤ ACT 関連の研究情報をアップデートしておくこと，です。

ACT トレーナー養成プログラムにおける 4 セッションの概要

　紙面の都合上，このトレーナー養成プログラムの詳細を説明することはできません。その代わり，活動スケジュールの概要を以下に記載しておきたいと思います。コースを設定するうえで，詳細が必要な場合は，Fredrik Livheim までご連絡ください。

　他のトレーナーをトレーニングする際には，2 人のインストラクターがい

訳注 2) 邦訳書『ACT をまなぶ』熊野宏昭ほか監訳，星和書店，2009.
訳注 3) 邦訳書『アクセプタンス＆コミットメント・セラピー（ACT）第 2 版』武藤崇ほか監訳，星和書店，2014.

る方が有効であると思われます。このアプローチの利点は，参加者が2つのモデルを観察することができるということです。4日間のトレーニングの間に2人の人から話を聞けることも有益なものになるでしょう。さらに，2人のトレーナーを配置することで，一度の同じプログラムの中で，多くの参加者が2倍のトレーニングとスーパーバイズを受けることができます。

新人トレーナーをトレーニングしようとしていて，ウェブ上にホームページを開設していないようなら，開設してみてもよいと思います。ウェブページは，トレーニングの宣伝としても利用できますし，参加者に対してコースに関連する情報や資料を提供するための拠点としても役立つかもしれません。

活動スケジュール

以下に示した予定表は，全トレーナー養成プロセスの要点を示しています。スウェーデンでは，春と秋に1回ずつ，少なくとも1年に2回の全ACTトレーニングを提供しています（以下の例は春のスケジュールです）。トレーニングは通常，隔週で実施しています。

- 次に開催予定のトレーニングの告知（11月以前）
- トレーニング申し込みの最終日（1月7日）
- 参加者への案内（1月10日）：参加者には，参加受付の通知を行い，事前準備用の資料やグループ募集に関する情報を送付します。
- トレーニング——1日目（2月20日）
  ・実践上の疑問点を整理する。
  ・参加者は事前学習で出された質問に対する回答を提出する。
  ・心理的柔軟性モデルである「ヘキサフレックス」を用いてACTを概観する。
  ・集団トレーニング・プログラムとしてのACTの効果を検証した研究について概観する。
  ・全般的なACTの態度やスキルについて話し合う。
  ・体験的エクササイズを練習する。

- トレーニング——2日目（3月5日）
  - 集団がまるで「通常の」参加者で構成されているかのようにセッション1を行う。
  - 効果的な進行役としての行動モデルを確認する。
  - エクササイズの理論的根拠やそれらがどのようにACTのプロセスと関連しているかについて話し合う。
  - 小グループでスーパーヴィジョンを行う：この段階では，参加者はまだACTグループを先導していないため，スーパーヴィジョンは1時間で十分です。
  - 参加者はセッション1を実施する（トレーニング2日目と3日目の間）。参加者は自らのグループに対してACTに基づくトレーニングの最初のセッションを実施する。
- トレーニング——3日目（3月19日）
  - 集団がまるで「通常の」参加者で構成されているかのようにセッション2を行う。
  - 小グループでスーパーヴィジョンを行う（2時間）。
  - 参加者はセッション2を実施する（トレーニング3日目と4日目の間）。参加者は自らのグループと共にACTに基づくトレーニングの2回目のセッションを実施する。
- トレーニング——4日目（4月2日）
  - ACTプログラムのセッション3を行う。
  - 小グループでスーパーヴィジョンを行う（2時間）。
- 参加者はセッション3を実施します。参加者は自らのグループと共にACTに基づくトレーニングの最後のセッションを進行します。セッション2から3カ月後までには最後のセッションを終わらせるのがよいでしょう。

この構成はスウェーデンの働く人々や幅広い人々に対して，効果的なACTのワークショップを提供できるメンタルヘルスの専門家の数を増やすために，非常に有効な方法であると私たちは考えています。比較的ACTに

馴染みのないカウンセラーであっても，自らのグループにACTを提供するのと同時にこのトレーニングを受けることによって，専門的技術を養うことができることが，先行研究によって明らかになっています。スーパーヴィジョンを行うことによって，新人トレーナーが自らの体験について話し合い，非臨床グループにACTを施行する際に生じる最も一般的な問題に対して，ACTの見解からの意見を聞くことが可能になります。

まとめ

　ACTの介入を提供する際には，謙虚で平等でかつ承認的な，クライエントと参加者の関係性によって特徴づけられる，特定の態度が求められます。おそらくACTを行ううえで最も重要な資格は，自らの個人的な生き方や専門家としての生き方にACTモデルを適用させることへのウィリングネスを示すことでしょう。心理的柔軟性を高めようと挑戦する姿を見せることそのものによってのみ，効果的にこのアプローチを他者へ伝えることができます。

　ACTの介入を受けることで利益を得る労働者の数を増やすために，これらの介入を提供できる新しいトレーナーを募集し，育成していくことは重要です。スウェーデンで発展してきたトレーナー養成プログラムは，比較的短期間でACTトレーナーを育成するうえで特に有益で効果的な方法であると思われます。ACTがより多くの働く人々や一般の人々に届くように，同様のアプローチが他の国でも適用されることを願っています。

第9章

研究レビュー

　最終章に入る前に，本章では①心理的柔軟性と従業員の精神的健康度および仕事に関連した機能の関連について，②職場で実施されたACTに基づく介入の効果評価についての研究を要約して紹介します。本章の内容は，マインドフルネスとアクセプタンスによる介入についてのRuth Baerの本に以前私たちが書いたレビューを最新版にしたものになります[3,45]。既存の文献の網羅的なレビューというわけではありませんが，本章で示されている研究により，この本で紹介している職場介入アプローチのエビデンスが示され，なぜ働く人々において，心理的柔軟性の向上が目指すべき重要な活動となると私たちがみなしているのかが明らかにされると信じています。

　本章は主に3つのセクションに分けられています。まず最近よく使われている心理的柔軟性の指標について簡単にレビューします。次に，様々な国と職業集団を対象に行われてきた研究を紹介し，心理的柔軟性がウェルビーイングとパフォーマンスに関連したアウトカムの重要な予測因子となることを示します。3つ目に，この本で紹介したACTに基づいた「2＋1」のトレーニング・プログラムの効果を検証した介入研究と，働く人々向けのACTに基づいた他のプログラムによる有益な影響を実証した研究についてレビューします。

心理的柔軟性の測定とその様相

　心理的柔軟性を測定する主な手段は，自己報告式のAcceptance and Action Questionnaire（AAQ）[16, 20, 66]として知られています。この尺度の従来のバージョン（AAQ-I）は短い形式（9項目）と長い形式（16項目）があり，本章でレビューされている産業保健における研究ではどちらも使われています。

最近では，Bondら[20]が心理的柔軟性の改良版であるAAQ-IIの妥当性を検証しています。このAAQ-IIは10項目と7項目の形式で用いられています。心理的柔軟性の性質を映し出すために，AAQのどちらのバージョンも，望ましくない内的出来事を体験することへのウィリングネスを捉える項目を含めています。

- 好ましくない思考や感情を考えようとしないことによっておさえこもうとする（AAQ-I）。
- 自分の悩みや感情をコントロールできないことについて心配する（AAQ-II）。

また，AAQのどちらもバージョンも，人々が望ましくない内的出来事を体験しながらも活動を行う能力をとらえる項目を含んでいます。

- 不安や抑うつを感じたとき，私は自分の果たすべき責任に対処することができない（AAQ-I）。
- 感情は私の人生における問題の原因となる（AAQ-II）。

AAQの項目は1（全くそうではない）から7（常にそうである）の7件法で回答され，合計して全体の得点とします。研究によってはAAQを体験の回避（または逆の，心理的アクセプタンス）の指標と呼ぶものもあります。不要な混乱を避けるために，このレビューでは一貫して最近の用語である，心理的柔軟性（または逆の，心理的非柔軟性）を用います。

ACTに対する世界的な興味の高まりを受けて，AAQはいくつかの言語にも翻訳されています。翻訳先には，イタリア語，オランダ語，フランス語，ドイツ語，ハンガリー語，日本語，ノルウェー語，ポルトガル語，スペイン

語，ルーマニア語，スウェーデン語があります。すべてのバージョンは文脈的行動科学学会（ACBS）の Web サイトからダウンロードできます。
http://contextualscience.org/act_measures_in_languages_other_than_english

　AAQ を心理的柔軟性の主な指標として使うことに加え，研究者はその下位プロセスの測定も試みてきました。たとえば，脱フュージョンは特定の思考の内容についてどのくらい信じているかを回答者に評価してもらうことによる尺度で測定されてきました。このアプローチは ACT が価値に基づく行動の妨げとなる機能の度合いを減らすために，望ましくない心理的内容を「文字どおりに解釈しないようにする」という発想と一致しています[67]。同様に，次にレビューしている研究ではマインドフルネスの確立した自己報告式尺度を用いた研究や，個人的に重要な価値に向かい進むことがどれだけうまくできているか評価する，価値に基づいた活動の指標を用いた研究もあります。

産業保健とパフォーマンスの分野における心理的柔軟性の役割

　多くの研究により心理的柔軟性と従業員および組織のアウトカムの有意な関係性が示されてきています。たとえば，Bond と Bunce[16]は英国の金融サービス機関で働く 400 名以上の顧客サービス従業員に対し，心理的柔軟性が精神的健康度と仕事のパフォーマンスに及ぼす影響を評価する縦断研究を行いました。質問票（AAQ-I）は 1 年の期間をおいて 2 時点で回答されています。パフォーマンスはそれぞれの従業員が起こしたコンピューター上での間違いの件数の平均について会社の記録を用いて測定されました。結果は心理的柔軟性が縦断的に精神的健康度と仕事のパフォーマンスを予測することを示しました。心理的柔軟性の有益な影響は，仕事のコントロールやネガティブな感情，統制の所在といった他にも影響が考えられそうな個人的および仕事上の特性を調整した後にも認められました（文献 39 も参照）。

　さらに，この研究では心理的柔軟性が仕事のコントロールとの交互作用により従業員のウェルビーイングとパフォーマンスに影響を及ぼすという仮説

を検証しています。仕事のコントロールとは，より働きがいを得て脅威を減らせるようにするために自身の職場環境に影響を与えることについての認知された能力と定義されます。心理的柔軟性と仕事のコントロールの交互作用を検討することについてはすぐれた理論的根拠がいくつかあります。心理的柔軟性の高い従業員は，望ましくない思考や感情を避けたり抑制したりしようと努力する（たとえば，思考抑制や回避行動をとることによって）ことに用いられる限られた注意資源を浪費するようなことはあまりしないと考えられます。自由に使える注意資源が増えることによって，心理的柔軟性の高い働く者は，仕事でのどのような状況でも仕事のコントロールを持つことにいっそう気づけるようになるに違いなく，それゆえ自身の核となる価値やゴールに一致した行為をとることにこのコントロールをどのように使うかわかることが可能となるでしょう。自身の環境に存在するゴールの機会について気づき反応することについての能力が高まる側面は「ゴール関連文脈感受性」と呼ばれてきました[18]。この理論的根拠を支持する研究として，Bond と Bunce[16]は心理的柔軟性の高い従業員が仕事のコントロールの高いことによって最も便益を得たことを明らかにしています。

Bond と Flaxman[17]は，心理的柔軟性と仕事のコントロールが自身の仕事における新しいスキルを学ぶための能力を予測する程度を明らかにしました。この研究では，英国のコールセンターで働く大きな集団の者たち（N = 448）から3時点にわたるデータを得ています。時点1で対象者は質問票（AAQ-Iを含む）に回答し，新しいコンピュータソフトについてのパフォーマンスを評価されました。そして時点1のすぐ後に，対象者はその新しいソフトについての5日間の講習を受けました。新しいソフトを使いはじめて4週間後に（時点2），対象者は顧客サービス・テストに回答しました（このテストの得点は仕事に関連した学習の客観的な指標になります）。最後に，そのテストから2カ月後に対象者は精神的健康度の尺度について回答し，講習後の期間の仕事のパフォーマンスを評価されました。研究者は，心理的柔軟性の高い従業員は時点2での学習のレベルが高く，時点3の精神的健康度とパフォーマンスが良好であったことを明らかにしました。先行研究と同様，心理的柔軟性は仕事のコントロールによる有益な効果を高めることがわかっ

たのです。
　心理的柔軟性と仕事のコントロール，従業員のウェルビーイングの関係は，さらに組織変容の介入の文脈においても検討されています[18]。この研究では，金融サービス機関の従業員が仕事のコントロールを高めるためにデザインされた介入に参加しました。介入の前に質問票への回答が行われ（時点1），14週間後にもう一度回答が行われました（時点2）。組織の記録から，各従業員の欠勤割合についても情報を得ています。心理的柔軟性の高い者は，介入の結果として仕事のコントロールを高く捉えており，この高まったコントロールの認知が欠勤割合と一般的な精神的健康度のよりよい改善に影響していました。これらの知見は，心理的柔軟性の高い者は職場環境中に存在するコントロールとゴールの機会について気づき，反応する能力をより強く持つという考えとまたしても一致したものでした。
　今紹介した金融サービス業の従業員を対象とした研究がある一方で，研究者は他の働く者の集団においても心理的柔軟性とマインドフルネス，価値に基づく行為がよい影響を持つことを明らかにしています。たとえば，Mitmansgruber, Beck, Schussler[101]はオーストラリアの赤十字で働く134名のベテランの（ほとんどは自発的でした）医師以外の医療従事者の集団に対し，AAQを実施しました。心理的柔軟性は対象者の心理的ウェルビーイングの分散の39％を説明し，生活満足度の分散の11％を説明しました。この研究で特筆すべきことは，AAQはマインドフルネスと他のメタ感情の側面（自身の感情に対する反応や態度を測るもの）の影響を考慮したうえで，心理的ウェルビーイングの分散を独自に説明したことです。
　McCrackenとYang[94]は，シンガポールのリハビリテーションの場で働く98名の集団において，心理的柔軟性とマインドフルネス，価値に基づく行為がストレスと全般的な生活機能についての強力な予測因子の一式であることを明らかにしました。対象者たちは看護師や理学療法士，作業療法士，医師，言語療法士といった様々な職種から構成されていました。これら3つの因子を一式として検討すると，精神的健康度と社会機能の一連の指標についての分散を13％から61％説明していました。AAQは従業員のウェルビーイングの10個の指標のうち，6個について最も影響力の高い因子であるこ

とがわかりました。

最後に，Vilardaga ら[126]は心理的柔軟性（AAQ-II で測定された），認知的フュージョン，個人的に選択された仕事での価値へ沿うことについての達成度自己評価が，バーンアウトの程度を予測することを明らかにしています。この研究の対象者は，米国中で働く嗜癖カウンセラーの大きな集団（N=699）でした。ACT モデルの裏づけとして，心理的非柔軟性，フュージョン，価値に基づく行為をとることがうまくいかないことのすべてが，従業員のバーンアウトを統計的に有意に予測していました。特に，これらの予測効果は他に影響を与える可能性のある一連の予測因子，すなわち仕事のコントロールや同僚と上司のサポート，仕事の量的負担，給料，在職期間といった仕事関連因子の効果を考慮したうえでもみられたことも重要です。

心理的柔軟性：感情労働の悪影響を減らす新たなアプローチとなるか

サービス部門従業員において，心理的柔軟性が感情労働のウェルビーイングへの影響を減らす潜在的な役割に着目している，革新的な研究があります。この研究は Michal Biron（Haifa 大学，イスラエル）と Marc van Veldhoven（Tilburg 大学，オランダ）によって行われました。ほとんどの先進国においてサービス部門の職業が多くを占めているため，この研究は従業員のウェルビーイングの理解と増進において大きな可能性を示しています。

感情労働という用語は，顧客に向き合う仕事の従事者が仕事からの要求に従って感情の表出（表情，言葉，身ぶり）をやりくりすることについての責務を指します。飛行機の乗り降りの際に客室乗務員があなたに温かくて友好的な笑顔を向ける場面を考えてみてください。もちろん客室乗務員はあらゆる乗客に向けて笑顔を維持するのですが，客室乗務員はその瞬間において，「温かくて友好的な」感情を体験していないということも考えられます。結果として，顧客サービスで働く者は，表出された感情と実際の感情の間の葛藤をやりくりするために，ある種の方略を身につけることを研究者たちは明らかにしてきています（たとえば，文献 53, 134）。

感情労働の方略のひとつは，**表層演技（surface acting）**として知られており，従業員のウェルビーイングの減少とバーンアウト症状の発症（特に情緒的消耗感）に結びついてきました。先に述べた飛行機の客室乗務員の例は，表層演技について示唆に富んでいます。というのも客室乗務員らは，乗客ら（実際には雇っている航空会社）がそうした役割の者に期待するふるまいを装うために，自身の実際の感情を抑制する必要性を感じるかもしれないからです[10]。そのような内的な感情調節方略は心理的な努力を必要とし，ゆくゆくは活力や価値づけられた個人資源の極端な消耗をもたらすかもしれません[74]。

Biron と van Veldhoven は，サービス職の者で心理的柔軟性の高い者は，感情の処理において代わりとなる，より適応的な可能性のある方略をとるという仮説を立てました。特に心理的柔軟性の高い者は内的な感情の抑制をあまりせず，その代わりに仕事の要求から生じるもっと困難な感情でさえも，「スペースをあける」ことができるかもしれません。それと同時に自身の活力と注意を目の前の仕事に割り当て，価値づけられた仕事上のゴールの達成に向けて仕事を続けるでしょう[18]。

この仮説を検証するために，Biron と van Veldhoven はオランダにおける健康，教育，政府機関，観光などの様々な非営利産業で働くサービス部門の者 170 名のサンプルに対し AAQ-II を実施しました。それから対象者たちは，勤務日のうち連続する3日間において，情緒的負担と情緒的消耗感の尺度に回答しました。研究者たちの理論的予測と一致して，心理的柔軟性の高さは情緒的消耗感の低さと関連していただけでなく，勤務日の情緒的負担の有害影響を防ぐことも明らかになりました。対照的に，感情労働についての先行研究と一致して，表層演技を用いることが一日の終わり時点での高い情緒的消耗と関連し，情緒的負担感と情緒的消耗感の関連を悪化させていました。これらの知見は情緒的負担を伴う職務についている者が ACT に基づくトレーニングを受けることで利益を得られることを示唆しています。というのも，ACT に基づくトレーニング（後に解説します）は従業員の心理的柔軟性を向上させることを一貫して示してきているからです。

働く人への ACT トレーニングの有効性についての研究

　この章の最終節では研究のレビューを行い，働く人を対象として行われた ACT によるトレーニング・プログラムの評価を概観します。レビューの中には，ACT に基づいたトレーニング・プログラムの中でも，この本で紹介した「2＋1」形式の方法を用いて実施されたものもあります。また他の形式，たとえば一日のワークショップやセルフヘルプの本を用いた方法で行われた介入も含まれています。

従業員の全般的な精神的健康度の改善のための ACT

　Bond と Bunce の研究[15]は職場でのトレーニング・プログラムとして行われた ACT を初めて評価した研究です。この研究は ACT を行った群（n = 24）を，ウェイティング・リストの統制群（n = 20）と成長促進トレーニング・プログラム（n = 21）の比較を行っています。成長促進トレーニングプログラムは仕事に関連したストレッサーを発生したところで減じる方法を教えるものでした。ACT と成長促進トレーニングのどちらも小さなグループで実施され，「2＋1」形式[4]の3回のトレーニングセッションで構成されていました。「2＋1」形式では，はじめの2回のセッションは2週続けて行い，3回目は3カ月後に行われます。セッション時間はどの回もおよそ3時間でした。

　この研究で用いられた ACT のプログラムはこの本で記述されている3セッションのプログラムの初期のものでした。Bond と Bunce が変化を調べた尺度は，全般的な心理的ディストレス，抑うつ，そして仕事で成長を求める傾向でした。これらの尺度はセッション1，セッション2，セッション3のトレーニングの開始前，さらに最後のセッションの3カ月後に実施されました。結果は従業員の精神的健康度を改善するために ACT を用いる利益をよく示したものでした。具体的には，セッション3の時点と3カ月後フォローアップの時点で，ACT トレーニング群は，成長促進トレーニング群とウェ

イティング・リスト群よりも心理的ディストレスの程度が明らかに改善されていたのです。ACTトレーニング群は仕事で成長を求める傾向においても，成長促進トレーニングで見出されたのと同等の改善がみられました。ACTの変化の理論と一致していますが，媒介分析が明らかにしているのは，ACTトレーニング群の精神的健康度と成長を求める傾向の改善は，心理的柔軟性（AAQ-Iで測定）の向上によって説明されるということです。非機能的な認知内容の変化では説明されていません。

　より最近の研究では，私たちはイギリスの公的部門の従業員の一群で行ったものがあります。この研究では，ACTをもとにした2回のトレーニングセッション（この本に書かれている多数の方略やエクササイズを用いたもの）に参加した従業員と，Donald Meichenbaum[96]のよく効果の確立されたストレス免疫訓練のアプローチに基づいたトレーニングに参加した同じ組織の従業員のグループを比較しています（文献43を参照）。結果として，2回のトレーニング・セッションの3カ月後，どちらのトレーニング・プログラムも明らかに参加者の精神的健康度を向上させましたが，それぞれ違ったメカニズムを通して利益が生まれたようです。BondとBunceの研究[15]と同じですが，精神的健康度においてのACTの有益な効果は心理的柔軟性を明らかに媒介しており，非機能的な信念の変化を媒介としてはいませんでした。

　関連した研究では，より大きなサンプル数のイギリスの従業員たちの精神的健康度の変化を調査しています。この研究では，私たちの作成したACTに基づいたトレーニングの半日セッションに3回参加する群と比較するため，6カ月後にトレーニングに参加するウェイティング・リスト群が設けられ，参加者はそれぞれに無作為に割り付けられました[44]。先に紹介した研究と同様に，ACTに基づいた3回の半日セッションが，6カ月の評価の期間を経て精神的健康度を明らかに改善することが示されました。この研究は前出の研究よりも大きなサンプルで行われたので，介入期間を通しての変化に影響する，プログラム開始前の精神的不調の影響について検討できました。この点に注目すると，精神的健康度の最もよい改善は，研究開始時に最も心理的ディストレスが高い従業員のサブグループでみられました。実際，ACTのプログラムを完遂した最も心理的ディストレスの高かったサブグループの多

く（69％）は，臨床的に有意な改善を経験しました。この知見は重要です。なぜならばこの本で説明している ACT に基づいたプログラムが意義深い利益につながること，すなわち働く人の不安や抑うつといったよくみられるメンタルヘルスの問題を改善することが示されているからです。

　Brinkborg ら[24]は，グループでの ACT のトレーニング・プログラムを提供し，スウェーデンのソーシャルワーカーの精神的健康度を改善しています。この研究のトレーナーは，この本の第 8 章で紹介されている Fredrik Livheim が開発した ACT のトレーナーを訓練するプログラムの一部として，ACT のトレーニングを受けました。この ACT トレーニングは 4 回のセッションで実施され，それぞれのセッションは 1 週間に 1 回ずつ行われました。セッションは 1 回 3 時間でした。第 1 セッションではストレス，アクセプタンス，そして言語に焦点が当てられました。第 2 セッションでは価値が目標となりました。第 3 セッションでは価値に沿った行動の障壁となっているものと心理的柔軟性の向上に焦点が当てられました。第 4 セッションは，慈悲の促進とセッションでの改善の維持がねらわれました。参加者には様々なホームワークと，セッションで練習したマインドフルネス・エクササイズを行ってもらいました。このような介入の結果，研究開始当初に高ストレスだった群は知覚されたストレスと仕事に関連したバーンアウトが明らかに減少し，精神的健康度も改善しました。それに加えて，研究に参加した人の 42％ が臨床的に有意な程度にまで改善しました。この研究は有用なものであり，なぜなら Livheim のトレーナー養成モデルの有効性を正確な実例として示しているからです。他の数多くの（現在未公刊の）介入研究は，他の職業に従事している人に対しても同様の効果を見出しています。

　産業保健に関する文献の中で特に進展が期待されているのは，バーンアウトを減少させるための ACT の適用です。バーンアウトは，情緒的消耗感や同僚に対する脱人格化（もしくは冷笑的な態度）の増悪によって特徴づけられ，ついには仕事に関連した効力感や遂行感を不完全なものとします。最近では，ロンドンを本拠地とした私たちの ACT の研究グループの優秀なメンバーである，Joda Lloyd がとても説得力のある論を展開しています。彼はその論の中で，心理的柔軟性とバーンアウト症候群の関連について言及して

います。Lloyd によって行われた最近の研究では，「2＋1」形式の ACT による職場での介入は情緒的消耗感を減らし，さらにその結果として，従業員を脱人格化の体験から守ることが示されました（文献87を参照）。この後でレビューする他の研究でも，ACT による介入の結果としてバーンアウトが減らされることが報告されています。ACT でバーンアウトを減らすことができるということは，今後 ACT の研究者や実践家にとって重要な関心となるでしょう。

働く人々でリスクを持った者への ACT

これまでに言及した研究は参加者に除外基準を設けていませんでしたが，Dahl, Wilson, Nilsson[36]は選抜されたスウェーデンの医療従事者に対して ACT を実施している研究です。この研究に参加した医療従事者は，ストレス，筋骨格痛のため長時間の勤労不能の危険性がある人たちでした。この研究では，グループ形式ではなく個人に対して介入が実施されました。Dahl らはトリートメントを追加的に用いる研究計画を立て，参加者は２つのグループに無作為に割り振られました。一方の群は医師か他の医療分野の専門家の下で薬物療法による介入を受ける通常の医学的トリートメントを受ける群（medical treatment as usual：MTAU）（n=8）で，もう一方は MTAU と ACT を組み合わせた群（n=11）でした。ACT の介入は１時間半の個人セッションを４回実施するもので，参加者の職場または家で週１回の間隔で実施されました。Dahl たちの介入は４つの ACT の構成要素を用いて計画されていました。価値の明確化，脱フュージョンの促進，ゴールと一致したエクスポージャー（曝露）の促進，価値に基づいた行為のパターンにコミットすることの４つです。他の研究と同様の考え方ですが，ACT の目的はストレスや痛みの症状の低減ではなく，ストレスや症状がありながらも価値づけられた行動的なゴールを追求する能力を高めることでした。

この研究では２つの主な尺度があり，ひとつは病気休暇の利用（病休日数），もうひとつは医療機関の利用（医者やその他の医療分野の専門家を訪ねた回数）で，それぞれ客観的に測定できる尺度でした。トリートメント終

了の時点で, 4回のACTのセッションを受けた参加者は過去1カ月の平均の病休日数が1日になりましたが, その一方でMTAU群の病休日数は11.5日でした。6カ月後のフォローアップまで2群の病休日数の差はかなり開いており, MTAUとACTを行った群はフォローアップ期間の病休日数の平均がたった半日に収まっていましたが, MTAU群の病休日数は平均56.1日となっていました。この違いを見るとおそらく驚くべきことでもないのですが, MTAUとACTを行った群は医療従事者を訪ねる回数も明らかに少なくなっています。6カ月のフォローアップ期間の間の来院回数は平均1.9回で, MTAU群は15.1回でした。

ACTの理論と一致することですが, MTAUに加えてACTを行った群でみられた変化は, 困難な思考, 感情, 身体感覚の頻度や強さの減少に起因したものではありませんでした。詳しく言うと, ACTは研究参加者の病欠と医療機関の利用回数を通常トリートメント群よりも減らしましたが, 2群の間でストレスと痛みの症状の強さで明確な違いはないのです。つまり, ACTが主に変化させているものは, リスクのある従業員の痛みや苦痛の症状への関わり方であった, ということです[36]。

物質乱用者専門のカウンセラーのウェルビーイングとパフォーマンス向上のためのACT

他には, 物質乱用を専門としたカウンセラーの心理的健康度と仕事のパフォーマンスを高める方法としてACTが評価された研究もあります。カウンセラーがACTによる心理的介入のターゲットにされた理由は, カウンセラーはバーンアウトを起こしやすく, また物質乱用のクライエントのために計画された新しいトリートメントの方法を学ぶこと, 適用することに関連した仕事上の問題があるからです[125]。

Hayes, Bissettら[61]は, アメリカのカウンセラーの差別的態度とバーンアウトへACTが与える影響を検討しています。カウンセラーは3群に無作為に割り付けられました。その3群は, ACTによる介入 (n=30), 多文化への気づきプログラム[訳注1] (n=34), メタンフェタミンとMDMA (エクスタシ

ー）の使用につながる因子についての教示を行う教育的な統制条件群（n=29）でした。どのトレーニング・プログラムも一日のワークショップの形式で行われました。バーンアウトと差別的態度の尺度は一日ワークショップの前（プレ），ワークショップ直後（ポスト），そして3カ月後でした（フォローアップ）。差別的態度を測定するために，カウンセラーは「ドラッグやアルコールの中毒者と結婚する人はおろかだろう」などの項目へ回答しました。認知的フュージョンの指標として，カウンセラーは物質乱用の問題のあるクライエントへの様々なネガティブな思考の確信度（「私のクライエントは何をやっても変わらないだろう」）の程度を評価しました。

　ACT群に振り分けられたカウンセラーは，ポスト・トリートメント（トレーニング終了の直後）の時点で差別的態度の程度に変化はありませんでした。しかし3カ月後のフォローアップの時点では，教育的な統制条件群と比較して，明らかにクライエントに対する態度が好意的に（差別的態度が弱まった）なりました。多文化への気づきプログラムではまったく逆の変化がみられました。つまり，ポスト・トリートメントの時点では差別的態度はよく改善したものの，フォローアップでは改善がありませんでした。さらにフォローアップの時点で，ACT群のカウンセラーはバーンアウトの程度が，多文化への気づきプログラムを受けた群と統制群と比較して，明らかに低いレベルとなっていました。ACTの変化モデルと一致して，バーンアウトとスティグマへのACTの有益な影響は，クライエントについてのネガティブな思考の確信度低下が媒介していました。これはつまり脱フュージョンの指標です。

　同様の研究として，Verraら[125]は，物質乱用専門のカウンセラーのエビデンスに基づいた薬物療法を実施するためのウィリングネスの向上へのACTの適用について評価しました。この研究のねらいは，物質乱用の問題への薬物療法のワークショップの前に，一日のACTのワークショップを実施し，臨床実践の中で薬物療法の適用が増えるかどうか調べるといったもの

訳注1）論文によると，文化的なバイアス（人種，民族，ジェンダー，年齢，宗教などによるもの）への気づきを高めて社会的マイノリティーへの差別的態度を弱めるために計画されたプログラムである。グループワークやディスカッション，講和で構成されている。

でした。60人のカウンセラーが，ACTワークショップと教育的な統制条件群に無作為に割り振られ，教育的統制条件群では物質乱用の予防の説明とリーダーシップのスタイルについてのプレゼンテーションが内容となっていました。尺度にはカウンセラーの薬物療法の適用の回数，薬物療法へのウィリングネス，薬物療法を適用することへの知覚された障壁，そして心理的柔軟性（AAQ-I）が含まれていました。

3カ月後のフォローアップの時点で，ACTのワークショップに参加したカウンセラーは，統制群と比較して，クライエントを薬物療法へリファーする頻度の増加，薬物療法へリファーすることへのウィリングネスの増大，また心理的柔軟性の向上がみられました。興味深いことに，ACTワークショップに参加したカウンセラーは，薬物療法を用いることへの知覚された障壁が統制群と比べて強いものでした。しかし，障壁への確信度（脱フュージョンの指標）の明らかな低減がみられました。薬物療法の適用を媒介している障壁の確信度の低下と心理的柔軟性の向上はACTの介入を受けたカウンセラーで生じたものです。つまり，新しいエビデンスに基づいたトリートメントの方法を学び採用することへの心理的な障壁の脱フュージョンを行うことは，積極的な薬物療法の利用を促進させることができたのです。

その他の実施形式のACT

この章で紹介した介入研究が注目していたのは，職場での従業員に対するACTの実施でした。また異なった形式で行われたACTの介入についても，働く人への有益なインパクトのエビデンスとしては十分ではないものの，評価が行われています。まだエビデンスとして十分でないことを差し置いても，オランダのFledderusがすばらしい研究を行っていることは強調したいと思います。Fledderusら[48]は集団でのACTを用いた，公衆衛生の場面での介入を評価しました。参加者は軽度から中等度の心理的ディストレスを感じている個人で，そのうち53%は就労中でした。このACTに基づいた介入（イギリスでは「最高に生きる（Living to the full）」の名で知られている）は8回の2時間のセッションで実施されるもので，ACTの6種類のコア・

プロセスを中心に作られています。3カ月後のフォローアップの時点の結果として，グループに参加した人は心理的ディストレス，ウェルビーイング，心理的柔軟性の指標で明らかな改善がみられました。先に言及した研究と一致することですが，精神的健康度は，心理的柔軟性（AAQ-IIで測定）の向上を媒介として改善していました。

また別の研究であるFedderus, Bohlmeijer, Pierterse, Schreurs[47]では，ACTに基づいた，ガイド付きのセルフヘルプ・プログラムの評価を行っています。このプログラムの対象は，オランダの軽度から中等度の抑うつ症状を持つ一般の人で，そのうち76％は就労中でした。参加者にはACTの自助本[12]を渡しており，この自助本にはACTの6種類のコア・プロセスをもとにした9つのパートが含まれていました。1週間にひとつのパートを，9週間で完遂するようになっており，またカウンセラーのメールによるサポートを毎週受けるようになっていました。自助本には，10分から15分ほどのマインドフルネス・エクササイズを誘導するためのオーディオCDが付属していました。このプログラムは結果として，精神的健康やウェルビーイングの様々な指標で有意な（そして参加者によっては統計的に大きな）改善をもたらしました。この有意な効果は3カ月のフォローアップまで維持されました。それに加えて，このセルフヘルプ・プログラムは，研究期間中に心理的柔軟性とマインドフルネス・スキルの明らかな改善ももたらしました。

まとめ

現在，エビデンスとして説得力のある研究の一群があります。それらの研究が示しているのは，より高いレベルの心理的柔軟性は働く人や組織に関する様々な良いアウトカムに関連するということです。さらに，いくつかの公刊されている介入研究が示していることは，ACTによる介入は従業員の全般的な精神的健康度の明らかな改善を引き出すことができるということです。また，仕事のパフォーマンスの改善の指標（たとえば成長のポテンシャル）や病気による欠勤率を改善する可能性も示しています。媒介として見出されているものが一貫しているのは注目に値することで，多くの研究がACTは

心理的柔軟性を向上させることで有益な効果を生み出していることを示しています．職場での研究で観察される変化のプロセスは臨床場面でみられるものと似ており，ACTがヒトの機能の基礎にあるとするモデル[64]の拡がりをさらに支持するものとなるでしょう．

　本章では，働く人を対象とした初期または最近のACTと心理的柔軟性に関する研究のみを選びレビューしました．他にもたくさんの研究が現在進行中，またはもうすぐ公刊されることも把握しています．新しく出てきている研究は，職場でのACTによる介入の体験の質的な評価，心理的柔軟性と働く人の余暇時間においてのレジリエンスの関係についての調査，そしてACTがバーンアウトを防ぎ減少させるために効果的なアプローチであることを示唆している複数の調査があります．ACTの研究者と実践家は，ACTの介入の技術を新しく革新的な分野に適用を広げ続けるでしょう．たとえばリーダーシップ開発や職場の安全のためのトレーニング，キャリア・コーチング，社会的スキルのトレーニングなどの分野です．最後の章では，これらのようなACTの革新的な適用についてレビューを行います．

第10章

職場におけるACTの発展：
最新の知見と今後の展開

　本書は職場のメンタルヘルスおよび行動的有効性を向上するためにACTを集団形式で用いる点に着目しています。これら2つの対象はACTを個人や集団の心理療法セッションで用いる場合にも重要です。事実この本に書かれているACTの方略と技法はもともと心理療法のために作られました。本書には調査や実験で明らかとなった職場で最も有効な技法を選びまとめています。ここに書かれる技法と戦略的な目標の多くは治療場面におけるやり方を手本にしています。しかし，真似をするばかりでもありません。ACTや関係フレーム理論（RFT）に基づく言語と認知の理論は職場において新たな技法や介入目標を開発するための多くの可能性をもたらします。その取り組みの多くはまだ始まったばかりです。ここにその革新的な取り組みの一部を紹介して，産業領域でACTとRFTを適用することについて，新たな領域となりうる側面を示したいと思います。

理論と実践：基本に立ち返る

　ACTはRFTに基づく言語と認知の基本理論から生まれたテクノロジーの一例です。ACTが有効な方法であることはこれまでの研究で明らかとなってきました。しかし，ACTをひとつの技術にすぎないと制限してしまえば，人や組織の変化を最大限引き出す可能性をも制限してしまうことにな

ります。チーム，職場のコミュニケーション，文化，その他組織的文脈をRFTの視点から分析するために「基本に立ち返る」ことで変化につながる幅広い方略を導き出すことができるようになります。たとえば，Bond[14]は視点取得（perspective taking）を含めた指示的フレーム（deictic frames）の概念——「私（I）／あなた（You）」「ここ／そこ」「今／そのとき」という人々の認識——から変革型リーダーシップ（transformational leadership：TL）スキル向上のための技法を開発しました（この章の後ろで詳しく紹介します）。変革型のリーダーはチームや組織の任務に気づきとアクセプタンスをもたらします。そして，従業員の興味を広げたり高めたりしながら，個人の利益を超えてチームと組織の利益に目を向けるよう人々を促します。一般的に変革型のリーダーはチームの任務やビジョンを達成するために人々に多くの労力を払わせます。この短い記述にみられるように，変革型のリーダーは人々が達成できると予想する範囲を超えて彼らが仕事に取り組むよう動機づける必要があります。相手のニーズや要求を理解できないリーダーはこの重要な職務を果たせません。さらに，思いやりのないリーダーは他者と交流したり相手を知ろうとしたりせず，人々を動機づける際に必要な最低限の思いやりを示すことさえありません。

Bond[14]はRFTに基づき「視点取得において柔軟なリーダーはたとえ嫌いな相手でも思いやりの気持ちを持つことができるので，人々をうまく動機づけ，導いていくことができるのではないか」という仮説を立てました。Bondはこの仮説を検証するために従来のTLトレーニング・プログラムにACTやRFTに関わる様々なエクササイズを加えて強化しました。エクササイズのいくつかは以下に概略を紹介します。RFTから生まれた次のエクササイズは，理解や評価が難しく，それゆえ動機づけが困難な同僚に対する指示的フレームを広げる試みです。この「視点の切り替え」エクササイズの中で人々は次のように尋ねられます。

- あなたをイライラさせたり不満にさせたりする同僚，ネガティブな感情を持たせる同僚について思い浮かべてください。
- その同僚のとる行動や態度の理由として考えられることを5つ書き出し

てください。
- 書き出した内容と同じことがあなたにも当てはまるとしたら，またはあなたがその人と同じ経歴を持っていたとしたら，あなたは職場でどのように考え，感じるでしょうか。
- そのような理由で行動する可能性のある人とどのように関わり，やる気を起こさせますか。

　RFT について検討するうちに Bond はこの技法の開発に至りました。私たちはこの技法が ACT のヘキサフレックスモデルのプロセスをどのように進んでいくかをみることができます。文脈としての自己は最もわかりやすい例です。また，他者の行動の理由を考える際は「心理的スペース」が必要となります。心理的スペースを獲得するためにはアクセプタンスや脱フュージョン，「今，この瞬間」との接触も必要となります。さらに，このようなエクササイズは「くだらない」とか「無意味だ」とか，「つまらない」と思われる可能性もあり，きちんと向き合うためにはヘキサフレックスの価値に基づく行為も必要となります。

　Clayton[31] もまた RFT をベースに組織開発（organizational development：OD）の技法を開発しました。ただ，その方略は ACT の視点からすぐに理解されないところがあります。Stewart, Barnes-Holms, Barnes-Holms, Bond, Hayes[119] に記載されるように，Clayton は改革を進める組織に対してこの技法を適用し，フィールド実験として効果を検証しました。この実験では CEO が組織改編の一環として従業員に「創造的で思いやりに満ちた職場環境を作っていきたい」という内容のスピーチをします。1つ目の条件では「そのような職場環境を作りたい」と台本どおりにスピーチをしました。もうひとつの条件では伝えるメッセージは同じでも「創造性」や「思いやり」に求められる態度と事前調査で明らかとなった組織に対する従業員の否定的な態度（混乱）とを関連づけながら伝えました。CEO は次のように言います。「この介護施設で私たちは思いやりをもって利用者に接しています。もちろん組織改編は皆さんをいくらか混乱させるでしょう。でも，それによって利用者の要求に応じる際に皆さん自身が創造性を発揮しやすくなりま

す」。実験の結果は後者の条件で従業員の態度がより変化することが明らかとなりました。つまり，組織のポジティブな態度は既存のネガティブな信念に関係することが明らかとなりました。RFT ではそのような結果を予測します。新たに言語ネットワークを構築するよりも，既存の言語ネットワークを変化させる方が容易であると明示しているからです。新しい言語ネットワークが既存の言語ネットワークと対立する可能性があることは言うまでもありません[119]。

また，職場環境について人々の経験に大きく矛盾する経営情報は組織に対する皮肉や冷やかし，非生産的な勤務態度（欠勤や怠け）といった他の言語ネットワークの機能を活性化させる可能性があります（専門的には等位のフレームにあると言います）。この研究は新たな介入方略の開発に関係フレーム理論の知見をどのように加えることができるかを示すよい一例であると思います。この種の業績は近い将来さらに多く出されることでしょう。

仕事に関わる新たな介入対象を特定する

最終章では ACT に関するその他の革新的な適用法について検討します。はじめに私たちが直近で行った研究の概観を説明します。この研究はすでに広く知られているリーダーシップ育成プログラムに ACT の原則をうまく適用して強化したものです。次に ACT や RFT の原則が組織開発の理論や実践にどのように貢献できるかを検討します。最後に職場の安全衛生やチーム開発，キャリア・コーチング，仕事に関わる対人関係スキルおよび行動の強化に ACT を用いる実践家の取り組みを概観します。

ACT を用いて TL（変革型リーダーシップ）を強化する

Judge と Piccolo[78] は 87 研究を対象としたメタ分析において TL がリーダーシップ有効性に関わる多くの指標（仕事のパフォーマンスや従業員の態度を含む）と関連していることを明らかにしました。TL を強化する方略により個人も組織も恩恵を受けられるので，当然ながら TL スキルの開発には多

くの需要がありました。Bond[14]はACTがその方略のひとつではないかという仮説を立てました。

前セクションで紹介したTLの定義をひもとくと，変革型リーダーシップの概念化と心理的柔軟性を構成する6つのプロセスとがどのように重なるかを見ることができます。

- 行動を通して一貫性のある価値や信念，原則を示す（**理想化された影響力／カリスマ〔idealized influence〕**）
- 将来のビジョンを描き，困難であってもそのビジョンに一致する方法で行動することにより他者を励ましたり動機づけたりする（**インスピレーションの活性化〔inspirational motivation〕**）
- チームの価値やゴールに向けて進むために変化を取り入れ，変化を作り出す機会を常に積極的に探し続ける（**知的刺激〔intelletual stimulation〕**）
- チームのメンバーをより効果的に動機づけ，育てるために，信頼関係を構築するように働きかける（**個別の配慮〔individualized consideration〕**）。たとえば，先に紹介した視点取得のエクササイズなどを用いる

このようにTLに関する4つの特徴はチームと組織の価値やゴールを特定して，そこへ向かって進んでいくことを軸にしています（理想化された影響力／カリスマ，インスピレーションの活性化）。これはそうすることが難しい場合や難しい仲間との間に信頼関係を築いていかなければならない場合も同じです（個別の配慮）。さらに，TLは心理的柔軟性の中核にも似たある種の行動的柔軟性を重視します。それはチームにとってより良いゴールや価値を追求するために人々が変化または変革を求められた場合にも常に問い続けることの必要性です（知的刺激）。このようなTLと心理的柔軟性の概念的な一致から，Bond[14]は心理的柔軟性を高めることがより良い変革型のリーダーを育成することにつながるのではないかという仮説を立てました。

この仮説を検証するために彼はTLトレーニングを受講するリーダー向けに彼らに合うACTの技法をいくつか選びました。TLトレーニングは実践家や研究者の間で広く使われているBassとAvolio[5]の詳細マニュアルに記

載されています。このトレーニング・プログラムは TL トレーニング 1 日と ACT トレーニング半日で構成されるプログラムです。トレーニングが参加者の興味を引き，より重要なこととして彼らを脅かさないようにするために，私たちは ACT を職場に適用することの必要性を本書で強調してきました。この目的を達成するために，半日の ACT トレーニングは「リーダーシップの基本的態度（essential leadership stance：ELS）」の学習としてパッケージ化されました。アスリートやミュージシャン，ダンサーが自身の努力を成功に導くために特定の身体的構えを必要とするように，リーダーも特定の心理的構えを必要とします。この心理的態度（the ELS）があって初めて，人々を効果的に指導することができるようになります。よって ACT のスキルと TL トレーニングの関係は文字どおりに「ELS」という名前に示されます。つまり，TL スキルを効果的に使うためには ELS が必要となります。

　しかし，ACT トレーニングは ELS と名前をつけることだけが方法ではなく，職場環境に合わせて提供されます。Bond[14)] は多くの働く人々に効果的で受け入れやすそうな（少なくとも不快ではない）ACT の技法を選びました。Bond が選んだ次の技法は 1 つを除きすべてこの本の中で紹介してきました。

- レーズン・エクササイズ
- 錨（いかり）としてのマインドフルな呼吸（呼吸空間をつくる）
- 感情と身体感覚を「モノ化」する
- バスの乗客
- 思考を買うのではなく思考を持つ
- 視点の切り替え「彼は何を考えているの？」
- 5 分休憩する（毎日マインドフルに呼吸をしながら価値とゴールを確立する）

　最後に記載された「5 分休憩する」という技法については本書でまだ触れていません。この技法は 1 日のはじめに 5 分間，たとえば通勤時間などを使って，マインドフルな呼吸をしながらその日の重要なゴールを特定します。

さらに，その特定したゴールを仕事における価値にリンクさせます。そうすることで自分自身の価値に気づくことができるだけでなく，なぜそのゴールを達成したいのかを意識することができ，ゴール達成に向けてのやる気が高まります。

　Bond[14]は投資銀行の金融トレーダーのチームリーダーにACTで強化されたTLトレーニング（以後，ACT＋TL）を提供し，無作為化比較試験（randomized controlled trial：RCT）により効果を検証しました。ACT＋TLの効果はTLトレーニング（1日）＋ネゴシエーションスキル（半日）の効果と比較されました。その結果，トレーニング後の8カ月間でACT＋TLを受けたリーダーはACTの代わりにネゴシエーションスキルを学んだリーダーよりも約1700万ポンド（2700万ドル）以上多く利益を得ました。さらに，ACT＋TLを受けたリーダーのチームメンバーはネゴシエーションスキルを学んだグループよりもその後の8カ月間のメンタルヘルスの状態が良好だったという結果が得られました。

　これら2つのアウトカム指標は部下（チームメンバーたち）による評価（リーダーのTL得点の上昇）に大きく媒介されることが明らかとなりました。つまり，ACT＋TL群ではチームリーダーが変革型リーダーに成長したことでより多くの利益を獲得し，メンタルヘルスも改善したことが示されました。

　この研究は私たちの知る研究の中でACTの理論をリーダーシップ育成に適用した唯一の研究です。この研究は調査と実践の実りある領域の始まりにすぎないと確信しています。過去30年以上にわたる研究によってTLスキルが職場の生産性と有効性の向上に役立つことが明らかとなりました。しかし，それらのスキルが確立され，知られる一方で，その実践は非常に難しいものでした。TLスキルは困難な思考や感情を弱体化させる，一貫性のある，ゴールにコミットされた行為のような複雑な心理プロセスを含んでいます。ACTはリーダーがTLスキルを効果的に展開していけるように困難な内的出来事を切り抜けるための支援ツールを提供します。どのツールが最も効果的かを特定するためには今後の研究と実践が役に立つことでしょう。

表 10.1　心理的柔軟性の6つのプロセスを組織レベルに対応させた場合

心理的プロセス	組織の特徴
アクセプタンス	苦悩や問題，葛藤に対してオープンになる
脱フュージョン	有効性（workability）をふまえた多様な意見を持つ
「今，この瞬間」との接触	良好なモニタリングを行い，柔軟性を持って注目する
文脈としての自己	全体像や文脈，他の部門や組織の視点や文脈に気づく
価値	グループで選ばれた明確な価値とゴールを持つ
コミットされた行為	価値とゴールにつながる積極的な手段を講じる

組織開発と ACT

　組織開発は「組織有効性を改善するために行動科学理論を職場のプロセスや構造，方略の計画的変化に適用すること」と定義されます[34]。心理学は当初から組織開発に関わる研究の中心を担ってきました。しかし，そこでは精神力動的な理論ばかりが圧倒的多数を占めてきました（文献37など）。組織や組織を変えようとする試みがルールや価値，その他の言語行動を頼りにするように，ACT と RFT が組織開発に重要な貢献をもたらすだろうと私たちは信じています。ACT と RFT が着目するのは言語的な事象がどのように関係し合い，それらの関係性が他の事象の機能をどのように転換するかという点です。この点において ACT と RFT は組織開発の介入を計画する際の力になれるのではないかと考えます。Bond ら[21]はその方法について簡単な解説をしていますが，以降この仮説に対する更なる取り組みはあまり行われていません。

　しかし，例外として Steven Hayes[59]が組織向けにヘキサフレックスの6つのプロセスを評価しようとした取り組みがあります。彼は心理的柔軟性を構成する6つのプロセスそれぞれに対して組織レベル（またはチームや部門レベル）に対応するプロセスを当てはめました（**表 10.1 を参照**）。

　ACT に基づく組織開発介入の目標は組織の構造，プロセス，方略が「運

営上の柔軟性（operational flexibility）」を構成する6つの組織的特徴を最大に引き出す設定となっているか確かめることです。この組織的ヘキサフレックスをもとにした組織開発の介入はまだ実施されていませんが，個人レベルの介入は組織介入を導く指針として役立つことでしょう。会社の「運営上の柔軟性」を強化する試みの有効性を検討するような組織開発アウトカムの研究に出合えることを私たちは楽しみにしています。

働く人の採用と評価

　Bondとその同僚が行った研究から，心理的柔軟性が欠勤率[18]や仕事のパフォーマンス[16]，革新的傾向[15,22]などの生産性に関わる変数を予測することが明らかとなりました。従来，これらの変数は採用や昇進の際に組織がパーソナリティ検査や認知機能検査を用いて予測しようとしてきた変数です。これら検査の限界点のひとつはパーソナリティ特性や認知機能が基本的には不変なものであるということにあります。たとえば，神経症傾向で高い得点を示した者は自身の特徴について（たとえばACTを通して）どのようにマネジメントするかを学ぶことはできますが，たいていのところ神経症的です。その一方で，本書で述べてきたように心理的柔軟性は変化を対象としなければほぼ安定していますが（たとえば文献16），ACTを用いることでどんどん強化することもできます。心理的柔軟性は生産性に関わる指標を予測することができるだけでなく，パーソナリティや認知機能とは違って高めることもできます。このようなことから，人事部門の担当者がよく私たちに柔軟性の測定尺度であるAcceptance and Action Questionnaire-II（AAQ-II）を採用や育成過程で使用できないか尋ねてきます。今までは「AAQ-IIのそのような使い方を支持するデータを持ちあわせていません」と答えてきました。しかし，採用や人材育成にもこの尺度が使われるように，今後の研究がおそらく職場環境に合わせて[22]，心理的柔軟性尺度の可能性を検討していくでしょう。もしAAQ-IIが誰にも悪影響を及ぼさず有益な予測因子として利用されるのであれば，組織はカットオフ以下の尺度得点を示す人々にACTトレーニングを勧めることができます。これは組織の採用や育成過程において候

補者がACTトレーニングを受講することで彼らに2度目のチャンスを与えることができるというメリットがあります。この2度目のチャンスは特性尺度で目立つ結果が出た場合にはめったに得られない機会です。

ACTの革新的な職場適用法

　私たちの研究グループの取り組みに加えて，他の研究者や実践家も従業員の心理的ウェルビーイングやパフォーマンス，ソーシャルスキル，個人的成長を高めるためにACTのモデルを利用してきました。以下の節では職場でのACTモデルの革新的な適用法を開発したDaniel J. Moran, Rachel Collis, Rob Archer, Linda Bilich, Joseph Ciarrochiについて，その取り組みの概要を紹介します。

安全性のためのACT

　アメリカ合衆国Pickslyde Consulting（http.pickslyde.com）の設立者Daniel J. Moranは安全を重視する産業領域を対象にACTに基づくトレーニングを開発しました。彼の開発したトレーニングは製造業や建設業，石油・ガス業界で働く人々の安全行動を促進するために用いられてきました。価値志向，アクセプタンス，マインドフルネスの概念はブルーカラー職に適用され，行動分析学に基づく安全性（behavior-based safety）やMcSweenの価値に基づく安全プロセス（value-based safety process）のようなエビデンスに基づく安全プログラムと統合されたときにとてもうまくいきました。現場で働く人の心に響く受け入れやすいメタファーを作ったり，彼らの興味にマインドフルネスを結びつけたりすることはACTに基づくトレーニングの効果を高めます。同様にACTの介入を用いて心理的柔軟性を高めることで，働く人の基本操作手順に関するアドヒアランスを高め，安全行動に対する個人的な妨害を減らすこと（安全帽着用の不快さを防ぐ，作業開始前に行う安全性チェックリストの確認時間を手間に思わず行うなど）ができます。
　Moranの開発した安全訓練のためのACTは行動分析学に基づく組織行動

セーフティ・マネジメントの大手企業である Quality Safety Edge と協同で使用されました。Moran の研修ではアイディアが現実的かつ理解可能な方法で提供されることが重視されます。使用されるメタファーが働く人の体験に関連していればいるほど行為への影響も大きくなります。たとえば，アメリカ合衆国ディープサウスにある建物解体業者で行われた研修ではアクセプタンスの知識と働く人の経験とを関連づけるために「モンキー・トラップ・メタファー」を使用しました。ここでは観客は貪欲なハンターでいっぱいである様子をイメージしてもらいます。そうして，彼らのために示す次のメタファーは従来の ACT で用いるメタファーよりも共感を呼びやすいものとなっています。

　食用にサルを狩猟するとある地域では，人々はとても興味深い方法で罠を仕掛けます。ハンターはつるを使って罠を木にくくりますが，その前に地面に穴をあけて空洞を作ります。罠が固定されると彼らは餌のバナナチップを罠に仕掛けて近くの木の間に隠れます。サルは餌を手に入れるためにバナナの香りをクンクンと嗅ぎ歩き，とうとうにおいのもとを見つけます。そして，バナナチップを摑もうと疑うことなく地面の中に手を滑らせます。そのとき，仕掛け人は飛び出してきてサルに向かって走ります。パニックになったサルは地面から手を引き抜こうとしますが，ギュッと握ったこぶしの中にはたくさんのバナナチップがあるために地面から手を抜くことができません。
　もしサルがバナナチップから「ただ手を離し」「失うことを受け入れた」としたら，サルはもっと自由に行動することができ，穴の中から手を引き抜くことができます。しかし，バナナチップを失いたくないサルの行動は選択肢を制限する非柔軟な行動となり，代償としてハンターの夕食となる結果を招きます。1 つのアジェンダをひたむきに追い求めるよりも，コントロールすることを手放してより良い安全の確保と他の場所でのより価値のあるバナナチップ獲得を目指して行動するほうがいい場合もあります。

この建物解体業者のCEOは従業員のモンキー・トラップ・メタファーの活用を証明するようなあるエピソードを面白そうに話します。彼はACTの安全ワークショップのすぐ後に，従業員に発送の延滞により仕事の進捗が遅れていたことを説明しました。現場監督や監督補佐はこのことについて仕事ができないから早退するべきかどうか徹底的に議論していました。最終的にはある人が「出荷なしでもすることはたくさんある，バナナチップを手放せばいいだけだ。そうしましょう。私たちができる他の仕事に対してもっと生産的になればいいのではないでしょうか」と口を挟みました。

　ACTの介入が現場で働く人と管理監督者の心に響く方法で説明されれば，彼らの安全や生産性に対する姿勢を変えることができます。安全性のためのACTは治療的な試みではなく，非臨床群の行動的柔軟性を改善する試みです。この安全性のアプローチでは伝統的な「瞑想」ではなく「状況への気づき」を重視してマインドフルネスを教えます。さらに，価値を明確にするエクササイズはより簡単な，しかし，極めて個人的な「自分が大切にしているもの」調査に具体化されます。働く人の大切にするものが明確になったとき，仕事の目的に対してもマインドフルになることを促進します。石油掘削リグで働く人やタービン工たちが自分たちは給与をもらうために働いているのではなく，給与がもたらす大切なこと（子どもを養う，自立する）のために働いているのだという視点に立てたとき，彼らは仕事に大きな意味を見出して，そのやる気をコミットされた行為につなげることができます。さらに，働く目的や安全行動の目的を知ることで，複雑な業務における手抜きや保護具着用に対する抵抗などの危険行動を減らすこともできます。ACTの目的が役に立たない言語プロセスを弱めることで心理的柔軟性を高めるのであれば，その基本原則をあなたが援助しようとしている人たちにとって最も効果的な方法へと解釈し直すことはとても重要です。安全性のためのACTは心理的柔軟性と生活の質を高めることを目的としており，それはまた，けがや死亡事故を減らそうとする試みでもあります。そこにはモデルの修正を正当なものとする確かな理由があります。

チームと組織の幹部を育てるための ACT

　オーストラリア RJC Consulting の Rachel Collis は 2008 年から組織を対象に ACT を使用してきました。Rachel は（Rob Archer と共に）職場での ACT の活用についてブログを書いています（www.workingwithact.com）。

　Rachel は組織の幹部に対する個別のコーチング・セッションの中で ACT を教え，経営改革やコミュニケーション，ストレス・マネジメント，ウェルビーイングなどのテーマに関わる基調講演や企業セミナーで ACT の原理に基づき情報発信をしてきました。

　Rachel の ACT に基づくチーム・ファシリテーション・プロセスの典型例は次のステップを含むものと思われます。

1. 価値の選択

　はじめにグループに次の質問を投げかけます。「今日の参加であなたが求める結果を手に入れるために役立つものは何ですか？　私に何を求めますか？　話の脱線につながる気をつけるべき行動はありますか？ グループの中？　それとも私のせいで起こること？」

　ファシリテーターは最初にこの質問をすることで機能的な行動と非機能的な行動が起こったときに，グループにそっと気づきを与えることができます。これはファシリテーターの非機能的な行動にグループが懸念を抱くことをも受け入れるというメッセージでもあります。

2. 今との接触

　論議が行き詰まり，感情が行動を支配しはじめたときに人々を落ち着かせ「今との接触」のための時間をとることなどが挙げられます。ここでは休憩をとったり，深呼吸をしたり，五感 1 つずつに注意を移していったりします。

　良いファシリテーターは参加者のわずかな非言語的手がかりを捉えて反応を選んでいきます。彼あるいは彼女らは相手の話の内容と話し方の両方に耳を傾け，話をしている人，黙っている人の両方に注意を向けま

す。黙っている人は熱中しているのでしょうか，それとも何か重要なシグナルをわずかに発しているのでしょうか？

　ファシリテーターは会話の中で生じる可能性のある新たなサインを探します。人々が徐々に興味を持ちオープンになっていく感覚です。ファシリテーターはそのタイミングで心理的に柔軟な行動へとシフトするよう人々を促します。

3. 脱フュージョン

　ときに人々はどのようなチームか，どのように問題を解決すべきか，ディスカションの間に何が起こるかについてそれぞれの意見を持ってチームセッションにやってきます。彼あるいは彼女らが気軽に意見を持てるように促していくファシリテーターの発言は非常に重要なものとなりえます。

　「これまでのチームセッションではマインドにあるものすべてを検討するためにどんなことでも口に出すように勧められてきたと思います。私のアプローチはそれとは異なります。ときに私たちのマインドは口に出すまでもない全く役に立たないことを言ってきます。また，マインドが『ばかげて見える』と言ってくるために重要なことでも言わずに心の中にしまっておくことがあります。私は皆さんによく考えたうえでのコミュニケーションを勧めます。達成したいことは何かと自問し，それを得るためには相手に何を言い，何をする必要があるかを考えます。その際，一息つくのもいいでしょう。どのように反応するか考えるために，しばらく時間をとって静かに座っているのもいいと思います」

4. アクセプタンス

　困難な感情が生じたときはファシリテーターが慈悲（compassion）とアクセプタンスの手本となって感情に敬意を払い，それらの感情が重要な問題を教えてくれていると受け入れることがとても重要です。

5. 視点取得

　チームにとっての望ましい結果の達成やその場にいない重要な利害関係者の承認を得ることについて，視点取得は良いアイディアを生み出す役に立ちます。

　「この問題によって影響を受けるのは誰か？　彼らにとって重要なことは何だろうか？」と尋ねます。

　視点取得はコミュニケーションの向上や葛藤の緩和に役立ちます。「ジョー，このことに関してあなたの意見を言う前に，サラはこの問題をどのように見るか説明できますか？」

6. 上位の価値を選択する

　はじめに「他の人たちはこのチームをどのように見るでしょうか？　あなたについて顧客や他領域の同僚は何と言うでしょうか？」と尋ねます。そして「グループとしてどのような価値を目指していきますか？」という質問へと導きます。

　すでに組織が一連の企業価値を持っているのであれば，組織の価値にチームの価値を位置づけるうえで役立ちます。

7. コミットされた行為

　人々はチームから「離れた日数」について冷ややかになる傾向があります。彼らはこれらセッションで行ったディスカッションが職場に戻ったときにあまり意味を成す行為に結びつかない経験をします。そのため達成可能な行動リストを考えることがとても重要です。

　「今日のディスカッションの結果としてどのような行動を実行していきますか？　いつ行いますか？　責任は誰がとりますか？　フォローアップは誰がしますか？　これらの行動をあなた自身の価値にどのように結びつけますか？」

8. ウィリングネス

　一般的に To-do リストを作成するだけでは不十分です。行動を起こ

す妨げとなるような私的出来事を受け入れることも重要です。その際，次のように質問します。「To-do リストに関してあなたにとって最も困難なことは何ですか？　どこで行き詰まりそうですか？」。それから彼らの価値や To-do リストに記載した結果に行動を結びつけます。「この計画を実行する際に生じる可能性のある不快感に自ら進んでいくことになっても，それをやりたいと思いますか？」。この質問でコミットメントの程度を確認します。もし答えが「いいえ」であれば（ここでは「いいえ」という回答も選択肢のひとつであることが重要です），他のプランを考えるか，心理的柔軟性を高めることに焦点を当てるかのどちらかです。

キャリア・コーチングとキャリア開発のための ACT

　Rob Archer はロンドンを拠点とした産業・組織心理学者です。Rob はキャリア・コーチングやキャリア開発に ACT を応用することを専門にしています。ここ数年，彼は非臨床場面という文脈での，特に何らかの「行き詰まり」を感じている人々に対して ACT が必要であると強く思うようになりました。

　Rob の中心テーマはキャリアに行き詰まる人々への支援です。通常そのような人々は自分に最も合う仕事は何かを考えるうちに人生にはもっと大事なものがあるに違いないと思うようになります。それが何であるかを理解していればいいのですが，彼らは世の中にはもっと良いものがあると確信します。マインドにある大抵のことは実行できますが，キャリアをゼロからやり直すリスクは非常に大きいので，結局，行き詰まってしまいます。

　この状態は数年続きます。人々はグルグル堂々巡りをしながら理想的な方向を見つけようとして，結局最初に戻ってしまいます。そして，毎回少しずつ葛藤が増えていきます。Rob はこの状態を「頭詰まり（head-stuck）」と呼びます。なぜなら，彼らは頭の中ではまり込んで抜け出せず，望まない今と不確定な未来との間で閉じ込められてしまっているからです。

　Rob は多くの人々が「頭詰まり」になるのは人間のマインドが複雑なキャ

リアの決定をするために備わっていないからだと言います。Robはマインドの6つの認知的バイアスがどのように「頭詰まり」を維持するかについて「キャリア停滞（career paralysis）」というweb上のプレゼンテーションで説明しています。

- **ネガティブバイアス**――慎重なマインドは存続することを目的とするとき大きくなり，それが達成されると小さくなる。
- **選択のパラドックス**――選択が少ないから行き詰まるのではなく，多すぎて行き詰まる。
- **短期的な思考は長期的な思考に勝つ**――そのために有意義な変化が狂う。
- **線形思考**――マインドはその場で身動きが取れなくなるとわかっていても真っすぐに考えようとする傾向がある。
- **比較に基づく意思決定**――自分の行動はさておいて，他人の価値を重視する。
- **幸せを目指す**――幸せであるという目標がしばしば身動きをとれなくする罠になる。

「頭詰まり」は考え方に関わる避けようのない産物で，情報時代に特有の爆発的な選択の増加によって生まれました。キャリア停滞を打ち破るには新しい考え方を身につける必要があります。

　従来のキャリア・アドバイスは自己意識を高め，自分がどのような「タイプ」に当てはまるかを理解すれば，理想的な仕事に「マッチ」させることができるという仮定に基づき行われてきました。しかし，Robはこのアプローチを柔軟性に欠けた思考と行動につながる「内容としての自己」を促し，私たちをさらに不適切かつ最悪な状態へと導くアプローチだと捉えています。私たちに必要なのはキャリアの意思決定に役立つ柔軟な方法を導くこれまでと違った思考との関わり方です。

　この考えはHermina Ibarraの**ワーキング・アイデンティティ（working identity）**などのキャリアの意思決定に関する新しいアプローチとも一致しています。彼女のアプローチでは新しいキャリアに進むと自分で「思い込

む」のではなく，キャリア・チェンジを支えるための小さな実験を繰り返すことを読者に勧めています。

Rob の方法は詳細なキャリアの決定プロセスを ACT のスキルと結びつけます。この ACT に基づくキャリア介入は 2 つのパートから構成されます。

1. 第 1 段階は分析的な意思決定のプロセスです。このプロセスは自分への気づきの構築や個人のパーソナリティ，スキル，強み，価値の検討など，キャリアワークに関わる従来の技法を多く含みます。Rob は人々が最善で論理的な決定ができるよう，その基本原理を明確な決定基準を特定する決断科学（decision science）の観点から紹介します。
2. しかし，決定を下すことの当然の結果としてクライエントは変革に関わる心理学の支援が必要となります。従来の方法は人々に「真の」天職を追い求めるようアドバイスをし，強みに注目したり，自信を高めたり，不確定要素を排除したりして意思決定を促してきました。Rob の概説はこの方法が非現実的な感情コントロールのアジェンダを奨励しているというものです。結局，不確実性を回避することは現実的ではありません。事実，新しく価値づけられた方向を選択することはこのような感情を**高め**はしても，減らすことはありません。

ここで求められるのは困難な感情や思考を持つことを受け入れるための一連のスキルであり，選ばれた方向へ前進していくことです。ここでは心理的柔軟性が役に立ちます。Rob はキャリアに関する意思決定の過程に ACT を織り込むため，次のような方略を開発しました。

- 「頭詰まり」の感覚に関連する感情を正常と捉えます。これは身動きがとれなくなっているクライエントにとっては非常に重要です。彼らはいつも孤立して独りだと感じており，自分を職場の「さらに成功している」人々と比較します。
- 「頭詰まり」な状態に関係する気持ちや感情，衝動，感覚を分析することで状況に対する今の感覚をクライエントに意識させます。Rob はこの

段階でしばしばマインドフルネスの技法を用います。自動操縦の反応として許される範囲を超えた感情に触れることで，キャリア・コーチング・セッションのペースを変えていきます。
- クライエントにとっての仕事と人生に関わる最も重要な価値を調べます。彼らはたいてい価値の混乱が起こっているので，ACT に一致する明確な定義を持っておくことは役に立ちます。学習を強化するため，Rob はこの段階でクライエントに"*The Confidence Gap*"（Russ Harris）のコピーか読みやすい ACT の本を渡します。
- 価値に関わるコミットされた行為について検討することで実際価値が何を意味しているかを調べます。価値に「生きる」ためにクライエントは何をするのでしょうか？　あなたが変化を終えた5年後にその価値はどう見えるでしょうか？　過渡期にいる2年後はどうでしょうか？　今，この瞬間はどうでしょうか？
- 価値とコミットされた行為に関する作業で当然出てくるのは価値の裏側にある感情の検討です。たとえば，クライエントの多くは自由や自主性を評価しますが，その裏側にはたいてい不安や心配といった感情があります。Rob はクライエントに自由を選ぶことは同時に不安を選ぶことにもなるという現実に触れさせるように働きかけます。
- クライエントの多くは「正しい」キャリアを選ぶことで困難な感情を取り除くことができると思っています。Rob はクライエントにこれまで困難な思考や感情をどのくらいの期間持ち続けてきたのか，それらを取り除こうとする試みはうまくいったかを尋ね，この考えをさらに深く探っていきます。Rob は分析することの限界について考えさせます（リスクなくして選択することができるか？　あるとしたら例えばどんなことか？）。この関わりは治療的場面で ACT を使用する際に初期の段階で実施される「絶望から始めよう」エクササイズに似ています。
- この段階で Rob はウィリングネスとアクセプタンスの概念を紹介します。クライエントはこれらの概念と方略をすぐ理解することができますが，脱フュージョン・エクササイズを通してさらに深く探っていくことが必要です。Rob は「マインド」について説明したり「まさに今，マインド

が自分をうまく説明できていないと言ってきている」とクライエントに伝えたりしながら，自然な脱フュージョンを促します。また，脱フュージョンを促し，脱フュージョンされた方法で思考や感情について話す方法を提供するために，「バスの乗客」をもとにして考えた「リュックサックの中の悪魔」のようなメタファーを使って説明します。

- 一般的に脱フュージョンは文脈としての自己に関する話し合いから始まります。Rob は「文脈としての自己」という言葉をあまり使いませんが，行動的柔軟性の増大を目的としてクライエントに自身について，または状況について様々な視点で考えるよう問いかけます。そうやって自身の視点を軽くするように導いていきます（この方法は特定の心理学的タイプを対応する仕事に当てはめることを主とするキャリア・コーチングのやり方とは対照的です）。

- このプロセスではクライエントの内部に生じる思考と感情の観察がとても重要です。Rob のクライエントはセッション内で生じる自身の心理的内容や価値づけられた方向に向かうなかで体験する困難な思考に対するウィリングネスを日記に残すように言われます。結局のところ決断をした後でも人生は疑問を投げ続けてきます。選択とは苦しみを持つかどうかではなく，成長の苦しみか停滞の苦しみかを選ぶことです。

要するに，Rob の ACT に基づくキャリア・コーチング・モデルは積極的行動をとる必要性に直面した際にマインドのバイアスを適応させて，キャリアについて最高の決定ができるよう働く個人を支援するためにデザインされています。Rob の「頭詰まり」のクライエントにとっては，はじめから不安を排除しようとするのではなく，不安に**なりながら**も個人に価値づけられた方向に進み続けることを意味します。

従業員のソーシャル・スキルを高めるための ACT

最後に Linda Bilich と Joseph Ciarrochi による革新的な取り組みについて紹介したいと思います。彼らは ACT から発想を得て，対人交流場面におい

て従業員とマネージャーの有効性を高める体験型のトレーニング・プログラムを開発しました（文献9を参照）。彼らのプログラムにはACTの6つのコア・プロセスが組み込まれており，対人有効性の向上を目的としてオーストラリア New South Wales の警察署職員で適用されました。この極めて体験的なアプローチは職員のマインドフルネスや脱フュージョン，価値に基づく行動などのACTに関するスキルを高めることに役立つと思われます。プログラムではこれらのスキルについて模擬的な交流場面で練習したり，どのように職場で育てていくかを検討したりします（介入に関わった多くの警察官は指導的責任のある人たちでした）。

　参加者はプログラムで闘争–逃走反応に陥りそうな社会的状況を特定するように求められます。さらに，その状況における行動的価値を特定するよう尋ねられます。ロールプレイではACTのスキルを実践するかのように，価値を意識しながら他者と共に今に留まったり，浮かび上がってくる内的な出来事に気づいたりしながらファシリテーターが参加者をサポートします。このワークの一環として，参加者たちはACTにおいて重要な質問を投げかけられます。「あなたはわき起こってくる困難な体験のすべてを進んで持ちたいと思いますか？　価値に沿った行動を実行しようとするときはどうでしょうか？」

　BilichとCiarrochiのプログラムは労働者のグループに対してACTのコア・プロセスを向上させる独創的で面白い方法を提供しています。また，このプログラムは仕事に関わるソーシャル・スキル・トレーニングを改善するためにACTの体験性を最大限に利用しています。職場における嫌悪的な対人行動による有害な影響を考えると，この種のACTに基づくプログラムは働く関係性を改善する大きな可能性をもたらします。さらに，顧客サービス，教師，看護師など公共の場で困難な関わりをする可能性のある職業の人々にこの方法が役立つことを信じます。

まとめ

　Hayesら[67]の本が出版されて以降，この13年間で多くの人がACTに関

する詳細な情報にアクセスしてきました。また，比較的短期間でも，職場のメンタルヘルス向上に関する介入の効果を検証するなかで確かな成長を遂げてきました。この章で紹介したように，メンタルヘルスと ACT のトレーニング・プログラムに関する焦点化は ACT と RFT の原理を職場に適用する方法について表面をさらったにすぎません。私たちは職域において ACT が進展する可能性のあるいくつかの領域を示しました。そこへ向けた第一歩はすでに始まっています。この ACT に始まる実践と調査についての急成長する領域はマインドフルで効果的な従業員の育成を叶える大きな可能性を含んでいると考えます。

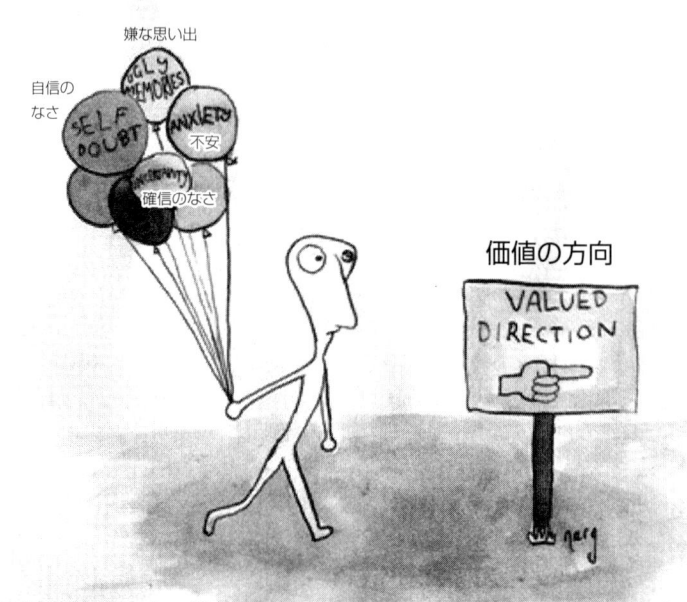

Reproduced by permission of Joseph Ciarrochi, PhD (www.acceptandchange.com/original-metaphors/).

付　録
配付資料

配付資料1　価値を明確にする
配付資料2　価値-ゴール-行為ワークシート
配付資料3　ホームワーク
配付資料4　価値に基づく行為に対する思考の障壁を解決する
配付資料5　価値-ゴール-行為マップ
配付資料6　ホームワーク
配付資料7　価値の一致度を評価する
配付資料8　ホームワーク

配付資料1：価値を明確にする

　このエクササイズはあなたの人生における目的と方向性にさらなる気づきを与えることをねらいとしています。人生のいくつかの領域であなたの価値は近づきやすいものであるかもしれません。人によっては大切に思う人や理想の人物像についてしばらく考える必要があるでしょう。

　この種のエクササイズには正しい答えも間違った答えもありません。エクササイズはあなたが行動の中で表現したい個人的な強みや資質にもっと気づいていけるようデザインされています。

　このエクササイズは人生における5つの領域（「健康」「人間関係」「仕事・キャリア」「余暇」「自己啓発」）についてあなたの価値を明確にする手助けとなります。あなたはこれらの領域がいくらか重なり合っていることに気づくでしょうが，かまいません。最も重要なのは自分にとって追求したい資質の特定に着手すること，特にあなたにとっての理想的な人物像を捉えることです。あなたの人生の**ありたい姿**とは？

　このエクササイズをやり遂げるためのいくつかのヒントをここに示します。

- 人生の各領域で選択を促す「行動の案内人」としてのあなたの価値を検討します
- どうありたいか選択する方法，例えば，支援する，愛する，我慢強い，負けず嫌い，勤勉でいるなどは価値を記述する方法です
- 価値は決して手に入れることのできないものなので，ゴールや行為よりずっと大まかなものです

　自分の答えを誰かに見せる必要はありません。ですから，どうか自分に正直になってこれらエクササイズをあなたにとって本当に価値あるものを見つけ出す機会としてください。

価値を明確にする：健康に関する価値

　健康と身体的ウェルビーイングに関する価値について検討します。食事，運動，喫煙，飲酒，セルフケアおよびウェルビーイングについて，あなたが目指すものは何ですか？　健康的なライフスタイルを追求したいですか？　もしそうなら何を生活に取り入れますか？　この領域があなたにとって大切な領域だとしたら，あなたが良好な健康状態の維持・増進に関わる価値に沿えているか確かめましょう。

価値の記述

価値のリマインダー

価値を明確にする：人間関係に関する価値

　このセクションでは，人間関係においてあなたが選択する人物像について書き出します。このセクションは配偶者，パートナー，子ども，家族，友人との関係に分けられます。理想的な世界で，あなたは普段，人々とどのように関わることを**選び**ますか？　あらゆる面で「理想的な自分」がいるとしたら，どのように人々と接しますか？　あなたにとって重要な個人的・社会的な関係の中であなたが最も表現したいと思う個人特性を書き出してください。

価値の記述

価値のリマインダー

価値を明確にする：仕事とキャリアに関する価値

　今の仕事であなたが理想とする同僚や上司のタイプについて書き出してください。あなたがベストな状態の時に職場でみせる人格や強みは何ですか？ 同僚との接し方に関するあなたの価値は何ですか？　管理職であれば，どのようなタイプの管理職であることを選びますか？　仕事に関わる価値の中心になることは何ですか？　こだわり，勤勉，継続的な成長，他者に支援的であること，キャリア発展，顧客サービス，協調，創造性？

価値の記述

価値のリマインダー

価値を明確にする：余暇に関する価値

　趣味やスポーツ，余暇活動など，あなたが望む余暇の過ごし方のタイプについて書き出してください。あなたは余暇で何をどのように楽しみ，満たされると感じるでしょうか？　楽しむこと，リラックスすること，創造的な活動や趣味に没頭することなど，あなたの選択にはどのような傾向がありますか？　人生においてこの領域の何が重要でしょうか？　余暇においてあなたの行為の指針となる価値を捉えましょう。

価値の記述

価値のリマインダー

価値を明確にする：自己啓発に関する価値

　あなたが興味を感じる自己啓発活動のタイプについて書き出してください。参加したいトレーニング・プログラムや参加したいグループ，新しい技術や言語の学習，興味あるテーマについての知識向上，瞑想や宗教，ヨガなどのスピリチュアルなものも含みます。この領域には地域や政治への貢献，環境的要因を書いてもかまいません。あなたにとって継続した自己啓発が重要であれば，人生のこの領域においてあなたが求める方法を捉えてみましょう。

価値の記述

価値のリマインダー

配付資料2：価値 - ゴール - 行為ワークシート

価値

人生領域
（健康／人間関係／仕事／自己啓発）

価値のリマインダー

↑

ゴール

短期的ゴール：直近4週間
1.
2.
3.
4.

中期的ゴール：次の6カ月から1年
1.
2.
3.
4.

長期的ゴール：次の3年またはそれ以上
1.
2.
3.
4.

↑

行為

翌週の価値に基づく行為
1.
2.
3.

内的な障壁：この領域において価値に基づくゴールと行為の邪魔をする可能性のある「役に立たない」思考／感情／衝動／気分を書き出しましょう。

配付資料 2a　271

配付資料 2a：価値 - ゴール - 行為ワークシート（例：仕事）

価値 → ゴール → 行為

価値

人生領域（健康／人間関係／仕事／自己啓発）

仕事

価値のリマインダー

献身的な、信頼される支援、チームメンバーの成長を重視、コーチとメンター

ゴール

短期的ゴール：直近 4 週間

1. 月末までに第一回作戦会議を開く
2. ジェリーに他のチームリーダーへコーチングとメンタリングの技術を次へ繋げるように伝える。
3.
4.

中期的ゴール：次の 6 カ月から 1 年

1. それぞれのチームメンバーと会って、今年の残り日数（11月末まで）のトレーニングの要望を話し合う。
2. 来年 5 月末までにコーチング／メンタリングの証書をそろえる。
3.
4.

長期的ゴール：次の 3 年またはそれ以上

1.
2.
3.
4.

行為

翌週の価値に基づく行為

1. キャシーが水曜に仕事に戻ってきたときにOKかどうか確認する。
2. チームのトレーニング予算の確保についてボブと話をする（水曜か木曜）
3. 定期的に朝のチームハドル（作戦会議）を開くという提案をチームに伝える。（明日最初にやること）

内的な障壁：この領域において価値に基づくゴールと行為の邪魔をする可能性のある「役に立たない」思考／感情／衝動／気分を書き出しましょう。たぶん私がたくさん予算を求めると思っているだろう。作戦会議での提案にチームが乗らないかもしれない。ボブの反応が心配。

配付資料2b：価値－ゴール－行為ワークシート（例：人間関係）

価値 → ゴール → 行為

人生領域
（健康／人間関係／仕事／自己啓発）
ジェリーとの関係

価値のリマインダー
愛情、感謝、権限、サポーティブ

短期的ゴール：直近4週間
1. 5月の週末に小旅行の予定を入れる。
2. 月最後の週末にジェリーを映画館に連れて行く。
3. ジェリーと私がとれそうな夜間のクラスをすべてのぞいてみる。
4.

中期的ゴール：次の6カ月から1年
1. ジェリーの家族と誕生日のサプライズパーティーを企画する。
2. 芸術か音楽の夜間クラスをジェリーと受けはじめる。
3.
4.

長期的ゴール：次の3年またはそれ以上
1. 2014年までにジェリーが絵を描けるスペースのある大きな家に引っ越す。
2.
3.
4.

翌週の価値に基づく行為
1. 今夜家に花を買って帰る。私の両親へのジェリーの支援に対する感謝の気持ちをちゃんと伝える。（今晩）
2. ジェリーにディナーを作る。（水曜か木曜の夜、今晩確認）
3. 5月の2人の予定が合えば、旅行についてネットで調べる。（明日、仕事のはじめの休み時間に）

内的な障壁：この領域において価値に基づくゴールと行為の邪魔をする可能性のある「役に立たない」思考／感情／衝動／気分を書き出しましょう。
ジェリーにどれほど私が大事に思っているかを伝えるときはいつも感情的になってきてしまい、料理をするにはあまりに疲れてしまい、持ち帰りの料理を買ってしまうかもしれない。新しいクラスを始めること、新しい人に会うことについて戸惑うかもしれない。

配付資料３：ホームワーク
（第１セッションから第２セッションまでの間に完了すること）

　このトレーニングを最大限に活かすには，マインドフルネスと価値に基づく行為のスキルを日々の生活の中で練習することが重要です。この練習をうまく進めていくために，第２セッションに進む前に次の２つの課題を終了することをおすすめします。

ホームワーク１
翌週までに価値に基づく行為３つにマインドフルになる

　翌週までのセッションの間は価値づけられた行為を３つ明確にして実行しましょう。この行為を忘れないようにするために役立つリマインダー方略を使いましょう（リストバンドや電話のステッカーなど）。このエクササイズで重要なポイントはその場で何が起こるかに注意を向けることです。選択された行為を実行するとしたら，それがどのようなことかに目を向けます。それぞれの行為を行う前，最中，後に浮かんでくるあらゆる思考や感情を**ちらりと見ます**。周りの人がどのように反応するかに**目を向け**て，行為の結果として起こるあらゆる結果に**注目**しましょう。

　もしその行為のうち１つまたは２つ以上実行しない場合は，その方法に伴う外的・内的な障壁に注意を向けましょう。

　第２セッションでペアワークができるよう，次のページの資料にあなたの体験を記録しましょう。

ホームワーク２
翌週までに呼吸にマインドフルになるエクササイズを最低３回は練習する

　このエクササイズは毎回10分程度かかります。これらのマインドフルネスに関わる瞑想は「今この瞬間への気づき」を高める最高の練習であることを覚えていてください。

　配付資料３の最終ページにある「マインドフルネス練習日記」にあなたの体験を記録しましょう。

ホームワーク1：価値に基づく行為にマインドフルに従事する

人生の領域：健康／人間関係／仕事／余暇／自己啓発			
個人的な価値：今週、取り組んだ価値：			
今週マインドフルになった価値に基づく行為を書き出してください。	その行為を行う前、最中、後に気づいたこと		
上記の価値に基づく行為で実行しようとしたができなかった行為を書き出してください。	外的な障壁（例：時間、機会）	内的な障壁（例：行為にあたって浮かび上がった役に立たない思考または感情）	

ホームワーク２：マインドフルネス練習日記

日	エクササイズ	時間	観察とコメント
１日目			
２日目			
３日目			
４日目			
５日目			
６日目			
７日目			

276　配付資料 4

配付資料 4：価値に基づく行為に対する思考の障壁を解決する

あなたの有効性や価値づけられた行為やゴールを追求するあなたの能力を邪魔する「役に立たない」思考を捉えるためにこの資料を使ってください。

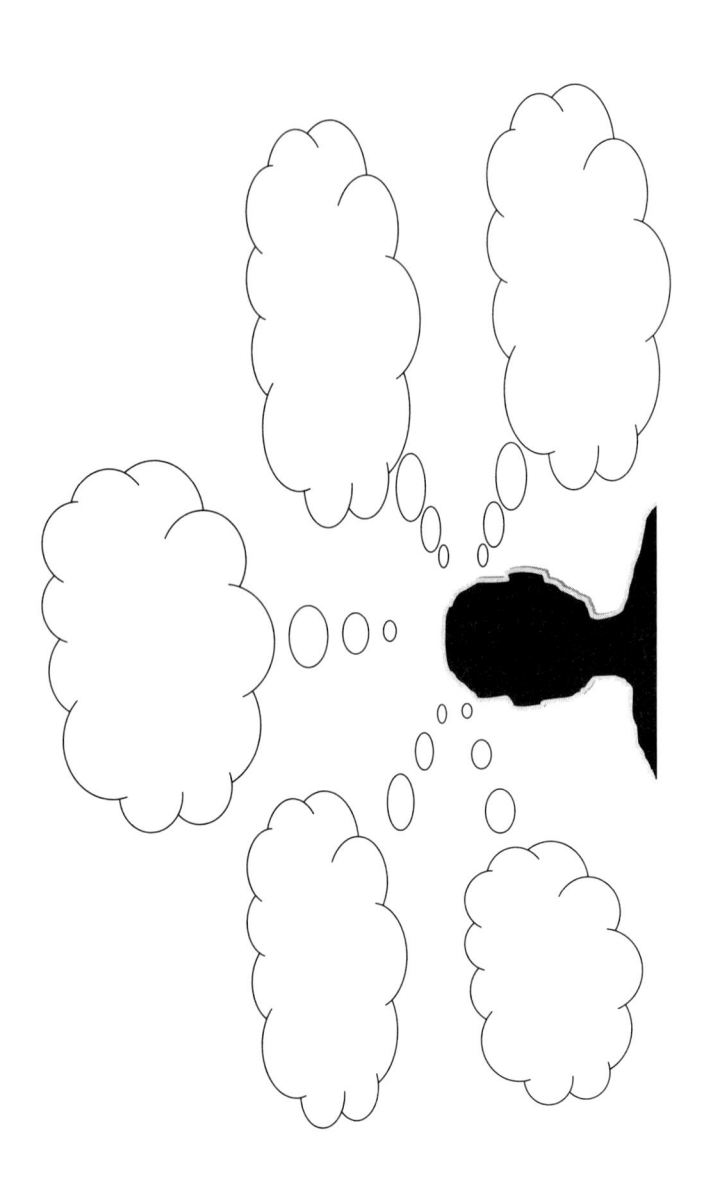

配付資料5：価値 - ゴール - 行為マップ

人生領域	健康／人間関係／仕事／余暇／自己啓発
価値のリマインダー	

配付資料❻：ホームワーク
（第2セッションから第3セッションまでの間に完了すること）

　このトレーニングを最大限に活かすには，マインドフルネスと価値に基づく行為のスキルを日々の生活の中で練習することが重要です。この練習をうまく進めていくために，最終セッションに進む前に次の課題を終了することをおすすめします。

ホームワーク1
翌週までに価値に基づく行為3つにマインドフルになる
　説明は先週と全く同じです。価値づけられた行為を思い出してそれを実行するために，また行為を行う前，最中，後に何が起こるか注意を向けるためにリマインダー方略を使いましょう（リストバンドや電話のステッカーなど）。あなたにとっての進みたい道から離すようなあらゆる思考，感情に気づけるようエクササイズを利用してください。

ホームワーク2
第3セッションの前に価値に基づく4つのゴールに向けて取り組む
　これからの4週間で（第3セッションでまた会うときまでに）価値に基づくゴールを4つ達成するために自分自身の努力目標を設定しましょう。ここでは第2セッションで記録した短期的なゴールに焦点を当てたり，追加的に家で価値に基づくゴールを作成するエクササイズに取り組んだりします。今に留まり，1つ以上の価値によって導かれるゴールを追求するときに何が起きるかに注目します。

ホームワーク3
マインドフルネスの実践
　次に会うまでの間に呼吸に関するマインドフルネスや身体と呼吸に関するマインドフルネスを1週間に3回練習する習慣をつけましょう。
　自分自身が役に立たない思考にかなり影響を受けていることに気づいたときはいつでもアニメ声テクニックを行いましょう。

「モノ化」エクササイズを好きなタイミングで2回行います。特に困難な感情や気分に包まれはじめていると気づいたときにやってみましょう。

短時間のマインドフルネスを日々の日課に取り込みましょう——かつて自動操縦状態にあった課題に対して心理的な現在の状態に目を向けます。たとえば，朝の仕事の支度中，食事中，通勤中，など。ちょっとしたマインドフルネスを毎日練習することが秘訣です！

配付資料6の最終ページにある「マインドフルネス練習日記」にあなたの体験を記録しましょう。

ホームワーク3：マインドフルネス練習日記

日	エクササイズ	時間	観察とコメント
1日目			
2日目			
3日目			
4日目			
5日目			
6日目			
7日目			

配付資料7：価値の一致度を評価する

　このエクササイズはこの2週間のうちにあなたがどのように**価値に一致**していたかを評価するものです。あなたが最も興味のある価値を明確にするためにこの資料を使ってください。さらに，それらの価値に一致するまたは一致しないこの2週間の行為を検討してください。人生に価値を連れていましたか？

健康に関する価値

　人生のこの領域について大事な価値のリマインダーを記録しましょう。
_____

　ここではこの2週間のあなたの行為について検討します。日々の行為はあなたの健康に関わる価値にどの程度一致していましたか？　例えば，食事，飲酒，運動などの行為はあなたを健康的な方向へ導くものですか？　運動はどの程度目的的に取り組みましたか？　度を超える不健康な行為になってはいませんか？　よく眠れましたか？　この2週間に行った健康に関するすべての行為について検討してください。

健康に関する価値に一致する行為	健康に関する価値に一致しない行為

　健康に関する価値は今あなたにとってどの程度重要ですか？　1から10で評価してください。
(1=全く重要でない，10=とても重要である)_____
　この2週間の行為はどの程度価値に一致していましたか？　1から10で評価してください。
(1=全く一致していない，10=非常に一致している)_____

人間関係に関する価値

人生のこの領域について大事な価値のリマインダーを記録しましょう。

パートナー	
子ども	
家族	
友達	

　ここでは<u>この2週間</u>のあなたの行為について検討します。日々の行為はあなたの人間関係に関する価値にどの程度一致していましたか？　例えば，価値に一致する方法であなたは誰か（例：パートナー，家族，友達）と関わりましたか？　あなたの行為はあなたにとって大切な関係性の発展を支えるものですか？　あなたにとって重要な関係性を育てるための行為を行いましたか？　あなたの社会的交流はそのときの思考や感情に「乗っ取られて（ハイジャックされて）」いませんでしたか？　この2週間に行った人間関係に関するすべての行為について検討してください。

人間関係に関する価値に一致する行為	人間関係に関する価値に一致しない行為

　人間関係に関する価値は今あなたにとってどの程度重要ですか？　1から10で評価してください。
（1=全く重要でない，10=とても重要である）＿＿＿＿＿＿＿＿
　この2週間の行為はどの程度価値に一致していましたか？　1から10で評価してください。
（1=全く一致していない，10=非常に一致している）＿＿＿＿＿＿＿＿

仕事とキャリアに関する価値

　人生のこの領域について大事な価値のリマインダーを記録しましょう。
_____

　ここでは<u>この2週間</u>のあなたの行為について検討します。日々の行為はあなたの仕事／キャリアに関わる価値にどの程度一致していましたか？　例えば，仕事でそうありたいと選択する方法に照らした行為を行いましたか？　同僚とのやりとりは価値に一致していましたか？　仕事に関係する自己啓発に対して価値づけられた対策を講じましたか？　この2週間に行った仕事／キャリアに関するすべての行為について検討してください。

仕事／キャリアに関する価値に一致する行為	仕事／キャリアに関する価値に一致しない行為

　仕事／キャリアに関する価値は今あなたにとってどの程度重要ですか？　1から10で評価してください。
（1＝全く重要でない，10＝とても重要である）_____
　この2週間の行為はどの程度価値に一致していましたか？　1から10で評価してください。
（1＝全く一致していない，10＝非常に一致している）_____

余暇に関する価値

人生のこの領域について大事な価値のリマインダーを記録しましょう。

　ここでは<u>この2週間</u>のあなたの行為について検討します。日々の行為はあなたの娯楽や余暇に関する価値にどの程度一致していましたか？　例えば，理想の余暇を示す行為に取り組みましたか？　理想の余暇を示す活動／趣味を追求しましたか？　余暇に関わる重要な価値に一致しない行為はありませんでしたか？　この2週間に行った娯楽や余暇に関するすべての行為について検討してください。

余暇に関する価値に一致する行為	余暇に関する価値に一致しない行為

　余暇に関する価値は今あなたにとってどの程度重要ですか？　1から10で評価してください。
（1＝全く重要でない，10＝とても重要である）＿＿＿＿＿＿＿＿＿＿

　この2週間の行為はどの程度価値に一致していましたか？　1から10で評価してください。
（1＝全く一致していない，10＝非常に一致している）＿＿＿＿＿＿＿＿＿＿

自己啓発に関する価値

人生のこの領域について大事な価値のリマインダーを記録しましょう。

ここでは<u>この2週間</u>のあなたの行為について検討します。日々の行為は自己啓発や学習、成長に関する価値にどの程度一致していましたか？ もし新しいことの学習があなたにとって重要なら、この2週間でその価値を追求しましたか？ 価値に一致する方法で新しい知識や成長する経験を追求しましたか？ 自己啓発に関する価値に一致しない行為はありましたか？ この2週間の自己啓発と成長に関するすべての行為について検討してください。

自己啓発に関する価値に一致する行為	自己啓発に関する価値に一致しない行為

自己啓発に関する価値は今あなたにとってどの程度重要ですか？ 1から10で評価してください。
(1＝全く重要でない，10＝とても重要である)＿＿＿＿＿＿＿＿＿＿

この2週間の行為はどの程度価値に一致していましたか？ 1から10で評価してください。
(1＝全く一致していない，10＝非常に一致している)＿＿＿＿＿＿＿＿＿＿

配付資料⑧：ホームワーク
（プログラムが終了した今こそ取り組みを続けましょう）

　あなたはマインドフルネスおよび価値に基づく行為に関するスキルが順調に向上していることに希望を持っていると思います。どうかここでとまらないでください。これらはスキルです。もしあなたがそれを使い続けたら，あなたの日々の生活にさらに強力に，自動的に，統合されていきます。

ホームワーク１
翌週までに価値に基づく行為３つにマインドフルになる
　説明は先週と全く同じです。価値づけられた行為を思い出してそれを実行するために，また，行為を行う前，最中，後に何が起こるか注意を向けるためにリマインダー方略を使いましょう（リストバンドや電話のステッカーなど）。あなたにとっての進みたい道から離すようなあらゆる思考，感情に気づけるようエクササイズを利用してください。

ホームワーク２
都合がよいときにすべての価値に基づく行為のプロセスに取り組む
　配付資料の空白を埋めて，それぞれの人生領域において価値を明確にし続けましょう。もし価値がうまく見つけられず，なじみのないものであれば，人生に価値をもたらすことに役立つゴールと行為をさらに明確にする習慣を身につけましょう。そうすればたぶん少しずつはっきりとしてきます。価値によって導き出された行為パターンが徐々に増えていきます。人生に価値をもたらす新たな機会に目を光らせておきましょう。役に立たない困難な思考や感情が出てきたときでも個人的な価値に基づく行為を実践します。バスのメタファーで出てきたようなとりあえずの乗客も歓迎します。

ホームワーク3
マインドフルネスの練習

　呼吸に関するマインドフルネスや身体と呼吸に関するマインドフルネスを1週間に3回の頻度で続けましょう。多くの人はそうすることが生活を通してマインドフルネス瞑想を継続することに役立つことに気づきます。

　短時間のマインドフルネス・エクササイズを日々の日課に取り込みましょう ── 1日の一定の間隔で今この瞬間に気づくために3つのステップを習慣にします。

　自分自身が役に立たない思考にかなり影響を受けていることに気づいたら，いつでもアニメ声テクニックを実践しましょう。

　困難な感情や気分に包まれはじめていると気づいたときに「モノ化」エクササイズをやってみましょう。

マインドフルネスは心の筋肉のようなものだということを
心に留めておいてください。
日々の練習によって鍛えられるのです！

文　献

1) Archer, R. (2012, July). *How ACT is being used in organisations to help improve performance and wellbeing: Time management course.* Workshop delivered at ACBS World Conference X, Washington, DC.
2) Baer, R. A. (2003). Mindfulness training as a clinical intervention: A conceptual and empirical review. *Clinical Psychology: Science and Practice, 10,* 125–143.
3) Baer, R. A. (Ed.). (2010). *Assessing mindfulness and acceptance processes in clients: Illuminating the theory and practice of change.* Oakland, CA: New Harbinger.
4) Barkham, M., & Shapiro, D. A. (1990). Brief psychotherapeutic interventions for job-related distress: A pilot study of prescriptive and exploratory therapy. *Counselling Psychology Quarterly, 3,* 133–147.
5) Bass, B. M., & Avolio, B. J. (1999). *Training full range leadership: A resource guide for training with the ML.* Redwood City, CA: Mind Garden.
6) Batten, S. V. (2011). *Essentials of acceptance and commitment therapy.* London: Sage.
7) Bieling, P. J., McCabe, R. E., & Antony, M. M. (2006). *Cognitive-behavioral therapy in groups.* New York: Guilford Press.
8) Biglan, A., Hayes, S. C., & Pistorello, J. (2008). Acceptance and commitment: Implications for prevention science. *Prevention Science, 9,* 139–152.
9) Bilich, L. L., & Ciarrochi, J. (2009). Promoting social intelligence using the experiential role-play method. In J. T. Blackledge, J. Ciarrochi, & F. P. Deane (Eds.), *Acceptance and commitment therapy: Contemporary theory, research and practice.* Bowen Hills, Queensland: Australian Academic Press.
10) Biron, M., & van Veldhoven, M. J. P. M. (2012). Emotional labor in service work: Psychological flexibility and emotion regulation. *Human Relations.* doi: 10.1177/0018726712447832.
11) Black, C. (2008). *Working for a healthier tomorrow.* Report commissioned by the Secretaries of State for Health and Work and Pensions. Norwich, England: Stationery Office.
12) Bohlmeijer, E. T., & Hulsbergen, M. (2008). *Voluit leven: Mindfulness of de kunst kan het aanvaarden, nu als praktisch hulpboek* [Living to the full: Mindfulness or the art of acceptance now as a practical help book]. Amsterdam: Boom.
13) Bond, F. W. (2004). ACT for stress. In S. C. Hayes & K. D. Strosahl (Eds.), *A practical guide to acceptance and commitment therapy.* New York: Springer.

14) Bond, F. W. (2012). Enhancing the effectiveness of transformational leadership with acceptance and commitment therapy (ACT). Manuscript in preparation.
15) Bond, F. W., & Bunce, D. (2000). Mediators of change in emotion-focused and problem-focused worksite stress management interventions. *Journal of Occupational Health Psychology, 5*, 156–163.
16) Bond, F. W., & Bunce, D. (2003). The role of acceptance and job control in mental health, job satisfaction, and work performance. *Journal of Applied Psychology, 88*, 1057–1067.
17) Bond, F. W., & Flaxman, P. E. (2006). The ability of psychological flexibility and job control to predict learning, job performance, and mental health. *Journal of Organizational Behavior Management, 26*, 113–130.
18) Bond, F. W., Flaxman, P. E., & Bunce, D. (2008). The influence of psychological flexibility on work redesign: Mediated moderation of a work reorganization intervention. *Journal of Applied Psychology, 93*, 645–654.
19) Bond, F. W., & Hayes, S. C. (2002). ACT at work. In F. W. Bond & W. Dryden (Eds.), *Handbook of brief cognitive behaviour therapy*. Chichester, England: Wiley.
20) Bond, F. W., Hayes, S. C., Baer, R. A., Carpenter, K. C., Guenole, N., Orcutt, H. K., et al. (2011). Preliminary psychometric properties of the Acceptance and Action Questionnaire–II: A revised measure of psychological flexibility and acceptance. *Behavior Therapy, 42*, 676–688.
21) Bond, F. W., Hayes, S. C., & Barnes-Holmes, D. (2006). Psychological flexibility, ACT, and organizational behavior. *Journal of Organizational Behavior Management, 26*, 25–54.
22) Bond, F. W., Lloyd, J., & Guenole, N. (2012). Preliminary psychometric properties of the work-related acceptance and action questionnaire. Manuscript submitted for publication.
23) Boorman, S. (2009). *NHS Health and Well-Being Review*. Leeds, England: Department of Health.
24) Brinkborg, H., Michanek, J., Hesser, H., & Berglund, G. (2011). Acceptance and commitment therapy for the treatment of stress among social workers: A randomized controlled trial. *Behaviour Research and Therapy, 49*, 389–398.
25) Brown, J. S. L., Cochrane, R., Mack, C. F., Leung, N., & Hancox, T. (1998). Comparison of effectiveness of large scale stress workshops with small stress/anxiety management training groups. *Behavioural and Cognitive Psychotherapy, 26*, 219–235.
26) Brown, R. A., Lejuez, C. W., Kahler, C. W., & Strong, D. (2002). Distress tolerance and duration of past smoking cessation attempts. *Journal of Abnormal Psychology, 111*, 180–185.
27) Bunce, D. (1997). What factors are associated with the outcome of individual-focused worksite stress management interventions? *Journal of Occupational and Organizational Psychology, 70*, 1–17.
28) Centre for Mental Health. (2010). *The economic and societal costs of mental health problems in 2009/10*. London: Author.
29) Chaskalson, M. (2011). *The mindful workplace: Developing resilient individuals and resonant*

organizations with MBSR. Chichester, England: Wiley.
30) Ciarrochi, J., & Bailey, A. (2008). *A CBT practitioner's guide to ACT: How to bridge the gap between cognitive behavioral therapy and acceptance and commitment therapy*. Oakland, CA: New Harbinger.
31) Clayton, T. M. (1995). *Changing organizational culture through relational framing*. Master's thesis, University of Nevada, Reno.
32) Cox, T., Griffiths, A., Barlowe, C., Randall, R., Thomson, L., & Rial-Gonzalez, E. (2000). *Organisational interventions for work stress: A risk management approach*. Health and Safety Executive research report 286/2000. Norwich: Stationery Office.
33) Crane, R. (2009). *Mindfulness-based cognitive therapy*. Hove, England: Routledge.
34) Cummings, T. G., & Worley, C. G. (2009). *Organization development and change* (9th ed.). Mason, OH: South-Western/Cengage Learning.
35) Dahl, J. C., Plumb, J. C., Stewart, I., & Lundgren, T. (2009). *The art and science of valuing in psychotherapy: Helping clients discover, explore, and commit to valued action using acceptance and commitment therapy*. Oakland, CA: New Harbinger.
36) Dahl, J., Wilson, K. G., & Nilsson, A. (2004). Acceptance and commitment therapy and the treatment of persons at risk for long-term disability resulting from stress and pain symptoms: A preliminary randomized trial. *Behavior Therapy, 35*, 785–801.
37) de Board, R. (1978). *The psychoanalysis of organisations*. London: Tavistock.
38) Dimidjian, S., & Linehan, M. M. (2008). Mindfulness practice. In W. T. O'Donohue & J. E. Fisher (Eds.), *Cognitive behavior therapy: Applying empirically supported techniques in your practice*. Hoboken, NJ: Wiley.
39) Donaldson-Feilder, E., & Bond, F. W. (2004). Psychological acceptance and emotional intelligence in relation to workplace well-being. *British Journal of Guidance and Counselling, 34*, 187–203.
40) Drossel, C. (2008). Group interventions. In W. T. O'Donohue & J. E. Fisher (Eds.), *Cognitive behavior therapy: Applying empirically supported techniques in your practice*. Hoboken, NJ: Wiley.
41) Flaxman, P. E., Blackledge, J. T., & Bond, F. W. (2011). *Acceptance and commitment therapy: The CBT distinctive features series*. Hove, England: Routledge.
42) Flaxman, P. E., & Bond, F. W. (2006). Acceptance and commitment therapy in the workplace. In R. A. Baer (Ed.), *Mindfulness-based treatment approaches*. San Diego, CA: Elsevier.
43) Flaxman, P. E., & Bond, F. W. (2010a). A randomised worksite comparison of acceptance and commitment therapy and stress inoculation training. *Behaviour Research and Therapy, 48*, 816–820.
44) Flaxman, P. E., & Bond, F. W. (2010b). Worksite stress management training: Moderated effects and clinical significance. *Journal of Occupational Health Psychology, 15*, 347–358.
45) Flaxman, P. E., & Bond, F. W. (2010c). Acceptance and commitment training: Promoting psychological flexibility in the workplace. In R. A. Baer (Ed.), *Assessing mindfulness and acceptance processes in clients: Illuminating the theory and practice of change*. Oakland, CA: New Harbinger.

46) Flaxman, P. E., Söderberg, M., Bond, F. W., & Lloyd, J. (2011, July). *Acceptance and commitment training at work*. Paper presented at ACBS World Conference IX, Parma Italy.
47) Fledderus, M., Bohlmeijer, E. T., Pieterse, M. E., & Schreurs, K. M. G. (2012). Acceptance and commitment therapy as guided self-help for psychological distress and positive mental health: A randomized controlled trial. *Psychological Medicine, 42*, 485–495.
48) Fledderus, M., Bohlmeijer, E. T., Smit, F., & Westerhof, G. J. (2010). Mental health promotion as a new goal in public mental health care: A randomized controlled trial of an intervention enhancing psychological flexibility. *American Journal of Public Health, 100*, 2372–2378.
49) Fletcher, L., & Hayes, S. C. (2005). Relational frame theory, acceptance and commitment therapy, and a functional analytic definition of mindfulness. *Journal of Rational-Emotive and Cognitive-Behavioral Therapy, 23*, 315–336.
50) Forsyth, J. P., & Eifert, G. H. (2008). *The mindfulness & acceptance workbook for anxiety: A guide to breaking free from anxiety, phobias, and worry using acceptance and commitment therapy*. Oakland, CA: New Harbinger.
51) Giga, S. I., Cooper, C. L., & Faragher, B. (2003). The development of a framework for a comprehensive approach to stress management interventions at work. *International Journal of Stress Management, 10*, 280–296.
52) Goetzel, R. Z., Anderson, D. R., Whitmer, R. W., Ozminkowski, R. J., Dunn, R. L., Wasserman, J., & Health Enhancement Research Organization (HERO) Research Committee. (1998). The relationship between modifiable health risks and health care expenditures: An analysis of the multi-employer HERO health risk and cost database. *Journal of Occupational and Environmental Medicine, 40*, 843–854.
53) Grandey, A. A. (2003). When "The show must go on": Surface acting and deep acting as determinants of emotional exhaustion and peer-rated service delivery. *Academy of Management Journal, 46*, 86–96.
54) Hardy, G. E., Shapiro, D. A., Haynes, C. E., & Rick, J. E. (1999). Validation of the General Health Questionnire-12 using a sample of employees from the healthcare services. *Psychological Assessment, 11*, 159-165.
55) Harris, R. (2007). *The happiness trap*. London: Constable & Robinson.
56) Harris, R. (2009). *ACT made simple: An easy-to-read primer on acceptance and commitment therapy*. Oakland, CA: New Harbinger.
57) Hayes, S. C. (1984). Making sense of spirituality. *Behaviorism, 12*, 99–110.
58) Hayes, S. C. (2004). Acceptance and commitment therapy and the new behavior therapies: Mindfulness, acceptance, and relationship. In S. C. Hayes, V. M. Follette, & M. M. Linehan (Eds.), *Mindfulness and acceptance: Expanding the cognitive-behavioral tradition*. New York: Guilford Press.
59) Hayes, S. C. (2010, June). *Values, verbal relations and compassion: Can we do a better job of facing global challenges*. Association of Contextual Behavioral Sciences World Conference 8, Reno, Nevada.
60) Hayes, S. C., Barnes-Holmes, D., & Roche, B. (Eds.). (2001). *Relational frame theory: A post-Skinnerian account of human language and cognition*. New York: Kluwer Academic.

61) Hayes, S. C., Bissett, R., Roget, N., Padilla, M., Kohlenberg, B. S., Fisher, G., et al. (2004). The impact of acceptance and commitment training and multicultural training on the stigmatizing attitudes and professional burnout of substance abuse counselors. *Behavior Therapy, 35*, 821–835.
62) Hayes, S. C., Bond, F. W., Barnes-Holmes, D., & Austin, J. (Eds.). (2006). *Acceptance and mindfulness at work: Applying acceptance and commitment therapy and relational frame theory to organisational behaviour management.* New York: Haworth Press.
63) Hayes, S. C., Bunting, K., Herbst, S., Bond, F. W., & Barnes-Holmes, D. (2006). Expanding the scope of organizational behavior management. *Journal of Organizational Behavior Management, 26*, 1–23.
64) Hayes, S. C., Luoma, J. B., Bond, F. W., Masuda, A., & Lillis, J. (2006). Acceptance and commitment theory: Model, processes and outcomes. *Behaviour Research and Therapy, 44*, 1–25.
65) Hayes, S. C., & Smith, S. (2005). *Get out of your mind and into your life: The new acceptance and commitment therapy.* Oakland, CA: New Harbinger.
66) Hayes, S. C., Strosahl, K. D., Bunting, K., Twohig, M., & Wilson, K. (2004). What is acceptance and commitment therapy? In S. C. Hayes & K. D. Strosahl (Eds.), *A practical guide to acceptance and commitment therapy.* New York: Springer.
67) Hayes, S. C., Strosahl, K., & Wilson, K. G. (1999). *Acceptance and commitment therapy: An experiential approach to behavior change.* New York: Guilford Press.
68) Hayes, S. C., Strosahl, K., & Wilson, K. G. (2012). *Acceptance and commitment therapy: The process and practice of mindful change.* New York: Guilford Press.
69) Hayes, S. C., Strosahl, K. D., Wilson, K. G., Bissett, R. T., Pistorello, J., Toarmino, D., et al. (2004). Measuring experiential avoidance: A preliminary test of a working model. *Psychological Record, 54*, 553–578.
70) Hayes, S. C., Villatte, M., Levin, M., & Hildebrandt, M. (2011). Open, aware and active: Contextual approaches as an emerging trend in the behavioral and cognitive therapies. *Annual Review of Clinical Psychology, 7*, 141–168.
71) Hayes, S. C., Wilson, K. G., Gifford, E. V., Follette, V. M., & Strosahl, K. (1996). Experiential avoidance and behavioral disorders: A functional dimensional approach to diagnosis and treatment. *Journal of Consulting and Clinical Psychology, 64*, 1152–1168.
72) Hilton, M. (2005). *Assessing the financial return on investment of good management strategies and the WORC project.* University of Queensland. Retrieved from http://www.qcmhr.uq.edu.au/worc/Documents/Hilton_Paper(2005).pdf.
73) Hilton, M. F., Whiteford, H. A., Sheridan, J. S., Cleary, C. M., Chant, D. C., Wang, P. S., & Kessler, R. C. (2008). The prevalence of psychological distress in employees and associated occupational risk factors. *Journal of Occupational & Environmental Medicine, 50*, 746–757.
74) Hobfoll, S. E. (2002). Social and psychological resources and adaptation. *Review of General Psychology, 6*, 307–324.
75) Holman, D. J., Axtell, C. M., Sprigg, C. A., Totterdell, P., & Wall, T. D. (2010). The mediating role of job characteristics in job redesign interventions: A serendipitous quasi-

experiment. *Journal of Organizational Behavior, 31,* 84–105.
76) Jex, S. M., Bliese, P. D., Buzzell, S., & Primeau, J. (2001). The impact of self-efficacy on stressor-strain relations: Coping style as an explanatory mechanism. *Journal of Applied Psychology,* 86, 401–409.
77) Johns, G. (2010). Presenteeism in the workplace: A review and research agenda. *Journal of Organizational Behavior,* 31, 519–542.
78) Judge, T. A., & Piccolo, R. (2004). Transformational and transactional leadership: A meta-analytic test of their relative validity. *Journal of Applied Psychology,* 89, 755–768.
79) Kabat-Zinn, J. (1990). *Full catastrophe living: The program of the stress reduction clinic at the University of Massachusetts Medical Center.* New York: Dell.
80) Kanter, J. W., Busch, M., & Rusch, L. C. (2009). *Behavioral activation.* Hove, England: Routledge.
81) Kashdan, T. B., Barrios, V., Forsyth, J. P., & Steger, M. F. (2006). Experiential avoidance as a generalized psychological vulnerability: Comparisons with coping and emotion regulation strategies. *Behaviour Research and Therapy,* 44, 1301–1320.
82) Kessler, R. C., & Frank, R. G. (1997). The impact of psychiatric disorders on work loss days. *Psychological Medicine,* 27, 861–873.
83) Kessler, R. C., Merikangas, K. R., & Wang, P. S. (2008). The prevalence and correlates of workplace depression in the National Comorbidity Survey Replication. *Journal of Occupational & Environmental Medicine,* 50, 381–390.
84) Klatt, M. D., Buckworth, J., & Malarkey, W. B. (2009). Effects of low-dose mindfulness-based stress reduction (MBSR-ld) on working adults. *Health Education and Behavior,* 36, 601–614.
85) Lappalainen, R., Lehtonen, T., Skarp, E., Taubert, E., Ojanen, M., & Hayes, S. C. (2007). The impact of CBT and ACT models using psychology trainee therapists: A preliminary controlled effectiveness trial. *Behavior Modification,* 31, 488–511.
86) Lejeune, C. (2007). *The worry trap: How to free yourself from worry & anxiety using acceptance and commitment therapy.* Oakland, CA: New Harbinger.
87) Lloyd, J., Bond, F. W., & Flaxman, P. E. (in press). Identifying psychological mechanisms underpinning a cognitive behavioural therapy intervention for emotional burnout. *Work & Stress.*
88) Locke, E. A., & Latham, G. P. (1990). *A theory of goal setting and task performance.* Englewood Cliffs, NJ: Prentice Hall.
89) Locke, E. A., & Latham, G. P. (2002). Building a practically useful theory of goal setting and task motivation: A 35-year odyssey. *American Psychologist,* 57, 705–717.
90) Longmore, R. J., & Worrell, M. (2007). Do we need to challenge thoughts in cognitive behavior therapy? *Clinical Psychology Review,* 27, 173–187.
91) Lundgren, T., Dahl, J., Strosahl, K., Robinson, P., Luoma, J., & Melin, L. (2012). A Bull's-Eye Values Survey: A psychometric evaluation. *Cognitive and Behavioral Practice,* 19, 518–526.
92) Luoma, J. B., Hayes, S. C., & Walser, R. D. (2007). *Learning ACT: An acceptance & commitment therapy skills-training manual for therapists.* Oakland, CA: New Harbinger &

文献 295

Reno, NV: Context Press.
93) McCracken, L. M. (1998). Learning to live with the pain: Acceptance of pain predicts adjustment in persons with chronic pain. *Pain, 74,* 21–27.
94) McCracken, L. M., & Yang, S-Y. (2008). A contextual cognitive-behavioral analysis of rehabilitation workers' health and well-being: Influences of acceptance, mindfulness, and values-based action. *Rehabilitation Psychology, 53,* 479–485.
95) McKay, M., Forsyth, J. P., & Eifert, G. H. (2010). *Your life on purpose: How to find what matters and create the life you want.* Oakland, CA: New Harbinger.
96) Meichenbaum, D. (1985). *Stress inoculation training.* New York: Pergamon.
97) Meier, L. L., Semmer, N. K., Elfering, A., & Jacobshagen, N. (2008). The double meaning of control: Three-way interactions between internal resources, job control, and stressors at work. *Journal of Occupational Health Psychology, 13,* 244–258.
98) Milczarek, M., Schneider, E., & Rial Gonzalez, E. (2009). *Stress at work—facts and figures.* Luxembourg: European Agency for Safety and Health at Work.
99) Miller, W. R. (1983). Motivational interviewing with problem drinkers. *Behavioral Psychotherapy, 11,* 147–172.
100) Miller, W. R., & Rollnick, S. (2002). *Motivational interviewing: Preparing people for change* (2nd ed.). New York: Guilford Press.
101) Mitmansgruber, H., Beck, T. N., & Schüssler, G. (2008). "Mindful helpers": Experiential avoidance, meta-emotions, and emotion regulation in paramedics. *Journal of Research in Personality, 42,* 1358–1363.
102) Moran, D. J. (2011). ACT for Leadership: Using acceptance and commitment training to develop crisis-resilient change managers. *International Journal of Behavioral Consultation and Therapy, 7,* 68–77.
103) Murphy, L. R. (1996). Stress management in work settings: A critical review. *American Journal of Health Promotion, 11,* 112–135.
104) National Institute for Occupational Safety and Health. (2002). *General social survey.* Retrieved from http://www.cdc.gov/niosh/programs/workorg/risks.html
105) National Institute for Occupational Safety and Health. (2004). *Worker health chartbook* (Publication no. 2004-146). Cincinnati, OH: Author.
106) Oliver, J., Morris, E., Johns, L., & Byrne, M. (2011). *ACT for life: Group intervention for psychosis manual.* London: South London and Maudsley NHS Foundation Trust.
107) Oliver, M. I., Pearson, N., Coe, N., & Gunnell, D. (2005). Help-seeking behavior in men and women with common mental health problems: Cross-sectional study. *British Journal of Psychiatry, 186,* 297–301.
108) Parent-Thirion, A., Macias, E. F., Hurley, J., & Vermeylen, G. (2007). *Fourth European working conditions survey.* Dublin: European Foundation for the Improvement of Living and Working Conditions.
109) Richardson, K. M., & Rothstein, H. R. (2008). Effects of occupational stress management intervention programs: A meta-analysis. *Journal of Occupational Health Psychology, 13,* 69–93.
110) Sainsbury Centre for Mental Health. (2007). *Mental health at work: Developing the business case* (Policy Paper 8). London: Author.

111) Schaubroeck, J., Jones, J. R., & Xie, J. L. (2001). Individual differences in utilizing control to cope with job demands: Effects on susceptibility to infectious disease. *Journal of Applied Psychology, 86,* 265–278.
112) Schmidt, N. B., Richey, J. A., Cromer, K. R., & Buckner, J. D. (2007). Discomfort intolerance: Evaluation of a potential risk factor for anxiety pathology. *Behavior Therapy, 38,* 247–255.
113) Segal, Z., Williams, J. M. G., & Teasdale, J. D. (2002). *Mindfulness-based cognitive therapy for depression.* New York: Guilford Press.
114) Seymour, L. (2010). *Common mental health problems at work: What we know about successful interventions (a progress review).* London: Sainsbury Centre for Mental Health.
115) Seymour, L., & Grove, B. (2005). *Workplace interventions for people with common mental health problems: Evidence review and recommendations.* London: British Occupational Health Research Foundation.
116) Shaw Trust. (2006). *Mental health: The last workplace taboo.* London: Author.
117) Sobocki, P., Jönsson, B., Angst, J., & Rehnberg, C. (2006). Cost of depression in Europe. *Journal of Mental Health Policy and Economics, 9,* 87–98.
118) Stahl, B., & Goldstein, E. (2010). *A mindfulness-based stress reduction workbook.* Oakland, CA: New Harbinger.
119) Stewart, I., Barnes-Holmes, D., Barnes-Holmes, Y., Bond, F., & Hayes, S. C. (2006). Relational frame theory and industrial/organizational psychology. *Journal of Organizational Behavior Management, 26,* 55–90.
120) Stride, C., Wall, T. D., & Catley, N. (2007). *Measures of job satisfaction, organisational commitment, mental health and job-related well-being: A benchmarking manual.* Chichester: Wiley.
121) Strosahl, K. D., & Robinson, P. (2008). *The mindfulness and acceptance workbook for depression: Using acceptance and commitment therapy to move through depression and create a life worth living.* Oakland, CA: New Harbinger.
122) Thomas, C. M., & Morris, S. (2003). Cost of depression among adults in England in 2000. *British Journal of Psychiatry, 183,* 514–519.
123) Törneke, N. (2010). *Learning RFT: An introduction to relational frame theory and its clinical application.* Oakland, CA: New Harbinger.
124) van der Klink, J. J. L., Blonk, R. W. B., Schene, A. H., & van Dijk, F. J. H. (2001). The benefits of interventions for work-related stress. *American Journal of Public Health, 91,* 270–276.
125) Varra, A. A., Hayes, S. C., Roget, N., & Fisher, G. (2008). A randomized control trial examining the effect of acceptance and commitment training on clinician willingness to use evidence-based pharmacotherapy. *Journal of Consulting and Clinical Psychology, 76,* 449–458.
126) Vilardaga, R., Luoma, J. B., Hayes, S. C., Pistorello, J., Levin, M. E., Hildebrandt, M. J., et al. (2011). Burnout among the addiction counseling workforce: The differential roles of mindfulness and values-based processes and work-site factors. *Journal of Substance Abuse Treatment, 40,* 323–335.
127) Walser, R. D., & Pistorello, J. (2004). ACT in group format. In S. C. Hayes & K. D.

Strosahl (Eds.), *A practical guide to acceptance and commitment therapy*. New York: Springer.
128) Wenzlaff, R. M., & Wegner, D. M. (2000). Thought suppression. In S. T. Fiske (Ed.), *Annual review of psychology* (Vol. 51, pp. 59–91). Palo Alto, CA: Annual Reviews.
129) White, J. (2000). *Treating anxiety and stress: A group psycho-educational approach using brief CBT*. Chichester, England: Wiley.
130) Williams, K. A., Kolar, M. M., Reger, B. E., & Pearson, J. C. (2001). Evaluation of a wellness-based mindfulness stress reduction intervention: A controlled trial. *American Journal of Health Promotion, 15*, 422–432.
131) Wilson, K. G., & Blackledge, J. T. (1999). Recent developments in the behavioral analysis of language: Making sense of clinical phenomena. In M. J. Dougher (Ed.), *Clinical behavior analysis*. Reno, NV: Context Press.
132) Wilson, K. G., & DuFrene, T. (2010). *Things might go terribly, horribly wrong*. Oakland, CA: New Harbinger.
133) Wilson, K. G., Sandoz, E. K., Kitchens, J., & Roberts, M. E. (2010). The Valued Living Questionnaire: Defining and measuring valued action within a behavioral framework. *The Psychological Record, 60*, 249–272.
134) Zapf, D. (2002). Emotion work and psychological well-being: A review of the literature and some conceptual considerations. *Human Resource Management Review, 12*, 237–268.
135) Zettle, R. D. (2007). *ACT for depression: A clinician's guide to using acceptance and commitment therapy in treating depression*. Oakland, CA: New Harbinger.

監訳者あとがき

　近年，産業衛生の分野で，認知・行動療法（以下，CBT）の実施が行われつつあり，実際に一定の効果をあげている，という報告もなされるようになってきました。その流れのなかで，監訳者も，日本産業衛生学会（産業心理技術研究会）や産業心理臨床専門研修会（日本臨床心理士会主催）などで，アクセプタンス＆コミットメント・セラピー（ACT）の紹介をする機会をいただきました。そこで，心理専門職の先生方からいただいたコメントは「CBTは，とても表層的で，温かみに欠けるという印象があって，正直好きになれなかった。でも，ACTは，同じCBTとは思えないほど，違うものなのですね。これなら，ちょっと好きになれそうです」というものでした。

　第3世代のCBT（特にACT）は，従来のCBTよりも，治療や援助を受ける方の「ライフ（生活や人生）」という時空間的な広がりを視野に入れ，問題となっている行動や状況ばかりではなく，そのライフの質（つまり，QOL）を向上することを直接的に支援する，というところに特徴があります。そのために，援助文脈と日常文脈の連続性や，援助−被援助関係の平等性が強調されることになります。つまり，援助をする側の人間も，ひとりの人として，何らかの問題をかかえつつも，自分が選択した価値に基づいて，どのように生きているのか，ということが問われることになります。たとえ，どんなに広汎な知識があっても，どんなに優れたテクニックを自由自在に使いこなせたとしても，その援助者が「ACT的に生きる」という状態になければ，それはACTではない，と言っても過言ではありません（「仏作って魂入れず」という格言のように）。

　労働安全衛生法が平成26年に一部改正され，職場でのストレスチェックが義務化されることになったため，今後もより一層，この分野の実践や研究が必要となっていくことでしょう。その際に，CBTが「エビデンスに基づく」テクニックやパッケージの提供にとどまらず，より本来的な労働衛生の

改善や変革にも寄与しなければならないと考えております。たとえば，(CBT は効率的であるゆえに使用されることが多いのですが)，その効率性という意味を根本から問い直すような作業も具体的に行うことが必要であるということです。それが，まさに，ACT のミッションなのです。

　最後に，本書の翻訳の編集・校正の段階で，桜岡さおり氏（星和書店編集部）に多大なるご尽力をいただきました。この場をお借りして，感謝申し上げます。ありがとうございました。

同志社大学心理学部
武藤　崇

索 引

「2 + 1」形式　232, 235
「2 + 1」手法　52
2つのコア・スキル　62
2つのスキル図　33, 74, 82, 91, 166
2枚の紙テクニック　67, 70, 71, 112, 166, 191
3ステップでできるマインドフルな気づき　182
3分間呼吸空間法　182
5W　171
5つの領域　174
6つのコア・プロセス　23, 32
80歳の誕生日エクササイズ　78
80歳の誕生日パーティー　78, 103
AAQ　226, 229
AAQ-I　226, 227, 228, 233, 238
AAQ-II　226, 230, 231, 239
ACBS　60, 227
ACT　16, 15
ACTの視点に基づく価値　102
Bull's-eye エクササイズ　189
CBT　13, 15, 34, 36, 41, 53, 55, 69, 71
cognitive defusion　24
cognitive fusion　23
ELS　246
flexibility　45
MBCT　15, 18, 64, 65, 182
MBSR　13, 15, 53, 56, 61, 65, 182
MI　215
motivational interviewing　215
normalization　56
psychological flexibility　21
QOL　218
RFT　15, 16, 24, 30, 37, 241, 248
SMART　171
SMIs　12
SMT　13, 41
TL　242, 244

あ

アクセプタンス　20, 23, 25, 32, 191, 212
アニメ　139, 144
アニメ声テクニック　151
安全性　250
今，ここ　83
「今，この瞬間」との接触　23, 27, 32, 210
インフォーマルな実践　64
ウィリングネス　20, 192
ウェルビーイング　1, 43
ウォームアップ・エクササイズ　77, 94
内なるコンパス　107
疫学研究　6
エクササイズ　98, 103, 108, 111, 124, 129, 133, 142, 144, 148, 151, 153, 156, 159, 160, 173, 181, 193, 200
エビデンス　6, 11, 12, 19, 38
応答　125, 150
オープニング・プレゼンテーション　74
音　200
オプション　199
オペラント　27

か

カード　103
カード並べ替えエクササイズ　169
外的な障壁　111
介入アプローチ　12
介入オプション　200
介入手順　53
介入方略　62
概念としての自己　29
鍵となる介入　75, 123, 180
鍵となる言葉　100
学習　17, 18, 28

学習ツール　69
価値　22, 23, 30, 32, 35, 40, 65, 168, 171, 191, 216, 263
価値-ゴール-行為マップ　172, 277
価値-ゴール-行為ワークシート　100, 103, 171, 203, 270, 271, 272
価値に基づく行為　33, 62, 67, 83, 100, 130, 141, 184, 204, 274, 276
価値に基づく行為の利点　107
価値の一致度を評価する　187, 281
価値のエクササイズ　66
価値のワーク　65
価値を明確にする　100, 169, 264, 265, 266, 267, 268, 269
価値を明確にするエクササイズ　77
活動スケジュール　222
関係づけマシン　17
関係づける能力　16
関係ネットワーク　17
関係フレーム　17, 27
関係フレームの出現　28
関係フレーム理論　15, 37, 241
観察者　28, 191, 197
観察者としての自己　197
観察者としての視点　157
観察者としての文脈　29
観察する　155, 156, 194
感情　20, 24, 25, 26, 38, 159, 166, 191, 193
感情志向の考え　102
感情労働　230
機会　19, 20
期間　53, 54
企業の損失　9
期待　78, 79
気づく　28
機能　40, 214, 215
機能性　37
機能的文脈主義　30
気分　159, 193
客体化する　160
キャリア開発　256
キャリア・コーチング　256
強化　31, 65

「雲の上の思考を眺める」エクササイズ　194
グループ　42, 57
グループが不均質　57
グループサイズ　55
グループ・ディスカッション　103
計画の立て方　203
経験　59
研究　12, 35, 36, 38, 43, 47, 48, 53, 58, 60, 64, 70, 219, 225, 227, 244, 249
健康に関する価値　265, 281
言語　215
言語化　214
言語的な関係　29
言語的プロセス　32
研修　49
コア・プロセス　23
行為　22, 168, 171, 184, 203
行為パターン　31, 188
効果的　30
構成　55
構成要素　63
行動活性化　23, 32
行動的非有効性　37
行動の有効性　19, 21, 36
行動のリハーサル　65
行動分析学的な理論　15
行動療法　15, 19
ゴール　40, 168, 171, 184, 203
呼吸　98, 181
個人　13
コスト　5, 10, 43, 54
言葉　200
コミットされた行為　23, 31, 32, 217
コミットメント　23, 32
コンパス　104, 107, 201
コンパスのメタファー　104

さ

最新の知見　241
サポート源　87
三角形　69

産業保健　42, 227
産業保健政策　42
視覚的なデモンストレーション　115
字義どおり　26
刺激機能の変換　17
思考　20, 24, 25, 26, 38, 143, 191, 193, 194
思考が通り過ぎる　156
思考から自由になる　155
思考の障壁　143, 276
思考を映す　156, 194
思考を「買う」こと　145
「思考を観察する」エクササイズ　153, 156
自己開示　217
自己概念化　29
自己啓発に関する価値　269, 285
仕事とキャリアに関する価値　267, 283
実演　112
実験　243
実施形式　51
実施のスタイル　71
実証　37
実用性　37
私的出来事　20
視点　28
視点取得　242
社会的損失　11
写真　113, 114, 119
終結　119
集団　42, 57
集団認知行動療法　53
柔軟性　21, 45
受療率　7
条件づけられた反応　27
障壁　110
初学者　59
資料　100
新世代の認知行動療法　15
身体　98, 181
身体感覚　20, 24, 26, 98, 161, 162, 198
心理的距離　166, 193
心理的柔軟性　21, 22, 23, 25, 32, 37, 46, 210, 227
心理的柔軟性の測定　225

心理的柔軟性の定義　22
心理的ディストレス　6, 37, 43, 58
心理的非柔軟性　21, 25, 37
心理的プロセス　248
図　23, 33, 83, 137
スキル　40, 46, 206, 208
スクリーン　156, 194, 196
スタイル　71
ストレス　7
ストレス・マネジメント訓練　13
ストレス・マネジメント介入　12
生活の質　218
生産性損失　6
精神障害　7
精神的健康度　227, 232
積極性　20
セッション　74, 121, 178
セッションの構造　71
説明　80
全体像　62
相互作用的なプロセス　22
ソーシャル・スキル　260
組織　12, 48, 253
組織開発　243, 248
組織の文脈　45
組織の特徴　248
損失　5, 6, 9, 11

た

第3世代　34
第3の波　15, 19
体験　27, 29
体験的エクササイズ　142
体験的な理解　33
体験の回避　19, 20, 26, 37, 70
態度　208, 246
タイトル　50
タイミング　52
他者の視点　28
脱フュージョン　23, 24, 32, 143, 153, 191, 214
脱フュージョン・エクササイズ　143

脱フュージョンの用語　145
脱フュージョンへの導入　146
脱フュージョン・ボウル　201
単語　200
誕生日パーティー　78, 103
地図　172
調査　7, 11, 41
直接費用　48
ディスカッション　91, 94
ディストレス　1
データ　7, 9, 10, 11
手がかり　118, 175
テクニック　63, 65, 67
動機づけ面接　215
統計　6, 14
導入　76
透明シート・エクササイズ　198
透明なシート　153
解きほぐす　145
トラブルシューティング　89, 128, 190
トリフレックス　69
トレーナー　34, 59, 208
トレーナー養成　219
トレーニング　45, 55
トレーニングの焦点　46
トレーニングのステップ　75, 123, 180
トレーニングの特質　87
トレーニングの内容　80

な

内的出来事　2, 22, 24, 25, 26, 27
内的な障壁　33, 34, 68, 111, 141, 185
内的な障壁に気づく　110
内的な体験　20
ニックネーム　148
人間関係に関する価値　266, 282
認知行動療法　13, 36, 215
認知的内容　26
認知的フュージョン　20, 23
ノーマライジング　56
ノーマライゼーション　56
ノーマル　56

は

配付資料　65, 66, 72, 100, 108, 115, 117, 147, 171, 172, 174, 187, 205, 263
バスの乗客　68, 141
「バスの乗客」メタファー　135, 143
バスのメタファー　139, 140, 141, 148
バックグラウンド　59
パフォーマンス　227, 236
パブロフの実験　18
非柔軟性　29
表　248
評価する　187
表層演技　231
ブースター　178
フォーマルな実践　64
吹き出しエクササイズ　148
物質乱用　236
フュージョン　20, 25, 26, 27, 153
ふり返り　94, 206
フリップチャート　72
ブレインストーミング　103
プレゼンティーイズム　10, 43
プログラムの全体像　62
プロセス　23, 28, 30
文脈　28, 45
文脈的CBT　15, 18, 215
文脈的行動科学学会　60, 227
文脈としての自己　23, 28, 29, 32, 69, 197, 213
ヘキサゴン　22
ヘキサゴンモデル　62
変革型リーダーシップ　242, 244
弁別　17
方位磁針　104
方向性　42
ホームワーク　66, 109, 110, 112, 115, 117, 168, 173, 174, 205, 273, 274, 275, 278, 280, 286, 287
ホームワークのふり返り　124, 129, 181, 183, 184
募集資料　50

募集戦略　48

ま

マーケティング　48
マインド　143, 196, 201
マインドフルに食べるエクササイズ　90
マインドフルネス　13, 23, 32, 33, 62, 67, 83, 90, 98, 159, 181, 183, 191, 193, 210
マインドフルネス・エクササイズ　124, 129, 156
マインドフルネス呼吸の練習　124
マインドフルネス・ストレス低減プログラム　13
マインドフルネス・ストレス低減法　15, 53, 65, 182
マインドフルネス・トレーニング　60
マインドフルネス・トレーニング・プログラム　53
マインドフルネス認知療法　15, 64, 182
マインドフルネスの教示　117
マインドフルネスの導入　90
マインドフルネスの練習　287
マインドフルネスのワーク　39
マインドフルネス練習日記　275, 280
「マインドを散歩に連れていく」エクササイズ　200, 201
マトリックス　69
マネジメント　12
ミルク・エクササイズ　200
無作為化比較試験　33, 49, 219, 247
瞑想エクササイズ　193, 198
メタ認知　143
メタファー　68, 104, 135, 140, 141, 143, 251
メンタルヘルスの不調　7

目的　26, 30, 31, 39, 42, 44, 45, 46, 67, 76
「モノ化」エクササイズ　159, 193, 212
モンキー・トラップ・メタファー　251

や

「役に立たない」思考／気分／感情　191
有効　30
有効性　47, 232
有病率　5, 6, 14
ユーモア　152, 218
有用性　39
余暇に関する価値　268, 284
予想　78, 79
予防　39

ら

ラベル　147, 148
リーダー　242
リーダーシップ　47, 242, 244
リマインダー　118
ルール　30, 85
レーズン・エクササイズ　91
レジリエンス　2, 198
レスポンデント　27
レビュー　225
練習の開始　124, 181
練習を続けるためのアドバイス　205
六角形　22, 23, 32

わ

ワーキング・アイデンティティ　257
ワークショップ　54, 219, 221

■著者

ポール・E・フラックスマン（Paul E. Flaxman, PhD）
City University of London 上級講師（心理学）。彼は，従業員のメンタルヘルスやパフォーマンスの改善を援助するために ACT を適用することを専門にしている。彼の ACT 介入に関する評価は，多数の科学的な学術雑誌や書籍に掲載されており，国際学会で招待講演を依頼されるほどである。彼の最近の主要なプロジェクトは，英国の公務員に対して，ACT および「ACT ではないマインドフルネスに基づく介入」を普及させることである。

フランク・W・ボンド（Frank W. Bond, PhD）
ロンドン大学教授（心理学）および同大学マネジメント研究所（ゴールドスミスに設置されている）ディレクター。彼の研究および相談業務は，職場におけるピーク・パフォーマンスやウェルビーイングを補強する心理・組織的プロセスに焦点が当てられている。

フレデリック・リブハイム（Fredrik Livheim, MS）
FORUM（スウェーデンのストックホルムにあるカロリンスカ研究所に設置されている精神的健康研究センター）の公認臨床心理士。彼は，従業員のメンタルヘルス改善のための集団形式の ACT をどのように使用するかを 400 名以上の専門家に対して訓練してきた。彼の研究も，職場における集団形式の ACT の使用に焦点が当てられている。

スティーブン・C・ヘイズ（Steven C. Hayes, PhD）（「まえがき」の著者）
ACT の開発者であり，ネバダ大学教授（心理学）。34 冊の書籍，470 本以上の科学論文の著者である。彼の研究は，言語や思考がどのように人間の苦悩を生じさせるかに関するものである。さらに，彼は，いくつもの科学的な学会の会長を歴任し，いくつもの国際的な賞を受賞してきた。その賞の中には，米国行動的・認知的療法学会（Association of Behavioral and Cognitive Therapy; ABCT）から贈られた"Lifetime Achievement Award（生涯功績賞）"も含まれる。

■監訳者

武藤 崇（むとう　たかし）
埼玉県生まれ。臨床心理士。
1992年に筑波大学第二学群人間学類を卒業，1998年に筑波大学大学院心身障害学研究科修了（博士〔心身障害学〕；筑波大学）。筑波大学心身障害学系技官・助手（1998～2001年），立命館大学文学部助教授・准教授（2001～2010年）を経て，2010年より同志社大学心理学部教授，現在に至る。ACBS（The Association for Contextual Behavioral Science）の日本支部である「ACT Japan」の代表（2010年～現在）。また，ネバダ大学リノ校客員研究教授として，S. C. ヘイズ博士の研究室に所属（2007～2008年）。著書・訳書に『ACTハンドブック』（編著，星和書店，2011），『ACTをはじめる』（共訳，星和書店，2010），『アクセプタンス&コミットメント・セラピー（ACT）〈第2版〉』（共訳・共監訳，星和書店，2014）などがある。

土屋 政雄（つちや　まさお）
静岡県生まれ。
2003年に静岡大学人文学部を卒業，2005年に岡山大学大学院教育学研究科修了（修士〔教育学〕；岡山大学），2009年に岡山大学大学院医歯薬学総合研究科修了（博士〔医学〕；岡山大学）。東京大学大学院医学系研究科客員研究員（2009～2014年），独立行政法人労働安全衛生総合研究所任期付研究員（2010～2013年）を経て，2013年より同研究所研究員，現在に至る。著書に『ここが知りたい職場のメンタルヘルスケア 精神医学の知識&精神医療との連携法』（分担執筆，南山堂，2011），『産業ストレスとメンタルヘルス―最先端の研究から対策の実践まで』（分担執筆，中央労働災害防止協会，2012）などがある。

三田村 仰（みたむら　たかし）
茨城県生まれ。臨床心理士。
2004年に日本大学文理学部を卒業，2006年に日本大学大学院文学研究科修了（修士〔心理学〕；日本大学），2009年に関西学院大学大学院文学研究科を満期退学，2011年に博士（心理学；関西学院大学）を取得。同志社大学心理臨床センター嘱託相談員，同志社大学心理学部および同大学院心理学研究科嘱託講師，京都大学大学院医学研究科教務補佐員，CBTセンター非常勤カウンセラー，京都文教大学臨床心理学部特任講師等を経て，現在，みどりトータル・ヘルス研究所カウンセリングルーム非常勤心理士（2006年～現在），関西福祉科学大学社会福祉学部講師および同大学EAP研究所研究員（2014年～現在）。著書・訳書に『不安障害のためのACT』（共訳・共監訳，星和書店，2012），『ACTハンドブック』（分担執筆，星和書店，2011），などがある。

■訳者 ─────────────────────────────────── (五十音順)

今村幸太郎（いまむら　こうたろう）
東京大学大学院医学系研究科精神保健学分野（第7章担当）

馬ノ段梨乃（うまのだん　りの）
株式会社ヘルスウエイブ 京都産業メンタルヘルスセンター／東京大学大学院医学系研究科精神保健学分野（第10章，付録担当）

梅澤友香里（うめざわ　ゆかり）
同志社大学大学院心理学研究科心理学専攻博士課程 前期課程（第2章担当）

榎本正己（えのもと　まさき）
(株)ジャパンEAPシステムズ関西支社（第5章担当）

菊田和代（きくた　かずよ）
同志社大学心理臨床センター（第6章担当）

小林由佳（こばやし　ゆか）
本田技研工業株式会社 人事部／東京大学大学院医学系研究科精神保健学分野（第4章担当）

酒井美枝（さかい　みえ）
同志社大学心理臨床センター（第8章担当）

坂野朝子（さかの　あさこ）
同志社大学大学院心理学研究科心理学専攻博士課程 後期課程（第3章担当）

茂本由紀（しげもと　ゆき）
同志社大学大学院心理学研究科心理学専攻博士課程 後期課程（第8章担当）

辻井香絵（つじい　かえ）
(株)ジャパンEAPシステムズ関西支社（第5章担当）

土屋政雄（監訳者参照）
（まえがき～第1章，第7章，第9章担当）

平田真知子（ひらた　まちこ）
(株)ジャパンEAPシステムズ関西支社（第5章担当）

藤原慎太郎（ふじわら　しんたろう）
医療法人嶺南病院（第4章，第9章担当）

槇本英典（まきもと　ひでのり）
(株)ジャパンEAPシステムズ関西支社（第5章担当）

武藤　崇（監訳者参照）
（第2章担当）

マインドフルにいきいき働くためのトレーニングマニュアル
職場のための ACT（アクセプタンス＆コミットメント・セラピー）

2015年6月22日　初版第1刷発行

著　　者　ポール・E・フラックスマン，フランク・W・ボンド，
　　　　　フレデリック・リブハイム
監訳者　武藤　崇，土屋政雄，三田村仰
発行者　石澤雄司
発行所　㈱星和書店
　　　　〒168-0074　東京都杉並区上高井戸1-2-5
　　　　電話　03（3329）0031（営業部）／03（3329）0033（編集部）
　　　　FAX　03（5374）7186（営業部）／03（5374）7185（編集部）
　　　　http://www.seiwa-pb.co.jp

ⓒ 2015　星和書店　　Printed in Japan　　ISBN978-4-7911-0902-9

・本書に掲載する著作物の複製権・翻訳権・上映権・譲渡権・公衆送信権（送信可能
　化権を含む）は㈱星和書店が保有します。
・JCOPY　〈(社)出版者著作権管理機構 委託出版物〉
　本書の無断複写は著作権法上での例外を除き禁じられています。複写される場合は，
　そのつど事前に(社)出版者著作権管理機構（電話 03-3513-6969，
　FAX 03-3513-6979，e-mail：info@jcopy.or.jp）の許諾を得てください。

ACTをはじめる
(アクセプタンス&コミットメント・セラピー)

セルフヘルプのためのワークブック

[著] スティーブン・C・ヘイズ、スペンサー・スミス
[訳] 武藤 崇、原井宏明、吉岡昌子、岡嶋美代
B5判　344頁　本体価格 2,400円

ACTは、新次元の認知行動療法といわれる最新の科学的な心理療法。本書により、うつや否定的思考をスルリとかわし、よりよく生きる方法を身につけることができる。楽しい練習課題満載。

よくわかるACT
(アクセプタンス&コミットメント・セラピー)

明日からつかえるACT入門

[著] ラス・ハリス　[監訳・訳] 武藤 崇
[訳] 岩渕デボラ、本多 篤、寺田久美子、川島寛子
A5判　464頁　本体価格 2,900円

ACTの超・入門書。クライエントとの対話例やメタファー、臨床に使えるワークシートが豊富で、明日からでもACTを臨床場面で使いこなすことができる。

発行：星和書店　http://www.seiwa-pb.co.jp　価格は本体(税別)です

マインドフルネス そしてACTへ
(アクト)
(アクセプタンス&コミットメント・セラピー)

二十一世紀の自分探しプロジェクト

[著] 熊野宏昭
四六判　164頁　本体価格 1,600円

「ACT（アクト）＝アクセプタンス＆コミットメント・セラピー」と、マインドフルネスという2600年前にブッダが提唱した心の持ち方を結びつけながら、今を生きるためのヒントを探る。

マインドフルネスを始めたいあなたへ

原著名：Wherever You Go, There You Are

[著] ジョン・カバットジン
（マサチューセッツ大学医学部名誉教授）
[監訳] 田中麻里　[訳] 松丸さとみ
四六判　320頁　本体価格 2,300円

毎日の生活でできる瞑想

75万部以上売れ、20以上の言語に翻訳されている書の日本語訳。マインドフルネス実践の論拠と背景を学び、瞑想の基本的な要素、それを日常生活に応用する方法まで、簡潔かつ簡単に理解できる。

発行：星和書店　http://www.seiwa-pb.co.jp　価格は本体(税別)です

うつのための
マインドフルネス実践
慢性的な不幸感からの解放

［著］マーク・ウィリアムズ、ジョン・ティーズデール、
ジンデル・シーガル、ジョン・カバットジン
［訳］越川房子、黒澤麻美
A5判　384頁　CD付き　本体価格 3,700円

マインドフルネスはうつや慢性的な不幸感と戦う人々にとって革命的な治療アプローチである。本書は、エクササイズと瞑想を効果的に学べるよう構成されたマインドフルネス実践書。ガイドCD付属。

関係フレーム理論
（RFT）をまなぶ
言語行動理論・ACT入門
（アクセプタンス&コミットメント・セラピー）

［著］ニコラス・トールネケ
［監修］山本淳一　［監訳］武藤崇、熊野宏昭
A5判　396頁　本体価格 2,800円

ACTの基礎となるRFTについて、その概略と臨床適用のポイント、前提となる機能的文脈主義やオペラント学習の理論、スキナーによる言語行動やルール支配行動について分かりやすく解説する。

発行：星和書店　http://www.seiwa-pb.co.jp　価格は本体(税別)です